Anja Scheiff

Uracil- und Uracilnucleotid-bindende Membranproteine

Anja Scheiff

Uracil- und Uracilnucleotid-bindende Membranproteine

Untersuchungen zur Pharmakologie und Medizinischen Chemie

Südwestdeutscher Verlag für Hochschulschriften

Imprint
Any brand names and product names mentioned in this book are subject to
trademark, brand or patent protection and are trademarks or registered
trademarks of their respective holders. The use of brand names, product
names, common names, trade names, product descriptions etc. even without
a particular marking in this work is in no way to be construed to mean that
such names may be regarded as unrestricted in respect of trademark and
brand protection legislation and could thus be used by anyone.

Publisher:
Südwestdeutscher Verlag für Hochschulschriften
is a trademark of
Dodo Books Indian Ocean Ltd., member of the OmniScriptum S.R.L
Publishing group
str. A.Russo 15, of. 61, Chisinau-2068, Republic of Moldova Europe
Printed at: see last page
ISBN: 978-3-8381-2498-8

Zugl. / Approved by: Bonn, Universität, Diss., 2010

Copyright © Anja Scheiff
Copyright © 2011 Dodo Books Indian Ocean Ltd., member of the
OmniScriptum S.R.L Publishing group

Dissertation zur Erlangung des Doktorgrades (Dr. rer. nat.) der
Mathematisch-Naturwissenschaftlichen Fakultät der
Rheinischen Friedrich-Wilhelms-Universität Bonn

Angefertigt mit Genehmigung der Mathematisch-Naturwissenschaftlichen Fakultät der
Rheinischen Friedrich-Wilhelms-Universität Bonn

1. Gutachter: Prof. Dr. Christa E. Müller
2. Gutachter: Prof. Dr. Gerd Bendas

Tag der Promotion: 18.08.2010
Erscheinungsjahr: 2010

Diese Dissertation ist auf dem Hochschulserver der ULB Bonn
http://hss.ulb.uni-bonn.de/diss_online sowie auf dem Server der Deutschen Nationalbibliothek
http://www.d-nb.de elektronisch publiziert.

Die vorliegende Arbeit wurde in der Zeit von August 2005 bis Juni 2010 am Pharmazeutischen Institut der Rheinischen Friedrich-Wilhelms-Universität Bonn unter der Leitung von Frau Prof. Dr. Christa E. Müller durchgeführt.

Mein besonderer Dank gilt Frau Professor Dr. Christa E. Müller für die Überlassung des vielseitigen und sehr interessanten Promotionsthemas. Ich bedanke mich für die freundliche Betreuung, die stete Dikussionsbereitschaft und die zahlreichen Anregungen und Hilfestellungen, die wesentlich zum Gelingen dieser Arbeit beigetragen haben.

Herrn Professor Dr. Gerd Bendas danke ich für die freundliche Übernahme des Koreferates.

Für die Mitwirkung in meiner Prüfungskommission bedanke ich mich bei Herrn PD Dr. Hubert Rein und Frau Professor Dr. Gabriele Bierbaum.

Meiner Familie

„Jeder junge Wissenschaftler sollte stets die Möglichkeit im Auge behalten, dass ein vermeintlich irritierendes Versagen von Labortechnik, das zu inkonsistenten Ergebnissen führt, ein- oder zweimal im Leben auch ein Hinweis auf großartige Entdeckungen sein könnte."
Patrick Blackett

Inhaltsverzeichnis

1 **Einleitung** 1
   1.1 Transportproteine 2
      1.1.1 Humane Transportproteine 4
      1.1.2 Bakterielle Transportproteine 10
   1.2 G-Protein-gekoppelte Rezeptoren 18
      1.2.1 P2Y-Rezeptoren 27

2 **Ziele der Arbeit** 39

3 **Charakterisierung des Uracil-Bindeproteins des Bakteriums *Achromobacter xylosoxidans*** 41
   3.1 Einleitung 41
   3.2 Bindung der Nucleobase Uracil an das Bakterium *Achromobacter xylosoxidans* 42
      3.2.1 Isolierung und Identifizierung verschiedener Bakterienstämme aus Tris-(hydroxymethyl)-aminomethan-Inkubationspuffer 42
      3.2.2 Homologe Kompetitionsexperimente 44
      3.2.3 Chemisch-physikalische Einflüsse auf die Bindung von Uracil 47
      3.2.4 Kinetische Experimente 62
      3.2.5 Sättigungsexperimente 71
      3.2.6 Kompetitionsexperimente 76
      3.2.7 Zusammenfassung und Diskussion 89
   3.3 Solubilisierung des Uracil-Bindeproteins aus der Membranpräparation des *Achromobacter xylosoxidans* 91
      3.3.1 Solubilisierung des Adenosin-A_1-Rezeptors 93
      3.3.2 Solubilisierung des Uracil-Bindeproteins 96
      3.3.3 Zusammenfassung und Diskussion 107
   3.4 Auftrennung der Solubilisates und Proteinanalytik 108
      3.4.1 Blau-native Polyacrylamid-Gelelektrophorese 108
      3.4.2 Natriumdodecylsulfat-Polyacrylamid-Gelelektrophorese 112
      3.4.3 Massenspektrometrische Analyse der Aminosäuresequenz 114
      3.4.4 Zusammenfassung und Diskussion 124

4 Charakterisierung neuer P2Y-Rezeptor-Liganden 127
4.1 Einleitung 127
    4.1.1 Prinzip der intrazellulären Calciummessungen 128
    4.1.2 Dosis-Wirkungs-Verhalten nativer Agonisten 130
    4.1.3 Lösemitteleinfluss auf die Fluoreszenzmessung 133
4.2 Untersuchung von Anthrachinon-Derivaten 134
    4.2.1 MG- und SW-Verbindungen 135
    4.2.2 YB-Verbindungen 139
4.3 Untersuchung von Adenosin-5'- und Uridin-5'-amiden und -ethern 154
    4.3.1 AMB-Substanzen 154
    4.3.2 SMA-Substanzen 162
4.4 Untersuchung von Tetrazol-Derivaten 168
4.5 Zusammenfassung und Diskussion 171
    4.5.1 Anthrachinon-Derivate 171
    4.5.2 Adenosin-5'- und Uridin-5'-amide und -ether 173
    4.5.3 Tetrazol-Derivate 174

5 Zusammenfassung und Ausblick 175

6 Experimenteller Teil 181
6.1 Allgemeine Angaben 181
    6.1.1 Geräte 181
    6.1.2 Kommerziell bezogene Chemikalien 183
    6.1.3 Nicht-kommerziell bezogene Chemikalien 186
    6.1.4 Radioliganden 186
    6.1.5 Bakterien- und Zellkulturbedarf sowie Nährmedien 187
    6.1.6 Bakterienkulturen, Rattenhirne und kultivierte Zelllinien 187
6.2 Puffer und Lösungen 189
    6.2.1 Lösungen für Radioligand-Bindungsstudien 189
    6.2.2 Lösungen für die Kultur von Bakterien und Zellen 190
    6.2.3 Lösungen für Solubilisierungen 191
    6.2.4 Lösungen für Gelelektrophoresen 192
    6.2.5 Lösungen für intrazelluläre Calciummessungen 194
6.3 Membranpräparationen 195
    6.3.1 Membranpräparation des *Achromobacter xylosoxidans* 195

6.3.2	Präparation von Rattenhirn-Cortex als Quelle für Adenosin-A_1-Rezeptoren	196
6.4	Glycerinkultur des *Achromobacter xylosoxidans*	196
6.5	Zellkultur	197
6.5.1	Auftauen von Zellen	197
6.5.2	Zellvermehrung	197
6.5.3	Einfrieren von Zellen	198
6.6	Proteinbestimmung	198
6.6.1	Methode nach Lowry	198
6.6.2	Methode nach Bradford	201
6.6.3	Bestimmung der optischen Dichte	202
6.7	Radioligand-Bindungsstudien am Adenosin-A_1-Rezeptor	202
6.8	Radioligand-Bindungsstudien am Uracil-Bindeprotein des *Achromobacter xylosoxidans*	203
6.8.1	Assoziationsexperimente	204
6.8.2	Sättigungsexperimente	205
6.8.3	Kompetitionsexperimente	210
6.8.4	Berechnung der Volumina an Radioligandlösung und Proteinsuspension	211
6.8.5	Pipettierschemata für die Erstellung von Verdünnungsreihen der Testsubstanzen	214
6.8.6	Auswertung der Radioligand-Bindungsstudien	216
6.9	Solubilisierungsmethoden	218
6.9.1	Solubilisierung des Adenosin-A_1-Rezeptors aus Rattencortex-Membranpräparation	218
6.9.2	Solubilisierung des Uracil-Bindeproteins aus der Membranpräparation des *Achromobacter xylosoxidans*	219
6.10	Gelelektrophoresen	220
6.10.1	Blau-native Polyacrylamid-Gelelektrophorese	220
6.10.2	Natriumdodecylsulfat-Polyacrylamid-Gelelektrophorese	220
6.11	Proteinanalytik	221
6.12	Fluorimetrische Calciummessungen	221
6.12.1	Versuchsdurchführung	221
6.12.2	Pipettierschema für die Erstellung von Verdünnungsreihen	223
6.12.3	Einstellungen am NOVOstar®	226
6.12.4	Einstellungen am FLUOstar Galaxy®	227
6.12.5	Auswertung der Calciummessungen	228

7	Abkürzungsverzeichnis	231
8	Abkürzungen für Aminosäuren	239
9	Abbildungsverzeichnis	241
10	Tabellenverzeichnis	247
11	Literaturverzeichnis	251

1 Einleitung

In der Zeit vor Christi Geburt wurden die Entstehung von Krankheiten und die Wirksamkeit von Arzneimitteln als Laune der Götter bezeichnet, bis Galen aus Pergamon (129–199 n. Chr.) in Rom erstmals eine wissenschaftliche Basis für das Kunsthandwerk der Medizin legte. Mit seinem 22-bändigen Werk krönte er die schöpferische antike Medizin. Aus seinem Namen wurde später der Begriff der „Galenik" geprägt. Sie umfasst die Herstellungstechnik für Arzneimittel und ist heute eine Disziplin des Studiums der Pharmazie. Das Fundament der modernen Medizin wurde durch den explosiven Wissenszuwachs der Physik, Chemie und Biologie im 18. und 19. Jahrhundert geschaffen. Während zunächst Naturstoffe wie die um 1630 aus Peru eingeführte Chinarinde, aus der 1820 die Isolierung des antipyretisch und analgetisch wirkenden Chinins gelang, oder das von Friedrich Sertürner 1803 aus Opium extrahierte Opioid Morphin Bedeutung als Arzneimittel erlangten, folgte bald darauf das Zeitalter der synthetischen Arzneistoffentwicklung.[1,2] Dieses ging einher mit der Suche nach Auslösern für Krankheiten und Möglichkeiten zur Bekämpfung mikrobieller Erreger. So veröffentlichte der preußische Arzt Robert Koch 1876 seine Studien über Milzbrand und entdeckte 1882 gemeinsam mit Louis Pasteur den Milzbranderreger Bacillus anthracis.[3] Zufällig, doch von weitreichender therapeutischer Bedeutung war die Entdeckung des antibiotisch wirkenden Penicillins durch den englischen Bakteriologen Alexander Fleming (1881–1955) im Jahre 1928.[4] Der Wirkungsmechanismus von Arzneistoffen auf molekularer Ebene blieb lange unentdeckt, bis Paul Ehrlich (1854–1915) erstmals seine Rezeptor-Theorie vorstellte.[5] Er erkannte, dass im Körper nur solche Stoffe eine Wirkung entfalten, die an Zielstrukturen gebunden werden: „Corpora non agunt nisi fixata." Ehrlich beschrieb die Wirkung eines Arzneimittels an einem Rezeptor wie einen Schlüssel im Schloss. Heute wissen wir, dass dieses „Schloss", die Zielstruktur (auch Target genannt) für Arzneimittel, in den meisten Fällen der momentan angewandten Arzneistoffe ein Protein darstellt. Neben dieser grundlegenden Erkenntnis der Interaktion von Arzneistoffen mit Strukturen im Organismus prägte Ehrlich den Begriff der „Prodrugs", indem er 1908 beschrieb, dass es Stoffe gibt, die erst im Körper in ihre aktive Form umgewandelt werden können. Ebenso ist die Entdeckung der „Carrier-Systeme" (Transport-Systeme) auf Ehrlich zurückzuführen, denn er fand heraus, dass es möglich war, chemische Agenzien, beispielsweise auf Basis des Farbstoffes Methylenblau, in Zellen zu transportieren.

Wie **Abb. 1** zeigt, stellen die erwähnten Rezeptoren und Transporter wichtige Zielstrukturen für heute auf dem Markt befindliche Arzneistoffe dar. In der vorliegenden Arbeit wurden Untersuchungen an **bakteriellen Transportproteinen** und **G-Protein-gekoppelten Rezeptoren** humanen und tierischen Ursprungs durchgeführt. Im folgenden werden diese beiden Gruppen näher vorgestellt.

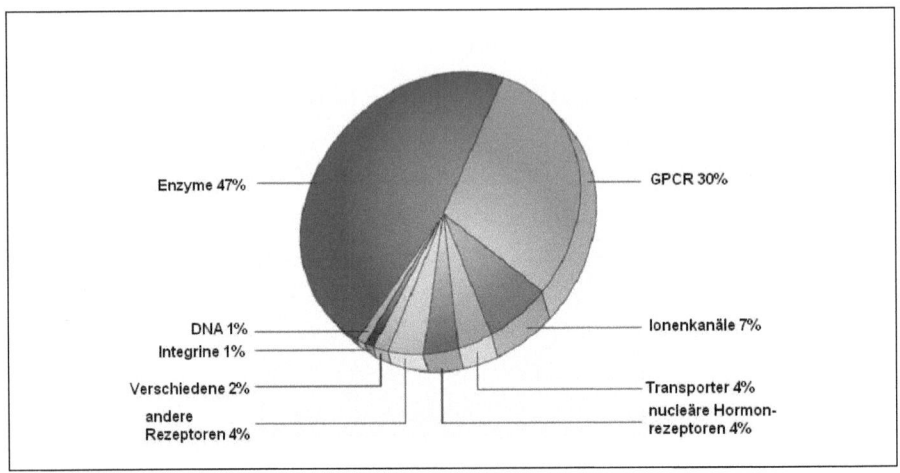

Abb. 1. Zielstrukturen der auf dem Markt befindlichen Arzneistoffe („small molecules"), modifiziert nach Hopkins und Groom.[6]

1.1 Transportproteine

Biologische Membranen grenzen das Cytoplasma von Zellen nach außen hin ab und stellen zunächst eine Barriere für Ionen und Moleküle dar. Permeabel sind Lipidmembranen lediglich für eine begrenzte Auswahl an Stoffen wie kleine lipophile Moleküle, Wasser, Sauerstoff, Kohlendioxid, Ethanol und Harnstoff. Diese sind in der Lage, die Membranen aufgrund eines Konzentrationsgefälles von extra- nach intrazellulär und umgekehrt zu überwinden. Dieser Prozess wird als **freie** oder einfache **Diffusion** bezeichnet. Für den Übertritt anderer Verbindungen bedarf es der Mitwirkung sogenannter Transporter. Ihre Aufgabe besteht allgemein in der Diffusionsbeschleunigung, so dass der vermittelte Transportprozess als **erleichterte Diffusion** bezeichnet wird. Dabei sind drei Arten von Transportern bekannt: Kanäle, Carrier und Pumpen. Sie zeichnen sich durch einige gemeinsame Eigenschaften aus: Alle besitzen eine ausgeprägte Substratspezifität, sind durch bestimmte physikalische oder chemische Parameter aktivierbar, durch Inhibitoren selektiv hemmbar und zeigen eine Sättigungskinetik.[7] **Kanäle** stellen wassergefüllte Poren mit einem Durchmesser von weniger als 1 nm in der Lipiddoppelschicht dar. Sie erlauben eine selektive Diffusion einzelner Ionenarten wie Na^+, K^+, Ca^{2+} oder Cl^- auf Basis eines Konzentrationsgradienten oder einer Potentialdifferenz zwischen den beiden Seiten der Membran und vermitteln somit einen passiven Transport ohne Energieverbrauch in Form von Adenosintriphosphat (ATP). Die Kanäle wechseln dabei ständig zwischen offenem und geschlossenem Zustand, was als „gating" bezeichnet wird. Viele Kanäle sind für die beiden Transportrichtungen unterschiedlich gut permeabel. Dieses

Phänomen wird auch Rektifikation genannt.[7] **Carrier**, auch Permeasen genannt, vermitteln ebenfalls einen passiven Transport, haben dabei aber eine geringere Transportrate als Kanäle, zeigen kein „gating" und transportieren oft Ionen wie H^+ oder Na^+ in einem festen stöchiometrischen Verhältnis gemeinsam mit dem Substrat, was als Cotransport bezeichnet wird. Im Rahmen des Cotransportes werden Carrier in **Symporter** und **Antiporter** eingeteilt. Symporter befördern mehrere unterschiedliche Teilchen in die gleiche Richtung über die Membran, Antiporter in entgegengesetzte Richtungen. Carrier, die nur eine Art von Teilchen transportieren, heißen **Uniporter**. **Pumpen**, auch ATPasen genannt, zeichnen sich durch aktiven Transport aus, was bedeutet, dass ATP im Zuge des Transportprozesses an der Membraninnenseite zu ADP und Phosphat gespalten wird und die dabei freiwerdende Energie den Transport ermöglicht. Dabei können Substanzen die Zellmembran entgegen einem Konzentrationsgefälle überwinden. Auf einzelne Typen von Carriern und ATPasen wird an späterer Stelle näher eingegangen. Neben den bisher genannten Arten von Transportprozessen sei noch der Transport in Vesikeln erwähnt. Dabei werden die zu transportierenden Stoffe in Vesikel aufgenommen, die sich durch Ausstülpungen und anschließende Abschnürungen von Teilen der Zellmembran bilden. Bei der **Endocytose** werden Stoffe vom Extrazellularraum aufgenommen und im Zellinneren aus den Vesikeln freigesetzt. Im Falle von Feststoffpartikeln bezeichnet man sie als **Phagocytose**, liegen die Stoffe flüssig oder gelöst vor, spricht man von **Pinocytose**. Das Verschmelzen von Vesikeln, die intrazellulär gebildet wurden, mit der Zellmembran und Abgabe der Inhaltsstoffe an den Extrazellularraum, wird als **Exocytose** bezeichnet.

Transportproteine sind für prokaryontische wie für eukaryontische Zellen ein essentieller Baustein zur Aufrechterhaltung physiologischer Vorgänge. So codieren beispielsweise 10% der Gene in Bakterien für Transportproteine.[8] Dies lässt deutlich werden, dass bakterielle Transportproteine als mögliche Zielstrukturen für Arzneistoffe dienen könnten. Das menschliche Genom umfasst rund 30000 Gene, welche für 26688 Proteine im Proteom codieren. Bis dato konnten rund 120 verschiedene Proteine als Zielstrukturen für Arzneistoffe identifiziert werden.[6,9] Wie **Abb. 1** zeigt, wirken etwa 4% der auf dem Markt befindlichen Arzneimittel an humanen Transportproteinen. Neben der oben vorgestellten Einteilung von Transportern auf Basis ihrer Funktionsweise werden sie häufig nach Art ihres Substrates oder Vorkommen in bestimmten Organismen klassifiziert und bezeichnet.

Das Kommitee für Nomenklatur der Internationalen Union für Biochemie und Molekulare Biologie (NC-IUBMB) hat 2002 eine Empfehlung zur Klassifizierung von Membran-Transportproteinen veröffentlicht, welche im Internet einsehbar ist.[10] Im folgenden werden die wichtigsten Familien humaner und bakterieller Transportproteine vorgestellt.

1.1.1 Humane Transportproteine

Die im menschlichen Organismus gefundenen und identifizierten Transportproteine lassen sich in zwei Superfamilien einteilen: die **SLC** (= s̲o̲lute c̲arrier)-**Superfamilie** und die **ABC** (= A̲TP-b̲inding c̲assette)-**Superfamilie**. Die SLC-Superfamilie beinhaltet 47 Familien, deren Mitglieder Symporter, Antiporter oder Uniporter darstellen. In diesen 47 Familien kommen insgesamt mehr als 300 verschiedene Proteine vor.[11] Die wichtigsten Familien der SLC-Superfamilie werden nun vorgestellt.

SLC-Superfamilie
Nucleosid-Transporter
Die Familie der Nucleosid-Transporter (NT) beinhaltet equilibrative Nucleosid-Transporter (ENT, SLC29) und konzentrative Nucleosid-Transporter (CNT, SLC28). Transport von Substanzen unter Mitwirkung von ENT geschieht nach dem Prinzip der erleichterten Diffusion und ist somit unabhängig von Na^+-Ionen. Topologisch zeichnen sich die meisten Mitglieder der Säugetier-ENT-Familie durch elf transmembranäre Domänen (TMD) mit einer großen extrazellulären Schleife zwischen TMD 1 und 2 und einer großen intrazellulären Schleife zwischen TMD 6 und 7 aus.[12] Bislang sind vier verschiedene ENT-Subtypen beschrieben, welche sich bezüglich ihrer Empfindlichkeit gegenüber 6-[(4-Nitrobenzyl)thio]-9-β-D-ribofuranosylpurin (Nitrobenzyl-mercaptopurin-ribonucleosid, Nitrobenzylthioinosin, NBMPR) in zwei Gruppen einteilen lassen. Die humanen ENT1 und 3 lassen sich durch NBMPR hemmen, was mit „es" (e̲quilibrativ, s̲ensitiv) gekennzeichnet wird. Die Subtypen 2 und 4 zeigen keine Inhibition durch NBMPR, was durch die Abkürzung „ei" (e̲quilibrativ, i̲nsensitiv) ausgedrückt wird. Substrate für ENT1–3 sind Purin- und Pyrimidin-Nucleoside, wobei ENT2 und 3 zusätzlich Nucleobasen transportieren können. ENT1 ist im Gehirn hochexprimiert, und ihm wird hier eine Rolle in der Regulierung der Adenosinlevel zugeschrieben.[13] Er wirkt dabei als indirekter Modulator physiologischer Prozesse, die durch Adenosinrezeptoren vermittelt werden. Der ENT2 liegt vor allem in Skelettmuskelzellen vor.[14] Von therapeutischem Interesse ist seine Eigenschaft, Nucleosid-Analoga wie 3'-Azido-3'-desoxythymidin (AZT), 2',3'-Didesoxycytidin (ddC) und 2',3'-Didesoxyinosin (ddI), die in der HIV-Therapie eingesetzt werden, zu transportieren.[15] Der ENT3 liegt gegenüber den ENT1 und 2, die in der Plasmamembran lokalisiert sind, überwiegend intrazellulär vor. Ihm wird eine Beteiligung an der Nucleosid-Freisetzung aus Endosomen sowie an der mitochondrialen DNA-

Synthese zugeschrieben.[16,17] Der ENT4 zeichnet sich durch seine Spezifität für Monoamine aus und ist maßgeblich an deren Transport im Herzen und Gehirn beteiligt, da er hier in hoher Dichte gefunden wird.[18]

Der Transportprozess durch Mitglieder der Familie der konzentrativen Nucleosid-Transporter (CNT) ist abhängig von Na^+-Ionen. Die Transporter befördern ihre Substrate entgegen eines Konzentrationsgradienten unter Cotransport von Na^+-Ionen in die Zelle.[19] In humanen Zellen wurden bis dato fünf verschiedene Transportprozesse durch CNT auf Basis der Sensitivität gegenüber NBMPR und der Substratspezifität beschrieben.[12] Für drei dieser Prozesse (cit, cif, cib) konnten die zugehörigen Transportproteine (hCNT1, 2, 3) charakterisiert werden. **Tab. 1** gibt einen Überblick über die wichtigsten Charakteristika der humanen ENT und CNT.

Tab. 1. Eigenschaften humaner equilibrativer (ENT) und konzentrativer (CNT) Nucleosidtransporter.[12,18,20-23]

Transporter	AS	Transport-prozess	Cotransport-Ion (Ion:Substrat)	Substrate	Gewebe-verteilung
hENT1 (SLC29A1)	456	es	kein	Purin- und Pyrimidin-Nucleoside	ubiquitär, Erythrocyten
hENT2 (SLC29A2)	456	ei	kein	Purin- und Pyrimidin-Nucleoside, Nucleobasen	Skelettmuskel, Herz, Pankreas, Hirn, Niere, Lunge, Schilddrüse, Darm
hENT3 (SLC29A3)	475	es	unklar, optimaler Transport bei pH = 5,5	Purin- und Pyrimidin-Nucleoside, einige Nucleobasen	Plazenta, vereinzelt in Herz, Leber
hENT4 (SLC29A4)	530	ei	kein, aber Transport kationischer Substrate ist elektrogen	organische Kationen, Monoamine	ubiquitär, vereinzelt in Hirn und Skelettmuskel
hCNT1 (SLC28A1)	649	cit	Na^+ (1:1)	Pyrimidin-Nucleoside, Adenosin	Niere, Leber, Darm, Plazenta, Hirn
hCNT2 (SLC28A2)	658	cif	Na^+ (1:1)	Purin-Nucleoside, Uridin	Niere, Hirn, Plazenta, Lunge, Leber, Skelettmuskel, Pankreas, Darm, Herz

Transporter	AS	Transport-prozess	Cotransport-Ion (Ion:Substrat)	Substrate	Gewebe-verteilung
hCNT3 (SLC28A3)	691	cib	Na$^+$ (2:1), Li$^+$ oder H$^+$ (1:1), Na$^+$ und H$^+$ (1:1:1)	Purin- und Pyrimidin-Nucleoside	Leber, Knochenmark, Darm, Pankreas, Trachea, Prostata, Testes, Lunge, Niere, Plazenta
n. b.	n. b.	cit	n. b.	Pyrimidin-Nucleoside, Adenosin, Guanosin	Niere
n. b.	n. b.	cs	n. b.	Formycin B, Fludarabin, Cladribin	Leukämiezellen
n. b.	n. b.	csg	n. b.	Guanosin	akute promyelotische Leukämiezellen

AS: Aminosäuren, **es:** equilibrativ, sensitiv gegenüber NBMPR, **ei:** equilibrativ, insensitiv gegenüber NBMPR, **cit:** konzentrativ, insensitiv gegenüber NBMPR, Thymidin-selektiv **cif:** konzentrativ, insensitiv gegenüber NBMPR, Formycin B-selektiv, **cib:** konzentrativ, insensitiv gegenüber NBMPR, breite Substratspezifität, **cs:** konzentrativ, sensitiv gegenüber NBMPR, **csg:** konzentrativ, sensitiv gegenüber NBMPR, Guanosin-selektiv, **n. b.** nicht bekannt.

Abb. 2 stellt die vorhergesagten Transmembrandomänen für die bekannten humanen ENT und CNT dar.

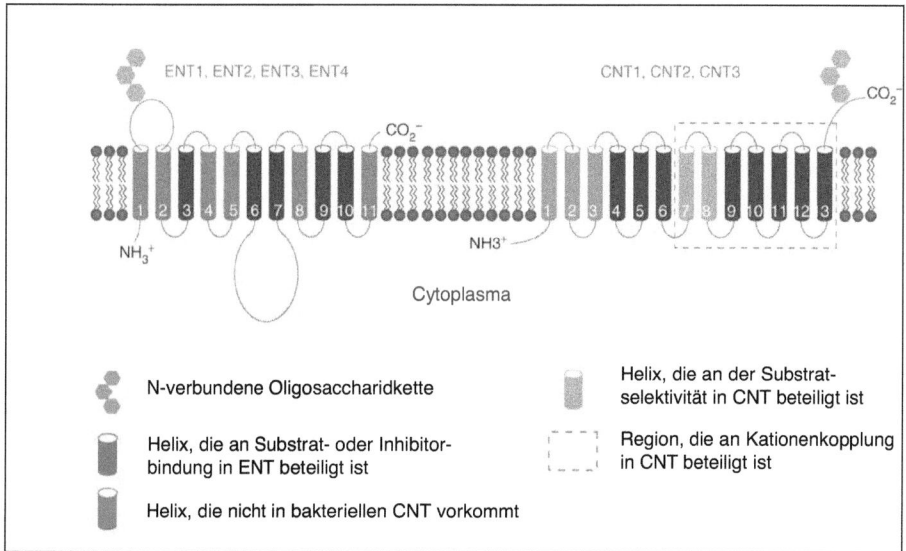

Abb. 2. Schematische Darstellung humaner ENT und CNT, modifiziert nach King et al.[23]

Neben den beiden vorgestellten Familien SLC28 (CNT) und SLC29 (ENT) existieren weitere 45 SLC-Transporter-Familien. Paul Dobson und Douglas Kell veröffentlichen 2008 eine ausführliche Zusammenstellung dieser Transporter-Familien mit potentieller und bekannter Rolle in der Aufnahme von Arzneistoffen.[24] An dieser Stelle soll auf die neben den NT drei wichtigsten Familien im Hinblick auf die Arzneistoffaufnahme eingegangen werden.

SLC15-Familie
Die SLC15-Familie vermittelt Protonen-gekoppelten Transport von Peptiden und Peptidomimetika.[25] Wichtige Vertreter sind PEPT1 und 2, die im Darm und in der Niere vorkommen und β-Lactamantibiotika (Penicilline und Cephalosporine), Virustatika (Valaciclovir, Valganciclovir) und ACE-Hemmstoffe (Enalapril) transportieren.[24]

SLC22-Familie
Mitglieder der SLC22-Familie sind Transporter organischer Kationen (OCT-Subfamilie), organischer Anionen (OAT-Subfamilie) und extraneuronaler Monoamine (EMT-Subfamilie) und kommen in zahlreichen Geweben wie Leber, Niere, Skelettmuskel, Plazenta, Herz, Lunge, Milz und Hirn vor.[26] Zu ihren Substraten gehören endogene Prostaglandine, Serotonin, Carnithin, Adrenalin,

2-Oxoglutarat und Arzneistoffe wie Aciclovir, Zidovudin, Metformin, Pancuronium, Chinin, Verapamil, Methotrexat, Tetracyclin, Salicylat und viele mehr.[24]

SLCO-Familie

Polypeptidische Transporter organischer Anionen bilden die Familie der SLCO, welche einen bidirektionalen Na^+-unabhängigen Uni- oder Antiport vermittelt. Zu ihren Substraten zählen Prostaglandine, Gallensäuren, Steroid-Konjugate, Oligopeptide und Arzneistoffe wie Fexofenadin, Enalapril, verschiedene Statine, Rifampicin, Benzylpenicillin, Methotrexat und Digoxin.[24]

ABC-Transporter

Merkmal aller <u>A</u>TP-<u>b</u>inding <u>c</u>assette (ABC)-Transporter ist der Transport von Substraten über Zellmembranen unter Spaltung von ATP (Adenosintriphosphat) in ADP (Adenosindiphosphat) und Phosphat und Nutzung der dabei freiwerdenden Energie für den Transportprozess. Der Begriff „ABC-Transporter" wurde 1990 ins Leben gerufen, um die Signifikanz dieser Proteinfamilie auszudrücken.[27] ABC-Transporter bestehen aus 6–11 transmembranären Domänen (TMD) in Form von α-Helices, in welchen die Substratspezifität verankert ist. Für die Funktionalität ist das Zusammenspiel vierer essentieller Proteindomänen nötig: zwei hydrophobe Membran-übergreifende Domänen (MSD, <u>m</u>embrane <u>s</u>panning <u>d</u>omains) formen den Kanal, d.h den Ort des Substrat-Durchtritts in der Membran; zwei hydrophile <u>N</u>ucleotid-<u>B</u>inde-<u>D</u>omänen (NBD) binden an der cytoplasmatischen Seite ATP, den Energieträger des Transportprozesses.[28] In eukaryotischen Zellen besteht ein kompletter ABC-Transporter in der Regel aus zwei MSD mit je sechs TMD und je einer NBD, d. h. insgesamt 12 TMD und 2 NBD. Die ABC-Transporter sind meist an der Ausschleusung von Substraten aus dem Cytoplasma in den extrazellulären Raum oder an der Einschleusung von Substraten aus dem Cytoplasma in intrazelluläre Kompartimente wie Endoplasmatisches Reticulum (ER), Mitochondrien oder Peroxisomen beteiligt. Für den Efflux-Transportprozess sind zwei potentielle Modelle beschrieben: 1) das ATP-Schalter- und 2) das ATP-Hydrolyse-Modell.[29-31] Im **ATP-Schalter-Modell** führt die Bindung des Substrates an seine hochaffine Bindungsstelle zu einer verstärkten Bindung von ATP. Diese initiiert die Dimerisierung der NBD, was eine Konformationsänderung der TMD induziert. Die Substrat-Bindungsstelle verlagert sich dadurch zur Außenseite der Zellmembran, die Affinität der Substratbindung nimmt ab, und das Substrat wird an den Extrazellularraum abgegeben. ATP wird zu ADP und Phosphat hydrolysiert, wobei die freiwerdende Engergie die dimerisierten NBD in Monomere spaltet und der Transporter in seine Ausgangskonformation zurückgeführt wird.[29,30] Im **ATP-Hydrolyse-Modell** bindet das Substrat an die Substrat-Bindungsstelle und zeitnah ATP an eine der NBD. Dort wird ATP zu ADP und Phosphat hydrolysiert, was eine Konformationsänderung mit Ausschleusung des

Substrates hervorruft. Durch Spaltung eines weiteren ATP-Moleküls an der anderen NBD wird Energie bereitgestellt, die zur Reorientierung der NBD in ihre Ausgangskonformation benötigt wird.[31] Allen ABC-Transportern gemein sind hochkonservierte Aminosäuresequenzen in den NBD, das sogenannte Walker A-Motiv (auch P-Loop genannt; GXXGXGKS/T) und das Walker B-Motiv, welche durch etwa 90–120 Aminosäuren voneinander getrennt sind. Darüber hinaus wird ein C-Motiv (auch C-Loop genannt; LSGGQ) beschrieben, welches ebenfalls an der ATP-Bindung beteiligt sein soll.[28,32] Eine Liste des internationalen Einbuchstabencodes für Aminosäuren befindet sich in Kapitel **8**. Im Hinblick auf die Substrat-Bindung werden zwei nicht überlappende Bindungsstellen postuliert, die als H- und R-Bindungsstelle bezeichnet werden. Je nach Substrat kann eine positive oder negative Kooperativität zwischen ihnen vorliegen.[32] Die humane ABC-Transporter-Superfamilie gliedert sich in sieben Subfamilien mit insgesamt 48 unterschiedlichen Transportern. Die sieben Subfamilien werden mit ABCA–ABCG bezeichnet. **Tab. 2** stellt die wichtigsten Charakteristika dieser Subfamilien zusammen.

Tab. 2. Humane ABC-Transporter-Familien.

Familie (alternative Bezeichnung)	Mitgleider	Funktion
ABCA (ABC1)	12	Cholesterol-Abgabe an HDL Arzneistoff-Resistenz N-Retinyliden-Phosphoethanolamin-Efflux evtl. Surfactant-Sekretion
ABCB (MDR, TAP)	11	Multidrug-Resistenz Peptid-Transport Phosphatidylcholin-Transport Eisen-Transport Eisen-Schwefel-Cluster-Transport Gallensalz-Transport
ABCC (MRP, CFTR)	12	Arzneimittel-Resistenz Efflux organischer Anionen Nucleosid-Transport Chloridionen-Kanal Sulfonylharnstoff-Rezeptor K(ATP)-Kanal-Regulierung
ABCD (ALD)	4	Transport-Regulation sehr langkettiger Fettsäuren
ABCE (OABP)	1	Oligoadenylat-Bindeprotein
ABCF (GCN20)	3	Unbekannt

Familie (alternative Bezeichnung)	Mitglieder	Funktion
ABCG (White)	5	Cholesterol- und Sterol-Transport Toxin-Efflux Arzneimittel-Resistenz

Die wichtigsten der hier aufgezählten ABC-Transportproteine sind ABCB1 (P-Glycoprotein, P-gp), ABCC1 (MRP1) und ABCG2 (Brustkrebs-Resistenzprotein, BCRP). Die von Tumorzellen ausgebildeten Resistenzen sind vor allem auf P-Glycoprotein zurückzuführen. Dabei sticht die Eigenschaft des 170 kDa schweren und 1280 Aminosäuren langen Polypeptids hervor, chemisch und pharmakologisch unterschiedlichste Substanzen als Substrate zu akzeptieren. Als Schlüssel-Eigenschaften für P-Glycoprotein-Modulatoren wurden Lipidlöslichkeit, kationische Ladung und molekulare Sollbruchstellen erkannt.[33] Zytostatika aus der Gruppe der Taxane und Vinca-Alkaloide, Immunsuppressiva wie Tacrolimus, Corticoseroide, Mineralocorticoide, HIV-Protease-Inhibitoren und einzelne Arzneistoffe aus verschiedenen pharmakologischen Klassen zählen zu P-Glycoprotein-Substraten.[34] Die Suche nach selektiven P-Glycoprotein-Inhibitoren stellt eine Herausforderung dar. Einige ausgewählte P-Glycoprotein-Inhibitoren bzw. -Modulatoren sind LY335979 (Cyclopropyldibenzosuberan), Ciclosporin A, Valspodar, Verapamil, Mifepriston, Tamoxifen, Chinidin, Ketoconazol und Midazolam.

Im folgenden werden Transportproteine prokaryontischer Zellen, im speziellen der Eubakterien, vorgestellt.

1.1.2 Bakterielle Transportproteine

Wie die humanen gehören auch die bakteriellen Transportproteine zu den Membranproteinen und zeichnen sich durch eine erhöhte Anzahl hydrophober Aminosäuren wie Alanin, Valin, Leucin, Isoleucin, Tryptophan, Tyrosin und Phenylalanin aus. Funktionell lassen sich die in Bakterien vorkommenden Transportproteine den Klassen der primären Transportsysteme (ABC-Transporter, Ionen/ATP-asen), sekundären Transportsysteme (Uniporter, Symporter, Antiporter) und dem Phosphotransferase-System (PTS) zuordnen.[35] Letzteres ist bislang nur bei Bakterien gefunden worden. Der zugrunde liegende Transportmechanismus wird als Gruppentranslokation bezeichnet, da im Rahmen des Substrat-Transportes über die Zellmembran ein Phosphatrest von Phosphoenolpyruvat über mehrere Proteinkomponenten auf das Substrat übertragen wird. Es ermöglicht die Aufnahme von Zuckern und Zuckeralkoholen in die Zelle und ist somit an der Regulation des Kohlenstoff-Stoffwechsels beteiligt.

Auf Basis der funktionellen Charakteristika lassen sich bakterielle Transporter in folgende Superfamilien einordnen: Sodium/Solute (= Natrium/Substrat)-Symporter-Superfamilie (SSSS), Major Facilitator Superfamilie (MFS) und die ABC (= $\underline{A}$TP-$\underline{b}$inding $\underline{c}$assette)-Superfamilie. Im folgenden wird auf die einzelnen Superfamilien eingegangen.

Sodium/Solute-Symporter-Superfamilie

Merkmal der SSSS ist, dass Mitglieder dieser Superfamilie ihre Substrate – mit wenigen Ausnahmen – stets unter Cotransport von Na^+-Ionen in die Zelle befördern. Die SSSS beinhaltet elf Familien:

- SSF^a: ubiquitäre SSSS; Substrate sind Zucker, Aminosäuren, Vitamine, Nucleoside, Cyclitole.
- SNF^a: Eukaryonten-spezifische Neurotransmitter-Familie; Substrate sind Neurotransmitter, Hormone, Osmolite, Aminosäuren, Creatin.
- SDF^b: ubiquitäre Dicarboxylat-Familie; Substrate sind organische Dicarboxylate, saure Aminosäuren, Succinat, Fumarat, Malat.
- SPF^b: ubiquitäre Anorganisches-Phosphat-Familie; Teil der MFS; Substrate sind Phosphate, Arzneistoffe, unbekannte Substanzen.
- SGF^b: bakterielle Galactosid-Familie; Substrate sind Lactose in gram-positiven und Malibiose in gram-negativen Bakterien.
- SCF^a: bakterielle Citrat-Familie; Substrate sind Tricarboxylate des Citronensäurecyclus.
- SAF^b: bakterieller Aminosäure-Transporter; Substrat ist Alanin.
- SLIVF: bakterieller Aminosäure-Transporter; Substrate sind verzweigtkettige Aminosäuren.
- SEF: bakterieller Aminosäure-Transporter; Substrat ist Glutamat.
- SBF: Säugetier-Transporter; Substrate sind Gallensäuren und unbekannte Proteine.
- SCIF: NaCl-Symporter in Säugetieren

^{a} nur Na^+/Substrat-Symport
^{b} Na^+/ oder H^+/Substrat-Symport

Während die Familien SGF, SCF, SAF, SLIVF und SEF nur in prokaryontischen und die Familien SNF und SBF ausschließlich in eukaryontischen Zellen vorkommen, wurden die Familien SSF, SDF, SPF und SCIF in pro- und eukaryontischen Zellen gefunden. Dabei sind die prokaryontischen Transporter mit 400–500 Aminosäuren grundsätzlich kleiner als die eukaryontischen mit mehr als 500 Aminosäuren. In beiden Fällen erstrecken sich die Aminosäuren über 6–12 TMD.[36]

Major Facilitator Superfamilie

Die MFS besteht aus Transportproteinen, die von Bakterien bis hin zu höheren eukaryontischen Zellen gefunden werden und einen Uniport oder H^+/Substrat-Symport oder -Antiport vermitteln.[37] Treibende Kraft hierfür ist das Protonenpotenzial (proton motive force, PMF), welches sich aus dem elektrischen Membranpotenzial und der pH-Differenz zwischen Außen- und Innenseite der Membran zusammensetzt. Bakterienzellen erhalten es aufrecht, indem sie ständig Protonen und Natrium-Kationen aus der Zelle hinauspumpen.[38] Anhand ihrer Substratspezifitäten werden die Mitglieder dieser Superfamilie den fünf Familien für 1. Arzneistoffe, 2. Zucker, 3. Intermediate des Citronensäurecyclus, 4. Phosphatester und 5. Oligosaccharide zugeordnet. Von Bedeutung ist vor allem Familie 1 im Hinblick auf Resistenzen gegenüber Arzneistoffen (multidrug resistance). Diese Transporter kommen in zwei Typen vor und bestehen im einen Fall aus 12, im anderen aus 14 TMD. Beispiele für den aus 12 TMD bestehenden Transporter sind das NorA-Protein, erstmals entdeckt im Isolat eines Chinolon- und Methicillin-resistenten *Staphylococcus aureus*, oder der Bcr- und MdfA-Transporter, welche Bicyclomycin und Sulfathiazol sowie Chloramphenicol aus dem gram-negativen Bakterium *Escherichia coli* hinausbefördern.[39,40] Der aus 14 TMD bestehende Transporter wurde z. B. in *Vibrio cholerae* gefunden und versieht das gram-negative Enterobakterium mit Resistenzen gegen Desoxycholat, Nalidixinsäure und Chloramphenicol. Weitere 14 TMD-Transporter kommen in *Bacillus subtilis*, *Escherichia coli*, *Mycobacterium smegmatis* und *Staphylococcus aureus* vor.[41] Im Hinblick auf Multidrug-Transporter sei an dieser Stelle erwähnt, dass neben der MFS die Small-Multidrug-Resistance (SMR)-Familie, Resistance-Modulation-Cell-Division (RND)-Familie und Multidrug-and-Toxic-Compound-Extrusion (MATE)-Familie existieren. Auf diese wird hier nicht näher eingegangen.

Nucleobasen-Transporter

Darüber hinaus sind weitere Protonen-gekoppelte Transporter bekannt wie die Familie der Nucleobasen-Ascorbat-Transporter (NAT), auch Nucleobasen-Kation-Symport2 (NCS2)-Familie genannt. Sie gliedert sich nach Substratspezifität in drei Subfamilien. Die erste ist spezifisch für oxidierte Purine, Xanthine und/oder Harnsäure und kommt in Bakterien, Pilzen und Pflanzen vor. Die zweite, spezifisch für Uracil, wurde bisher nur in Bakterien gefunden, wobei sich die dritte durch ihre Spezifität für L-Ascorbinsäure auszeichnet und nur in Wirbeltieren entdeckt wurde.[42] Strukturell werden Vertreter mit 10–14 TMD, bestehend aus 400–650 Aminosäuren, beschrieben, wobei die meisten NAT 12 TMD aufweisen; N- und C-Terminus liegen an der cytoplasmatischen Seite der Zellmembran. Hervorzuheben sind drei charakteristische Domänen, welche die NAT-Spezifität ausmachen: 1. flankierende Schleifen in TMD 1, 2. ein langes amphipathisches Segment zwischen TMD 8 und 9 und 3. eine Selektivitäts-Filter-Domäne in TMD 12. Die physiologische

Rolle dieser Transporter in Bakterien besteht darin, dass die aufgenommene Harnsäure zu Ureiden und gegebenenfalls zu Harnstoff und Ammonium metabolisiert wird. Letzteres dient als Stickstoff-Quelle.[43] Xanthin wird zu Harnsäure oxidiert und unterliegt dem gleichen katabolischen Weg. Uracil wird direkt in die Synthese von Nucleosiden und Nucleinsäuren eingeschleust – als Stickstoffquelle kann es nicht verwendet werden.[42]

Neben der NAT-Familie findet man in Bakterien sowie Pflanzen und Archaebakterien zum Transport von Nucleobasen die sogenannte Purine-Related-Transporter (PRT)-Familie. Ihre Mitglieder bestehen aus 9–13 TMD in Form von α-Helices.[44] Ein Vertreter in Bakterien ist der Cytosin-Transporter CodB in *Escherichia coli*. In Hefen wurden der Uracil-Transporter FUR4 (*Saccharomyces cerevisiae, Schizosaccharomyces pombe*) sowie der Adenin-Guanin-Hypoxanthin-Transporter FCY2 (*Saccharomyces cerevisiae*) gefunden. FUR4 ist befähigt, neben Nucleobasen auch Nucleoside wie Uridin zu transportieren. FCY2- und FUR4-artige Sequenzen mit bislang unbekannter Funktion wurden auch in *Aspergillus nidulans, Escherichia coli, Bacillus subtilis* sowie *Streptococcus*- und *Pseudomonas*-Spezies entdeckt, was den Verdacht nahe legt, dass diese Organismen auch über Nucleobasen-Transporter verfügen.

Nucleosid-Transporter

Wie die bereits vorgestellten eukaryontischen NT gliedern sich auch die prokaryontischen NT in equilibrative (ENT) und konzentrative (CNT) Transporter. Während noch bis vor ein paar Jahren angenommen wurde, dass ENTs ausschließlich in Eukaryonten vorkommen, gelang es Bremer et al. 1990 erstmals, einen Nucleosid-spezifischen Kanal aus der äußeren Membran des gram-negativen Bakteriums *Escherichia coli* zu charakterisieren.[45] Nieweg und Bremer veröffentlichten 1997 analoge Studien zu Nucleosid-spezifischen Kanälen aus der äußeren Membran von *Salmonella typhimurium, Klebsiella pneumoniae* und *Enterobacter aerogenes*.[46] Diese Nucleosid-Transporter werden als Tsx-Proteine bezeichnet. Von Acimovic und Coe 2002 publizierte phylogenetische Studien führten zu dem Schluss, dass diese Tsx-Proteine in die Spezies-übergreifende Familie der ENT eingruppiert werden sollten.[47] 2004 wurde erstmals eine Kristallstruktur des Tsx-Proteins aus *Escherichia coli* veröffentlicht.[48] Allerdings stellt sich die Frage, in wie weit dieser Vorschlag Akzeptanz gefunden hat, denn von einigen Autoren wurde danach weiterhin postuliert, dass die ENT-Familie den Eukaryonten vorbehalten ist.[18,23] Unumstritten ist die Existenz von CNT in Eubakterien und Eukaryonten. Den prokaryontischen CNT fehlt gegenüber den eukaryontischen der große N- und C-Terminus. Sie bestehen aus 10–12 TMD.[12] Ihr Transportprozess ist Protonen-abhängig, während der von eukaryontischen CNT Na$^+$-gekoppelt ist. Wichtige Subfamilien sind die der Uracil-Allantoin- und der NupG/XapB-Nucleosid-Transporter. Die erstgenannte fällt nach de Koning und Diallinas unter die schon vorgestellte PRT-Familie.[44] Die NupG/XapB-Familie kommt nur in Bakterien vor, und lediglich vier Mitglieder konnten bisher identifiziert werden: yegT, NupG, XapB aus *Escherichia coli* und CC1628 aus *Caulobacter crescentus*.[12] In den meisten Fällen wird die Energie für einen sekundären Transportprozess an bakteriellen Membranen durch das Protonenpotenzial bereitgestellt, wie bisher deutlich wurde. Eine Sonderform des darunter fallenden Antiports stellt der Precursor/Product (Vorläufer/Produkt)-Austausch bzw. -Antiport dar. Hier ist die Aufnahme einer gelösten Substanz (Vorläufer) von extra- nach intrazellulär mit der direkten Abgabe einer anderen Verbindung (Produkt) von intra- nach extrazellulär verbunden. Vorläufer und Produkt weisen strukturelle Ähnlichkeit auf und können anionischer, kationischer oder neutraler Natur sein. Beispiele für solche Transportsysteme sind der Arginin/Ornithin-Antiporter in *Lactobacillus lactis*, *Streptococcus sanguis* und *milleri* sowie *Enterococcus faecalis*, der Fumarat/Succinat-Austauscher in *Escherichia coli* und der Malat/Lactat-Antiporter in *Lactobacillus lactis*. Diese und weitere Antiporter sind 1994 von Konings et al. beschrieben worden.[49]

ABC-Transporter

Wie die humanen ABC-Transporter bestehen auch die bakteriellen aus zwei hydrophoben Membran-übergreifenden Domänen (MSD) und zwei hydrophilen Nucleotid-Bindedomänen (NBD). 1982 wurde erstmals eine komplette Gensequenz eines ABC-Transporters, des Histidin-Transporters aus *Salmonella typhimurium*, publiziert.[50] Ein NBD-Monomer setzt sich aus zwei Subdomänen zusammen, einer größeren RecA-artigen Subdomäne aus zwei β-Faltblättern und sechs α-Helices und einer kleineren aus vier α-Helices geformten Subdomäne.[51] Konservierte Sequenzen sind auch hier das Walker A- und B-Motiv sowie das C-Motiv (LSGGQ). Eine Q-Schleife, auch Deckel oder γ-Phosphat-Schalter genannt, enthält Glutamin, welches eine Wasserstoffbrücke zu Mg^{2+} ausbildet und angreifendes Wasser bindet. Das H-Motiv enthält einen hochkonservierten Histidin-Rest, welcher über eine Wasserstoffbrücke mit dem γ-Phosphat des ATP in Wechselwirkung tritt.[52] Das angesprochene ATP-Binde- (=Walker-)Motiv wird auch bei ATPasen vom F- und P-Typ und dem Arsenit/Arsenat-Exporter in *Escherichia coli* gefunden.[53] Die Anzahl der transmembranären Helices ist bei Importern variabel, Exporter bestehen aus zwei MSD mit je sechs transmembranären α-Helices.[32] Die ATP-Hydrolyse an den NBD verhält sich kooperativ, was bedeutet, dass die Hydrolyse an einer Domäne die an der anderen aktiviert. Umgekehrt führt die Inaktivierung der ATP-Hydrolyse an einer Domäne zum kompletten Verlust der Transportfunktion.[35] Darüber hinaus ist bekannt, dass nur ein ATP-Molekül zum Transport eines Substrates nötig ist.[52] Bakterielle ABC-Transporter lassen sich generell in Importer und Exporter unterteilen; derzeit sind 22 Subfamilien prokaryontischer Importer und 24 Subfamilien prokaryontischer Exporter bekannt.[52] Hauptsächlich Nährstoffe werden über die Importer in Zellen geschleust. Hierzu zählen Zucker, Aminosäuren, Peptide, Phosphatester, anorganische Phosphate, Sulfate, Phosphonate, Metallkationen, Eisen-Chelat-Komplexe, Vitamine und Polyamine.[53] Bei gram-negativen Bakterien erfolgt dabei zunächst ein Substrat-Transport über die äußere Membran, beispielsweise durch Porine, in den periplasmatischen Raum. In diesem befinden sich selektive, hochaffine Substrat-Bindeproteine (SBP, PBP) in gelöster Form, die als „Substratfänger" fungieren. Sie liegen in einer Art offenen Konformation vor und schließen sich, wenn ein Substrat bindet. Schließlich geben sie das Substrat an den Transporter ab. Auch gram-positive Bakterien können über SBP verfügen. Da gram-positive Bakterien keinen periplasmatischen Raum besitzen, sind die SBP hier über Lipidfunktionen fest in der Zellmembran verankert. Transporter, denen SBP assoziiert sind, zeichnen sich gegenüber Transportern ohne SBP durch eine höhere Spezifität und Affinität bzw. Transportrate aus. Mutationen, die zu funktionslosen SBP führen, ziehen den Verlust der Transporteigenschaften mit sich, was belegt, dass SBP für den Transportprozess der jeweiligen Transporter essentiell sind.[53] Da Bakterien sensitiv auf einen osmotischen Schock reagieren, können sie dabei ihre SBP und folglich auch die Fähigkeit zum transmembranären Transport mittels ABC-Transporter verlieren.[54]

Die ABC-Exporter gliedern sich in solche, die ihr Substrat direkt ins Medium entlassen und solche, die lediglich eine Überwindung der Cytoplasmamembran erlauben. Die erstgenannten arbeiten zusammen mit zwei sogenannten Helferproteinen – einem Kanal in der äußeren Membran und einem Verbindungsprotein, das zur Familie der Membranfusionsproteine gehört und den Transporter mit der äußeren Membran verbindet. Sie sind in gram-negativen Bakterien beheimatet und für den Export von Proteinen verantwortlich.[53] ABC-Exporter, die Substrate nur über die Cytoplasmamembran befördern, werden auch ABC2-Transporter genannt und exportieren Polysaccharide und einige Arzneistoffe.[53] Sie spielen daher eine wichtige Rolle in der Resistenz gegenüber antibiotisch wirkenden Arzneimitteln. Für die Abläufe der Transportprozesse bei Im- und Exportern sind mehrere Modelle beschrieben. Die Modelle für den Import basieren auf strukturellen und funktionellen Untersuchungen am Maltose-Transporter MalK$_2$FG und dem Vitamin B$_{12}$-Transporter BtuCD aus *Escherichia coli*.[52] Initiiert wird der Transportprozess durch die Interaktion des Substrates bzw. des Komplexes aus SBP und Substrat mit den MSD. Die Bindung des Substrates an die TMD induziert eine Konformationsänderung in diesen, welche sich auf die NBD überträgt und dort die ATP-Hydrolyse startet. Im MalK-basierten Modell ist der Kanal für den Substrat-Durchtritt zur periplasmatischen Seite hin verschlossen und zur cytoplasmatischen Seite hin geöffnet. Dimerisierung der beiden NBD und ATP-Bindung öffnet den Kanal zur periplasmatischen Seite und lässt das Substrat eintreten. Rückkehr in die Ausgangskonformation entlässt das Substrat ins Cytoplasma. Das BtuCD-basierte Modell sieht im Ausgangszustand eine in

Richtung des Periplasma geöffnete Kanalpore vor, in die sich das Substrat einlagern kann. Dimerisierung der NBD öffnet den Kanal an der cytoplasmatischen Seite und gibt das Substrat frei. Eine schematische Darstellung dieser Modelle ist in **Abb. 3** zu finden.

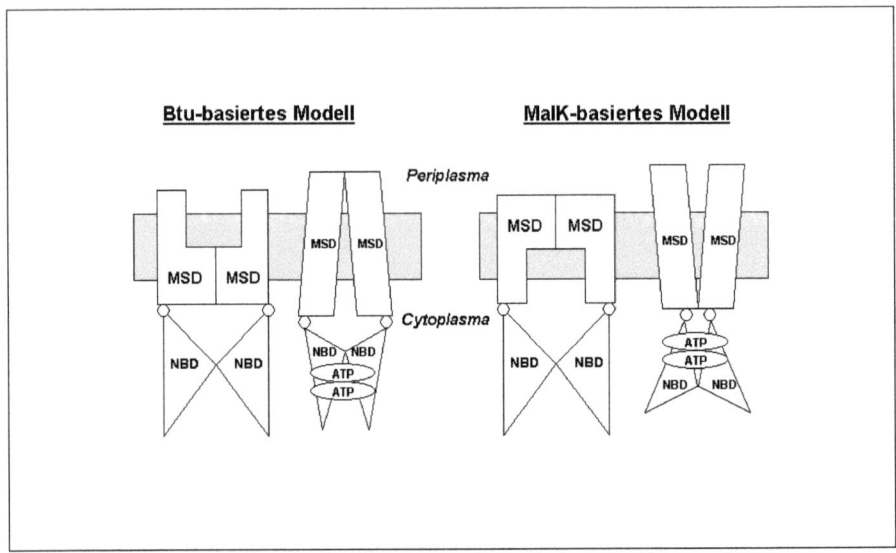

Abb. 3. Modelle für bakterielle ABC-Importer. **MSD:** membranübergreifende Domäne, **NBD:** Nucleotid-Bindedomäne, **ATP:** Adenosintriphosphat, modifiziert nach Davidson und Chen.[52]

Wie die humanen ABC-Transporter besitzen auch die bakteriellen Exporter zwei bestimmte nichtüberlappende kooperative Arzneistoff-Bindungsstellen, benannt mit H- und R-Bindungsstelle. Untersuchungen an überexprimierten MSD LmrA aus *Lactococcus lactis* ohne NBD in Abwesenheit von ATP zeigten, dass ein Influx von Stoffen wie Ethidium möglich war. Dieser wurde auf einen sekundären aktiven Transport in Form eines Proton-Ethidium-Symports durch die MSD zurückgeführt.[55] Dies lässt vermuten, dass sich die ABC-Transporter evolutionär aus sekundären aktiven Transportsystemen entwickelt und ihre Fähigkeit zur ATP-Hydrolyse erst später erlangt haben.[32] Der Efflux-Prozess von Arzneistoffen über bakterielle ABC-Transporter kann mit drei verschiedenen Modellen beschrieben werden.[52] Im ersten wird davon ausgegangen, dass jede Transporterhälfte, bestehend aus einer MSD und einer NBD über eine Substrat-Bindungsstelle verfügt. Während der ATP-Hydrolyse orientiert sich eine Bindungsstelle in Richtung extrazellulär, die andere in Richtung intrazellulär. Dieses Modell wird auch „Zwei-Zylinder-Maschinen-Modell" genannt.[56] Das zweite Modell sieht eine Substrat-Bindungsstelle vor, die zwischen den beiden MSD liegt. Nach der ATP-Hydrolyse verlagert sich diese Bindungsstelle von der Innen- an die Außenseite der Membran und gibt das Substrat frei.[57] Im dritten Modell werden zwei koexistierende

Bindungsstellen angenommen, eine niedrigaffine, nach extrazellulär gerichtete und eine hochaffine nach intrazellulär gerichtete. Das Substrat bindet an die hochaffine Bindungsstelle, deren Affinität daraufhin abnimmt. Das Substrat bewegt sich weiter zur niedrigaffinen Bindungsstelle, und wird von dieser nach extrazellulär freigegeben. ATP-Hydrolyse versetzt das System in seinen Ausgangszustand zurück.[58]

Tab. 3 gibt einen Überblick über verschiedene bakterielle ABC-Transporter-Familien.

Tab. 3. Bakterielle ABC-Transporter-Familien[59]

Familie	TC-Klassifikation[60]	Anzahl Aminoacyl-Reste
Carbohydrat-Aufnahme-Transporter-1	3.A.1.1	421
Carbohydrat-Aufnahme-Transporter-2	3.A.1.2	343
Polare Aminosäuren-Aufnahme-Transporter	3.A.1.3	262
Hydrophobe Aminosäuren-Aufnahme-Transporter	3.A.1.4	376
Peptid-Nickel-Aufnahme-Transporter	3.A.1.5	532
Sulfat-Aufnahme-Transporter	3.A.1.6	342
Phosphat-Aufnahme-Transporter	3.A.1.7	334
Molybdat-Aufnahme-Transporter	3.A.1.8	251
Phosphonat-Aufnahme-Transporter	3.A.1.9	300
Eisen(III)-Aufnahme-Transporter	3.A.1.10	328
Polyamine-phosphonat-Aufnahme-Transporter	3.A.1.11	352
Quartäre-Amine-Aufnahme-Transporter	3.A.1.12	421
Vitamin B_{12}-Aufnahme-Transporter	3.A.1.13	279
Eisen-Chelat-Aufnahme-Transporter	3.A.1.14	327
Mangan-Zink-Eisen-Chelat-Aufnahme-Transporter	3.A.1.15	306
Nitrat-Nitrit-Cyanat-Aufnahme-Transporter	3.A.1.16	451
Taurin-Aufnahme-Transporter	3.A.1.17	333
Mögliche Kobalt-Aufnahme-Transporter	3.A.1.18	105
Thiamin-Aufnahme-Transporter	3.A.1.19	346
Eisen-Aufnahme-Transporter in Brachyspira	3.A.1.20	346

1.2 G-Protein-gekoppelte Rezeptoren

Neben Enzymen stellen G-Protein-gekoppelte Rezeptoren (GPCR) die wichtigsten Zielstrukturen für auf dem Markt befindliche Arzneistoffe dar (siehe **Abb. 1**). Der grundlegende Unterschied zwischen den bereits vorgestellten Transportproteinen und GPCR besteht darin, dass Transporter einen direkten Austausch von chemischen Verbindungen zwischen intra- und extrazellulärem Milieu ermöglichen, dem gegebenenfalls physiologische Vorgänge nachgeschaltet sind, während den Rezeptoren durch extrazelluläre Ligandbindung eine Konformationsänderung widerfährt, der eine Signaltransduktionskaskade im Zellinneren folgt. Beim Menschen sind über 800 verschiedene für GPCR kodierende Sequenzen bekannt, was diese Superfamilie zu einer der größten Proteinfamilien im menschlichen Organismus macht.[61] Der größte Anteil dieser Rezeptoren ist im Gehirn zu finden.[62] Aufgrund der Diversität bezüglich ihrer Funktion und Liganden gliedert sich die GPCR-Superfamilie in mehr als 100 Subfamilien. Liganden für GPCR sind Ionen, organische Geruchsstoffe, Amine, Polypeptide, Lipide, Nucleotide, Photonen und viele mehr und somit chemisch-strukturell äußerst breit gefächert. Die Grundstruktur aller GPCR hingegen ist einheitlich. Sie ist gekennzeichnet durch eine Aminosäurekette, die sich in Form von α-Helices sieben mal durch die Lipiddoppelschicht der Zellmembran windet. Dabei besteht jede transmembranäre Domäne (TMD) aus 25–35 Aminosäuren. Das Merkmal der sieben TMD verleiht diesen Rezeptoren auch die Bezeichnung 7-Transmembran- oder Heptahelix-Rezeptoren. Die Aminosäurekette bildet drei extra- und drei intrazelluläre Schleifen (Loops) und endet extrazellulär mit einer Aminofunktion (-NH_2, N-Terminus) und intrazellulär mit einer Carboxylgruppe (-COOH, C-Terminus). Der C-Terminus verfügt über Phosphorylierungs- und Palmitoylierungsstellen sowie über Bindungsstellen für das G-Protein. Dieses kann daneben auch an Aminosäuren der dritten intrazellulären Schleife binden. G-Proteine sind Heterotrimere und somit aus drei verschiedenen Untereinheiten zusammengesetzt, welche mit α, β und γ bezeichnet werden. Die α-Untereinheit dient zur Bindung der Guaninnucleotide: Guanosin-5'-diphosphat (GDP) in der inaktiven und Guanosin-5'-triphosphat (GTP) in der aktiven Form des Rezeptors. Die hydrophoben Untereinheiten β und γ verankern den G-Protein-Komplex in der Zellmembran.[63] Einzelne GPCR unterscheiden sich vor allem in ihrer Gensequenz, der Länge und Funktion des C- und N-Terminus und den intrazellulären Schleifen. Die erstmalige Aufklärung der dreidimensionalen Struktur eines GPCR gelang Palczewski im Jahr 2000 mit der hochauflösenden Kristallstruktur des Rinder-Rhodopsins.[64] Dieser Meilenstein in der Erforschung G-Protein-gekoppelter Rezeptoren erlaubte Einblick in den Aufbau eines GPCR auf atomarer Ebene mit einer maximalen Auflösung von 2,8 Å und war Grundlage für weitere dreidimensionale Rezeptormodelle. 2007 und 2008 wurden die Röntgenkristallstrukturen der G-Protein-gekoppelten $β_1$-, $β_2$- und A_{2A}-Rezeptoren publiziert.[65-69] In diesen wurden die Rezeptoren in Gegenwart stabilisierender Verbindungen wie bekannter Agonisten oder Antagonisten kristallisiert. Durch diese Modelle ließ sich nachweisen, dass je nach Ligand unterschiedliche Aminosäuren an der Bindung beteiligt sind und damit auch die Bindungstasche unterschiedlich lokalisiert und orientiert sein kann.

Signaltransduktion

Essentiell für die Signalweiterleitung der GPCR ist, wie schon im Namen ausgedrückt, die Interaktion mit einem bereits erwähnten G-Protein. Eine schematische Darstellung der im folgenden beschriebenen Prozesse ist in **Abb. 4** zu finden.

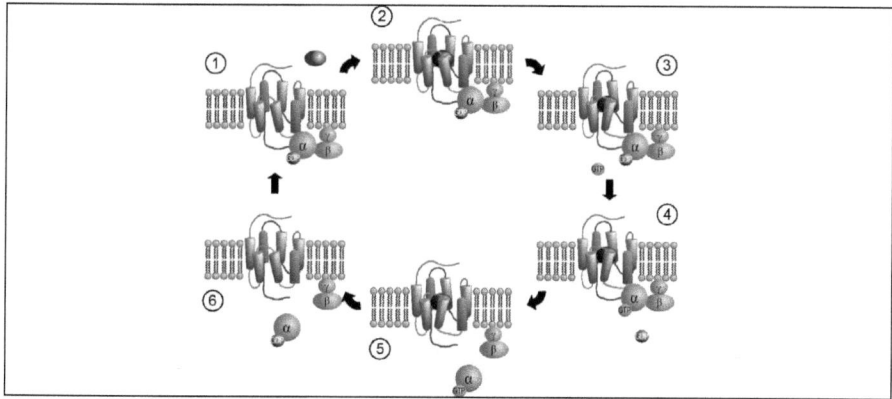

Abb. 4. Zyklus eines G-Protein-gekoppelten Rezeptors.[70]

Das aus den Untereinheiten α, β und γ zusammengesetzte G-Protein ist über die β- und γ-Untereinheit in der Membran verankert. Im Ruhezustand des Rezeptors ist das Nucleotid GDP an die α-Untereinheit des G-Proteins gebunden (**1**). Durch die Bindung eines Agonisten an den Rezeptor (**2**) werden die α-helicalen TMD umstrukturiert (**3**), was in einer Konformationsänderung des Rezeptors resultiert. Diese wird an die intrazelluläre Domäne weitergeleitet und bewirkt dort eine Senkung der Affinität zwischen α-Untereinheit und GDP. Es kommt zu einem Austausch des gebundenen GDP gegen GTP (**4**). Daraufhin dissoziiert die α-Untereinheit von der βγ-Untereinheit ab und tritt in Wechselwirkung mit Effektorsystemen (**5**). Je nach G-Protein (siehe **Tab. 4**) kann eine stimulierende oder inhibierende Wirkung auf Zielproteine (Proteinkinase, Adenylatcyclase, Phospholipase C) erfolgen, welche wiederum die Bildung sogenannter „second messenger"-Verbindungen (cyclisches Adenosin-3',5'-monophosphat cAMP, Inositol-1,4,5-trisphosphat IP_3, Diacylglycerol DAG) beeinflussen. Unabhängig von der α-Untereinheit kann die βγ-Untereinheit membranständige Effektoren wie Acetylcholin-gesteuerte Kaliumkanäle, neuronale spannungsabhängige Calciumkanäle oder Enzyme wie die Phosphatidylinositol-3-Kinase (PI_3K) und die

Isoenzyme β_2 und β_3 der Phospholipase C aktivieren. Die Signaltransduktion wird beendet, indem die α-Untereinheit das GTP durch ihre GTPase-Eigenschaften zu GDP und Phosphat spaltet (**6**). Die α-Untereinheit dissoziiert vom Zielprotein ab und reassoziiert mit der βγ-Untereinheit. Somit liegt das G-Protein wieder in seiner ursprünglichen Form, mit GDP gebunden, und der Rezeptor in seinem inaktiven Zustand vor. Während dieses Zyklus' liegt der Rezeptor zu Beginn in einem Ruhezustand vor, der sich durch eine hohe Affinität für Agonisten auszeichnet. Dissoziation des G-Protein-Komplexes versetzt den Rezeptor in einen niedrigaffinen Zustand für Agonisten, der durch Reorientierung des G-Proteins und Rückkehr in den Ausgangszustand aufgehoben wird. Ausschlaggebend für die Aktivierung der genannten Effektorsysteme ist die Struktur der α-Untereinheit des G-Proteins, welche stimulierend oder inhibierend auf das Effektorprotein wirken kann. Eine Einteilung der G-Proteine in verschiedene Familien ist in **Tab. 4** dargestellt.

Tab. 4. Klassifizierung der G-Proteine[71]

α-Untereinheit	Effektorprotein und Funktion
$G_{i/o}$	Inhibition der AC, cAMP ↓
	Aktivierung und Hemmung spannungsabhängiger Ionenkanäle wie Kanäle für K^+ (Aktivierung) und Ca^{2+} (Hemmung)
G_{olf}	Stimulation der AC des Riechepithels, cAMP ↑
$G_{q/11/14/15/16}$	Stimulation der PLC, IP_3 ↑, DAG ↑
$G_{12/13}$	Aktivierung der Proteins Rho, Stimulierung der Rho-Kinase
G_s	Stimulation der AC, cAMP ↑
G_t	Stimulation der PDE6, cGMP ↓

i: inhibitorisch, **o**: anders („other"), **olf**: olfaktorisch, **q**: die Phospholipase C stimulierend, **s**: die Adenylatcyclase stimulierend, **t**: Phosphodiesterase-stimulierend, **AC**: Adenylatcyclase, **cAMP**: cyclisches Adenosinmonophosphat, **PLC**: Phospholipase C, **IP$_3$**: Inositol-1,4,5-trisphosphat, **DAG**: Diacylglycerol, **PDE**: Phosphodiesterase, **cGMP**: cyclisches Guanosinmonophosphat

Wie bisher deutlich wurde, nimmt die Aktivierung G-Protein-gekoppelter Rezeptoren in den meisten Fällen Einfluss auf die Funktion der AC und der PLC. Daneben können GPCR Mitogen-aktivierte Proteinkinasen (MAP-Kinasen) aktivieren.[72] Dies sind Serin/Threonin-Kinasen, die an der Regulierung des Zellwachstums, der Apoptose und der Zelldifferenzierung beteiligt sind.[73] In Säugetieren sind drei Klassen dieser Enzyme beschrieben: extrazellulär regulierte Kinasen (ERK), Stress-aktivierte Proteinkinasen (SAPK) und die c-Jun-N-terminale Kinase (JNK).[74,75]

Liganden

Da der Focus des Rezeptor-bezogenen Teilprojektes dieser Arbeit auf der Charakterisierung neuartiger Rezeptor-Liganden liegt, werden an dieser Stelle die verschiedenen Klassen von Liganden im Hinblick auf ihre prinzipielle Funktion erläutert. Die Bindung eines Liganden an einen

Rezeptor wird durch Ionenbindung, Wasserstoffbrücken, hydrophobe Wechselwirkungen oder van-der-Waals-Kräfte ermöglicht. Generell lassen sich Rezeptor-Liganden in drei Gruppen einteilen:

- **Agonisten:** Substanzen, die bevorzugt an den Rezeptor im aktiven Zustand binden und das Gleichgewicht nahezu vollständig zur aktiven Konformation verschieben. Agonisten besitzen intrinsische Aktivität, d. h. eine nachgeschaltete Signaltransduktionskaskade und ein physiologischer Effekt werden ausgelöst.
- **Antagonisten:** Verbindungen, die durch Interaktion mit dem inaktiven Rezeptor dessen Aktivierung verhindern.
- **Inverse Agonisten:** Wirkstoffe, die den Anteil konstitutiv aktiver Rezeptoren herabsetzen. Es handelt sich um Antagonisten mit invers agonistischer Aktivität, und die meisten therapeutisch genutzten Antagonisten gehören zu dieser Klasse.

Auf die Zustände eines Rezeptors wird an späterer Stelle näher eingegangen.
Die Agonisten lassen sich je nach Ausmaß der intrinsischen Aktivität in **volle** und **partielle Agonisten** unterteilen. Die Fähigkeit des Agonisten, eine Wirkung, einen Effekt auszulösen, wird als intrinsische Aktivität bezeichnet. Sie gibt das Verhältnis zwischen dem vom Agonisten hervorgerufenen Effekt und dem maximal möglichen Effekt des jeweiligen Systems an. Rechnerisch ergibt sich somit für volle Agonisten eine intrinsische Aktivität von 1, für partielle Agonisten ein Wert zwischen 0 und 1. Die Eigenschaft partieller Agonisten, in Gegenwart eines vollen Agonisten antagonistisch zu wirken, in Abwesenheit dessen aber agonistisch, lässt ihnen die alternative Bezeichnung Agonisten-Antagonisten zukommen.

Antagonisten lassen sich in sechs Typen unterteilen:

- **Kompetitiver Antagonist:** Substanz mit Affinität zur Agonist-Bindungsstelle des Rezeptors, aber ohne intrinsische Aktivität. Charakteristikum ist die gemäß dem Massenwirkungsgesetz mögliche gegenseitige Verdrängung von der Bindungsstelle durch Konzentrationserhöhung, welche sich in einer Parallelverschiebung der Dosis-Wirkungs-Kurve des Agonisten nach rechts in Gegenwart des Antagonisten zeigt.
- **Allosterischer Antagonist:** Verbindung, die an eine andere Stelle des Rezeptors bindet als der Agonist und dadurch eine Reduktion der Agonist-Affinität induziert.
- **Kompetitiver-nicht-kompetitiver Antagonist:** Substanz, die in niedrigen Konzentrationen kompetitiv antagonistisch und in höheren Konzentrationen nicht-kompetitiv antagonistisch wirkt.
- **Funktioneller Antagonist:** Verbindung, die durch ihren entgegengesetzten Effekt die Wirkung eines Agonisten schwächt oder aufhebt.
- **Physiologischer Antagonist:** funktioneller Antagonist, der an einem anderen Zellsystem im Organismus wirkt als der Agonist.
- **Chemischer Antagonist:** Verbindung, die mit einem Wirkstoff reagiert und ihn dadurch inaktiviert.

In der vorliegenden Arbeit werden Agonisten sowie kompetitive Antagonisten thematisiert.
Die oben angesprochenen Zustände oder Konformationen des Rezeptors lassen sich durch unterschiedliche Modelle beschreiben. Nach dem sogenannten Zwei-Zustände-Modell befindet sich der Rezeptor in einem dynamischen Gleichgewicht zwischen dem inaktiven (Ruhe-) und dem aktiven (aktivierten) Zustand. In Abwesenheit eines Liganden ist dieses Gleichgewicht quantitativ zur Seite des Ruhezustandes verschoben. Als konstitutiv aktiv wird ein Rezeptor bezeichnet, wenn er sich in Abwesenheit eines Liganden dennoch im aktiven Zustand befindet. Nach diesem Modell binden Agonisten selektiv nur an den aktiven Zustand und fördern dessen Vorliegen. Antagonisten zeigen nur Affinität zum Ruhezustand und begünstigen diesen. Je nach Aktivität des Rezeptors (hoch oder niedrig) kann ein Antagonist zu einem dem Agonisten entgegengesetzten Effekt führen. Dieser Antagonist wird auch als inverser Agonist bezeichnet. Ein anderes Modell sieht vor, dass Agonisten an den Ruhezustand des Rezeptors binden und dadurch eine Umwandlung in den aktiven Zustand auslösen. Antagonisten hingegen binden an den Ruhezustand, ohne eine Konformationsänderung zu induzieren.[76]

Purinerge Rezeptoren

Die in dieser Arbeit untersuchten P2Y-Rezeptoren zählen zur Familie der P2-Rezeptoren, welche gemeinsam mit den P0- und P1-Rezeptoren die Gruppe der purinergen Rezeptoren bildet (siehe **Abb. 5**).

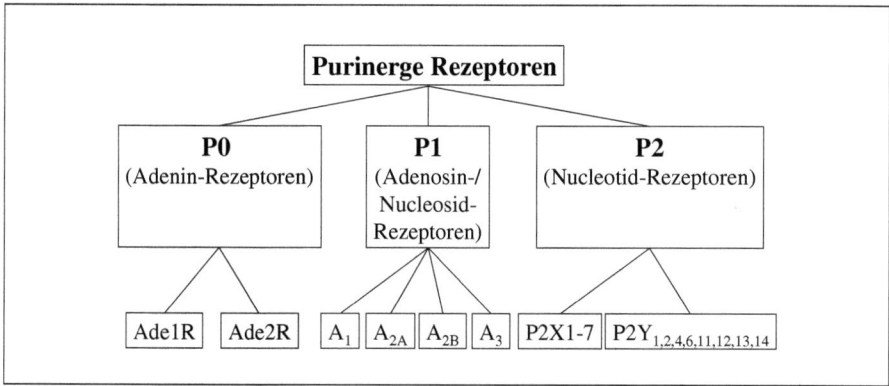

Abb. 5. Einteilung purinerger Rezeptoren.

Drury und Szent-Györgyi entdeckten 1929 erstmals, dass Purine durch Bindung an extrazelluläre Strukturen intrazelluläre Signale auslösen können.[77] Der Begriff der purinergen Rezeptoren wurde rund 50 Jahre später 1976 von Geoffrey Burnstock ins Leben gerufen.[78] Kurz darauf erfolgte 1978 die grundlegende Einteilung in P1- und P2-Rezeptoren.[79] Die Beobachtung, dass sich einige P2-Rezeptoren durch Pyrimidine und Purine aktivieren lassen und die Untersuchung der Signaltransduktionswege an klonierten Rezeptoren bildeten die Basis für die Unterteilung in P2X- und P2Y-Rezeptoren, die schließlich 1994 abgeschlossen wurde.[80,81] Momentan ist die Existenz von sieben P2X- und acht P2Y-Rezeptor-Subtypen bewiesen.[82-84] Auf die einzelnen Subtypen wird an späterer Stelle näher eingegangen.

P0-Familie

Die jüngste Familie der purinergen Rezeptoren stellt die **P0-Familie** der Adenin-Rezeptoren dar. Bender et al. publizierten 2002, die Nucleobase Adenin als physiologischen Agonisten eines sogenannten „Orphan"-Rezeptors der Ratte identifiziert zu haben.[85] Als „Orphan"-Rezeptor wird ein Rezeptor bezeichnet, dessen physiologischer Ligand bis dato noch nicht identifiziert werden konnte. Adenin-Bindung an den Adenin-Rezeptor löst eine G_i-gekoppelte Inhibition der Adenylatcyclase aus. Aufgrund seiner hohen Expression in den kleinen Neuronen der Rückenmarksganglien wird eine Beteiligung an der Schmerzweiterleitung diskutiert.[85] Außerdem wird für Adenin eine pathophysiologische Bedeutung in der Niere angenommen, denn es wurde beobachtet, dass Patienten mit chronischer Niereninsuffizienz eine mit dem Schweregrad der Erkrankung zunehmende Adeninkonzentration im Blutplasma aufweisen (Gesunder: 0,07 µM Adenin, Erkrankter: bis zu 1,45 µM Adenin).[86] Bisher konnten Adenin-Rezeptoren in Maus und Ratte identifiziert werden, ein direktes Ortholog im Menschen ist derzeit noch nicht gefunden.[85,87]

P1-Familie

Endogener Ligand aller Mitglieder der **P1-Rezeptorfamilie** ist das Nucleosid Adenosin. Auf Basis ihrer Struktur und Pharmakologie werden die Adenosin-Rezeptoren in die vier Subtypen A_1, A_{2A}, A_{2B} und A_3 unterteilt. Die Affinität von Adenosin an den A_1- und A_{2A}-Rezeptor liegt im nanomolaren, die zum A_{2B}- und A_3-Rezeptor im mikromolaren Konzentrationsbereich. Eine Übersicht dieser vier Rezeptor-Subtypen mit den zugehörigen Effektorsystemen sowie bekannten Agonisten und Antagonisten ist in **Tab. 5** dargestellt.

Tab. 5. Einteilung der Adenosin-Rezeptoren

Subtyp	A_1	A_{2A}	A_{2B}	A_3
G-Protein	G_i, G_o	G_s, G_{olf}	G_s, $G_{q/11}$	G_i, $G_{q/11}$
Effekt	cAMP ↓ IP_3, DAG, $K^+_{extrazellulär}$, $Ca^{2+}_{intrazellulär}$ ↑	cAMP ↑	cAMP, IP_3, DAG, $Ca^{2+}_{intrazellulär}$ ↑	cAMP ↓ IP_3, DAG, $Ca^{2+}_{intrazellulär}$ ↑
Agonisten	CPA[88] CCPA[88] *R*-PIA[88]	CGS-21680[88]	BAY-60-6583[89,90]	AB-MECA[88] Cl-IB-MECA[91] PENECA[91]
Antagonisten	DPCPX[88] LUF5417[92] PSB-36[93] PSB-63[94]	MSX-2[95] SCH-58261[96] ZM-241385[96]	MRS-1754[97] PSB-601[98] PSB-603[99]	PSB-10[100] PSB-11[100] MRE-3008F20[101]

Exprimiert sind **Adenosin-A_1-Rezeptoren** in hoher Dichte in bestimmten Arealen des Gehirns wie Cortex, Cerebellum und Hippocampus sowie im Rückenmark, Auge, Herz und in der Nebenniere.[102] Aktivierung von A_1-Rezeptoren im ZNS führt zu sedativen, antikonvulsiven und anxiolytischen Effekten, indem die Freisetzung exzitatorischer Neurotransmitter gehemmt wird.[102] A_1-Antagonisten zeigen somit ZNS-stimulierende Wirkung und besitzen therapeutisches Potenzial in der Behandlung von Demenzerkrankungen und Depressionen.[103] Im Herzen sind A_1-Rezeptoren am Sinoatrial- und Atrioventrikularknoten lokalisiert und vermitteln negativ chronotrope, dromotrope und inotrope Effekte.[102] Agonisten wie Tecadenoson, Selodenoson und PJ-875 sind Kandidaten für klinische Studien zur Behandlung atrialer Arrhythmien.[104] Antagonisten kommt Bedeutung in der Behandlung der Herzinsuffizienz zu. Für den nicht-nucleosidischen Adenosin-A_1-

Rezeptor-Agonisten Capadenoson (BAY-68-4986) konnte die Phase II der klinischen Studien zur Behandlung des Vorhofflimmerns abgeschlossen werden. Die A_1-Agonisten GW493838 und GR792363 besitzen Potenzial als Analgetika. Der A_1-Rezeptor-Partialagonist CVT-3619 vermittelt eine erhöhte Insulinsensitivität und könnte dadurch in der Therapie des Typ 2-Diabetes eingesetzt werden.[104] Bindung von Adenosin an A_1-Rezeptoren der Niere bewirkt eine Vasokonstriktion und damit eine Reduzierung der glomerulären Filtrationsrate. Gleichzeitig wird die Sekretion von Renin und die Freisetzung verschiedener Neurotransmitter gehemmt. Antagonisierung dieser Effekte könnte der Behandlung des Nierenversagens, der renalen Dysfunktion, der Nephritis, der Hypertonie und von Ödemen dienen.[105]

Adenosin-A_{2A}-Rezeptoren werden ebenfalls in hoher Dichte im Gehirn gefunden, hier vor allem im Striatum, Caudate-Putamen, Nucleus accumbens und Tuberculum olfactorium.[102] Darüberhinaus werden sie von Endothelzellen, Leucocyten, Thrombocyten und glatten Muskelzellen exprimiert.[82] Im Gehirn vermitteln die A_{2A}-Rezeptoren wie die A_1-Rezeptoren eine sedative Wirkung. Agonisten und Antagonisten bieten ähnliches therapeutisches Potenzial wie die schon beschriebenen A_1-Liganden. Besonderes therapeutisches Augenmerk ist der beschriebenen Interaktion zwischen A_{2A}- und Dopamin-D_2-Rezeptoren im Striatum zu schenken. Aktivierung von A_{2A}-Rezeptoren resultiert in einer Affinitätsabnahme des D_2-Rezeptors gegenüber Agonisten.[106] A_{2A}-Antagonisten stellen somit potenzielle Therapeutika zur Behandlung des Morbus Parkinson dar.[107]

Das Vorkommen von **Adenosin-A_{2B}-Rezeptoren** konzentriert sich vor allem auf die Blase, den Gastrointestinaltrakt, die Lunge und Mastzellen. Im Gehirn werden sie nur in geringer Dichte gefunden.[108] Aktivierung von A_{2B}-Rezeptoren im Darm induziert die Ausschüttung des proinflammatorischen Cytokins IL-6, welches an der Entstehung der Colitis beteiligt ist.[109] Antagonisierung bietet Möglichkeiten zur Behandlung chronisch entzündlicher Darmerkrankungen. Auch in der Lunge vermittelt die A_{2B}-Rezeptor-Stimulation proinflammatorische Effekte, so dass Antagonisten in der Behandlung von Lungenerkrankungen wie Lungenentzündung, Lungenfibrose und Asthma eingesetzt werden könnten. Diskutiert werden zudem hemmende Eigenschaften von A_{2B}-Antagonisten auf die Gefäßneubildung bei Tumoren.[110]

Adenosin-A_3-Rezeptoren konnten in der Leber, Lunge, Aorta, Plazenta und im Gehirn gefunden werden.[108] Neben den sedierenden Effekten im Gehirn ist bekannt, dass durch A_3-Rezeptor-Aktivierung in der Lunge vor allem inflammatorische Prozesse begünstigt werden. Daraus resultieren Behandlungsmöglichkeiten für entzündliche Erkrankungen und Asthma.

<u>P2X-Rezeptoren der P2-Familie</u>

Wie in **Abb. 5** zu erkennen, gliedert sich die Familie der P2-Rezeptoren in P2X- und P2Y-Rezeptoren. Da die funktionellen Untersuchungen des Rezeptor-Teilprojektes dieser Arbeit ausschließlich an P2Y-Rezeptoren durchgeführt wurden, werden diese in einem folgenden Kapitel ausführlicher vorgestellt. Nun wird lediglich auf die P2X-Rezeptoren näher eingegangen.

Im Jahr 1994 gelang die erste Isolierung der cDNA für P2X-Rezeptoren.[111] Eine Klassifizierung dieser Rezeptoren wurde 2001 von Khakh et al. beschrieben.[112] Bis heute sind sieben P2X-Rezeptor-Subtypen beschrieben, die mit P2X1 bis P2X7 bezeichnet werden. Derzeit liegen keine Hinweise vor, dass mehr Subtypen existieren. P2X-Rezeptoren sind Ligand-gesteuerte Ionenkanäle. Die P2X-Untereinheiten enthalten 384–595 Aminosäuren, zwei hydrophobe transmembranäre Domänen und einen cytoplasmatischen C- und N-Terminus.[113] P2X-Rezeptoren liegen als Homo- oder Hetero-Tri- oder Hexamere vor.[114] Sie formen Kationen-selektive Kanäle, welche sich in Millisekunden nach der Bindung des Agonisten öffnen. Endogener Ligand aller P2X-Rezeptor-Subtypen ist das Nucleotid ATP, welches EC_{50}-Werte im Bereich von 1–10 µM an rekombinanten P2X-Rezeptoren aufweist. Ausnahme ist der P2X7-Rezeptor mit EC_{50}-Werten für ATP von etwa 100 µM. Dieser Subtyp unterscheidet sich außerdem gegenüber den anderen P2X-Rezeptoren durch seinen längeren C-Terminus, der für die Interaktion mit elf verschiedenen zellulären Proteinen wie Laminin α_3, β-Actin, Phosphatidylinositol-4-Kinase und weiteren verantwortlich gemacht wird. P2X-Rezeptoren sind vor allem in Neuronen, weichen Muskelzellen und Makrophagen hoch exprimiert. **Tab. 6** gibt einen Überblick über die P2X-Rezeptor-Subtypen im Hinblick auf ihre physiologischen Funktionen.

Tab. 6: Charakteristika der P2X-Rezeporen[113]

Subtyp	endogener Agonist	Subtypen zur Bildung von Oligomeren	Phänotyp der jeweiligen Knockout-Maus
P2X1	ATP	1, 2, 3, 5, 6	Kontraktion des Vas deferens ↓ Infertilität (♂) neurogene Vasokonstriktion ↓ Autoregulation des renalen Blutflusses ↓
P2X2	ATP	1, 2, 3, 5, 6	ventilatorische Gegenregulation bei Hypoxie ↓
P2X3	ATP	1, 2, 3, 5	Harnblasenreflex ↓ Schmerzwahrnehmung durch ATP und Formalin ↓
P2X4	ATP	4, 5, 6	-
P2X5	ATP	1, 2, 3, 4, 5, 6	-
P2X6	ATP	1, 2, 4, 5, 6	-
P2X7	ATP	7	ATP-vermittelte Abtötung von Mycobakterien und Cytokin-Produktion in Macrophagen ↓ Änderungen in Knochenbildung und -resorption

Im folgenden wird auf die in dieser Arbeit näher untersuchte Gruppe der P2Y-Rezeptoren eingegangen.

1.2.1 P2Y-Rezeptoren

Bis heute wurden acht Subtypen der P2Y-Rezeptoren beschrieben und kloniert: $P2Y_{1,2,4,6,11,12,13,14}$. Die in dieser Reihe fehlenden Nummern repräsentieren entsprechende GPCR von Wirbeltieren, die nicht zur Gruppe der Säugetiere gehören, oder Rezeptoren mit Sequenzhomologie zu P2Y-Rezeptoren aber ohne eindeutigen Bezug zu Nucleotiden.[72] Für P2Y-Rezeptoren gelten die unter 1.2 beschriebenen strukturellen und funktionellen Charakteristika für GPCR. Allen P2Y-Rezeptoren gemein sind konservierte Aminosäuresequenzen in der sechsten transmembranären Domäne, ein aus H-X-X-R/K bestehendes Motiv. Aufgrund weiterer Sequenzhomologien lassen sich die acht Rezeptor-Subtypen in zwei Gruppen, A und B, einteilen.[115] Mitglieder der Gruppe A teilen ein Y-Q/K-X-X-R-Motiv in TMD 7; dies sind der $P2Y_{1,2,4,6}$- und $P2Y_{11}$-Rezeptor. Gruppe B zeichnet sich durch ein K-E-X-X-L-Motiv in TMD 7 aus und umfasst die Subtypen $P2Y_{12,13}$ und $P2Y_{14}$.[115] Die Sequenzhomologie zwischen den einzelnen Rezeptoren ist insgesamt eher gering. Während alle genannten P2Y-Rezeptoren mit G-Proteinen interagieren, ist für einige Subtypen eine Modulation von Ionenkanälen beschrieben. Aktivierung des P2Y$_{1,2,6}$- und P2Y$_{12}$-Rezeptors ist mit einer Schließung von Ca^{2+}-Kanälen verbunden, während P2Y$_4$-Aktivierung diese Kanäle öffnet.[72] Stimulation einiger P2Y-Rezeptoren führt, wie unter **1.2** allgemein erläutert, zu einer Aktivierung von MAP-Kinasen und ERK. Wichtige Charakteristika der P2Y-Rezeptoren sind in **Tab. 7** zusammengefasst.

Tab. 7. Charakteristika der P2Y-Rezeptoren[72,113]

Subtyp	G-Protein	Effektor	endogener Agonist	Gewebe mit hoher Expression
P2Y$_1$	G$_q$	PLC	ADP	Herz, Hirn, Plazenta, Lunge, Leber, Muskulatur, Niere, Pankreas, Milz, Thrombocyten
P2Y$_2$	G$_q$ (+ G$_i$)	PLC	ATP, UTP	Atemwege, Darm, Epithelien, Hirn, Leukocyten, Testes, Niere, Knochen, Macrophagen
P2Y$_4$	G$_q$ (+ G$_i$)	PLC	UTP	Pankreas, Plazenta, Hirn, Herz, Astrocyten, glatte Muskulatur, Lunge, Darm
P2Y$_6$	G$_q$	PLC	UDP	T-Lymphocyten, Plazenta, Milz, Thymus, Leukocyten, Lunge, Darm, Astrocyten
P2Y$_{11}$	G$_q$ + G$_s$	PLC, AC	ATP	Plazenta, Milz, Darm, Granulocyten
P2Y$_{12}$	G$_i$	AC	ADP	Thrombocyten, Hirn
P2Y$_{13}$	G$_i$	AC	ADP	Hirn, Immunzellen, Milz, Lunge
P2Y$_{14}$	G$_i$	AC	UDP-Glucose	Plazenta, Hirn, Milz, Magen, Darm, Herz, Lunge, Thymus

Abkürzungen: siehe **Tab. 4**

Da in der vorliegenden Arbeit ausschließlich Experimente an den Subtypen P2Y$_{2,4}$ und P2Y$_6$ durchgeführt wurden, werden diese Subtypen nachfolgend detaillierter beschrieben.

Der P2Y$_2$-Rezeptor

Dieser Subtyp konnte bisher von Mensch, Ratte, Maus, Kaninchen sowie aus Purkinje-Zellen kloniert werden.[72] Der humane P2Y$_2$-Rezeptor besteht aus 377 Aminosäuren, besitzt zwei glycosylierte Positionen im N-Terminus und kommt in zwei polymorphen Formen vor.[116] Seine Aktivierbarkeit durch zwei unterschiedliche Nucleotide, ATP (**1**) und UTP (**2**) (siehe **Abb. 6**), verleiht ihm eine Sonderstellung unter den P2Y-Rezeptoren. Eine Desensibilisierung des P2Y$_2$-Rezeptors tritt nach einer Dauer von rund 5 min ein, die der Rezeptor dem Agonisten UTP ausgesetzt ist, und klingt 5–10 min nach Entfernung des Nucleotids wieder ab.[117] Die G$_q$-gekoppelte Signaltransduktion (siehe **Tab. 4**) resultiert in einer Freisetzung von Ca^{2+} aus intrazellulären Speichern wie dem Endoplasmatischen Reticulum und damit in einem Anstieg des intrazellulären Calciumspiegels.[72] Dieser Effekt macht den Rezeptor zugänglich für funktionelle pharmakologische Untersuchungen, die auf der Freisetzung intrazellulären Calciums basieren, wie sie in der vorliegenden Arbeit angewendet wurden und an späterer Stelle beschrieben werden. Die physiologischen und pathophysiologischen Effekte des P2Y$_2$-Rezeptors sind vielfältig. Aktivierung dieses Rezeptors erhöht die Synthese und/oder Freisetzung von Arachidonsäure, Prostaglandinen und Stickstoffmonoxid (NO), was **proinflammatorische** Prozesse wie Chemotaxis und Immunzell-Migration begünstigt oder im Falle der NO-Freisetzung zur **Vasodilatation** führt.[72] Therapeutisches Potenzial für selektive P2Y$_2$-Antagonisten wird aus diesem Grund in der Behandlung entzündlicher Prozesse, die durch Stimulation von P2Y$_2$-Rezeptoren in der Lunge, auf Mastzellen und eosinophilen Leukocyten ausgelöst werden, gesehen.[117]

Darüber hinaus sind P2Y$_2$-Rezeptoren an der **Zellproliferation** beteiligt, indem die Rezeptor-Aktivierung zur Proliferation und/oder Migration humaner epidermaler Keratinocyten, Lungenepithel-Tumorzellen, Gliomzellen und weichen Muskelzellen führt.[72] Es wurde gezeigt, dass die Expression von P2Y$_2$-Rezeptoren in gestressten und verletzten Geweben hochreguliert wird.[118,119] Dem gegenüber steht allerdings die Beobachtung, dass ATP P2Y$_2$-Rezeptor-vermittelt das Wachstum primärer Zellkulturen des humanen Ösophaguskrebs hemmt, was zu der Überlegung führt, P2Y$_2$-Agonisten in der Therapie gegen Ösophaguskrebs einzusetzen.[120] Der exakte Einfluss des P2Y$_2$-Rezeptors auf die Zellproliferation ist noch nicht gänzlich geklärt, was bedeutet, dass auch die Wirkung agonistischer und antagonistischer Substanzen auf diesem Gebiet noch nicht abgesehen werden kann.

Besser untersucht ist dahingegen die Auswirkung der P2Y$_2$-Rezeptor-Aktivierung auf die **Sekretion von Chlorid aus Epithelzellen** bei gleichzeitiger Inhibition der Na$^+$-Absorption in diese Zellen. Dieser Effekt kann in der Behandlung der cystischen Fibrose (CF), auch unter dem Begriff Mukoviszidose bekannt, genutzt werden. Durch einen Defekt im Gen, das für den CFTR (<u>c</u>ystic <u>f</u>ibrosis <u>t</u>ransmembrane <u>c</u>onductance <u>r</u>egulator), einem wichtigen Anionen-Kanal auf Epithelzellen, codiert, wird in der Lunge zu wenig Cl$^-$ sezerniert und zu viel Na$^+$ absorbiert. Der sezernierte Schleim der Atemwege ist extrem viskos und begünstigt so obstruktive und bakterielle Bronchitiden.[117] P2Y$_2$-Agonisten fördern hier die Chlorid-Sekretion über alternative Chlorid-Kanäle (ORCC, <u>o</u>utwardly <u>r</u>ectifying <u>c</u>hloride <u>c</u>hannels) und bessern so das Krankheitsbild. Das Unternehmen Inspire Pharmaceuticals testete erstmals in einer doppelblinden, randomisierten, crossover, Placebo-kontrollierten Studie den Einfluss der Inhalation des P2Y$_2$-Rezeptor-Agonisten UTP auf die mukoziliäre Clearance. UTP nimmt einen günstigen Einfluss auf milde Formen der chronischen Bronchitis.[121] Der dinucleotidische P2Y$_2$-Agonist Denufosol (INS 37217, Up$_4$dC, **10** in **Abb. 6**) befindet sich als inhalative Darreichungsform derzeit in der Phase 3 der klinischen Prüfung für die Indikation Mukoviszidose.[122] Im Auge stimulieren derartige Verbindungen die Chlorid- und Wassersekretion aus konjunktivalen Epithelzellen und führen somit zu einer besseren Benetzung der Augoberfläche. Der P2Y$_2$-Agonist Diquafosol (INS 365, Up$_4$U, **11** in **Abb. 6**) erhielt am 16. April 2010 in Japan erstmals eine Zulassung für die Indikation trockenes Auge und ist unter dem Handelsnamen DIQUAS™ Ophthalmic Solution 3% in Form wässriger Augentropfen erhältlich.[123-125]

Volonté et al. beschrieben 1999 **neuroprotektive** Eigenschaften des unselektiven P2-Rezeptor-Antagonisten Reactive Blue-2 (RB-2, **14** in **Abb. 7**).[126] Es ist nicht bekannt, welche(r) P2-Rezeptor(en) für diesen Effekt verantwortlich ist/sind. Doch die bekannte Expression des P2Y$_2$-Rezeptors im Gehirn legt die Vermutung nahe, dass der beschriebene Effekt über diesen Rezeptor vermittelt wird. P2Y$_2$-Antagonisten könnten somit Einsatz in der Behandlung epileptischer Anfälle, Schlaganfälle oder der neurodegenerativen Erkrankungen Morbus Alzheimer und Morbus Parkinson finden.

Dass die Aktivierung des P2Y$_2$-Rezeptors durch ATP und UTP die Knochen-aufbauenden **Osteoblasten inhibiert**, wurde 2002 von Hoebertz et al. beschrieben.[127] Entsprechende Antagonisten bieten Potenzial zur Osteoporose-Behandlung.

Durch die genannten physiologischen und pathophysiologischen Funktionen stellt der P2Y$_2$-Rezeptor eine vielversprechende Zielstruktur für neuartige Arzneistoffe zur Behandlung von Krankheiten wie Mukoviszidose, chronische Bronchitis, trockenes Auge, Osteoporose und Krebs, aber auch von entzündlichen und neurodegenerativen Erkrankungen dar.

Die größte Herausforderung in der Identifizierung neuer Leitstrukturen besteht darin, stabile, selektive Verbindungen zu finden, die eine angemessene Bioverfügbarkeit besitzen. Nucleotide sind sehr instabil, da sie leicht enzymatisch abgebaut werden. Auf diesen Sachverhalt wird nach der Vorstellung der P2Y-Rezeptor-Subtypen näher eingegangen. Aufgrund dieser Problematik existieren bisher nur wenige, mäßig selektive P2Y$_2$-Agonisten und -Antagonisten. Die endogenen Agonisten ATP und UTP besitzen zum humanen P2Y$_2$-Rezeptor Affinitäten im Bereich von 85–230 nM (ATP) und 16–140 nM (UTP).[128,129] Alle bis dato entwickelten Agonisten stellen UTP-Derivate dar. Neben den schon vorgestellten Verbindungen Diquafosol (**11**) und Denufosol (**10**) sind 4-Thio-UTP (**4**) und 2-Thio-2'-amino-2'-deoxy-UTP (**5**) von Bedeutung, da sie eine gewisse Selektivität gegenüber den P2Y-Rezeptor-Subtypen 4 und 6 aufweisen. UTPγS (**8**) ist ähnlich potent wie UTP, allerdings stabiler gegenüber Nucleotidasen. Den bisher entwickelten P2Y$_2$-

Antagonisten mangelt es häufig an Selektivität gegenüber anderen P2-Rezeptoren. Die bekanntesten, wenn auch wenig selektiven und nicht hochaffinen Antagonisten sind die Verbindungen Reactive Blue-2 (**14**, RB-2, $IC_{50} \approx 1$ µM am hP2Y$_2$) und Suramin (**16**, $IC_{50} \approx 50$ µM am hP2Y$_2$).[130,131] Das Anthrachinon-Derivat PSB-716 (SW K28, **84**, siehe **4.2.1**) wurde von Weyler et al. als P2Y$_2$-Antagonist identifiziert mit IC_{50}-Werten von rund 9 µM zum humanen und murinen P2Y$_2$-Rezeptor.[132] Das Thiouracil-Derivat AR-C118925 (**15**) weist mit einem IC_{50}-Wert von unter 1 µM eine gute Affinität zum P2Y$_2$-Rezeptor auf und ist gegenüber den Subtypen 4 und 6 selektiv. In Kapitel **4.4** wird auf diese Verbindung näher eingegangen. Daneben zeigen einige Naturstoffe wie die Flavonoide Kämpferol, Tangeretin und Heptamethoxyflavon Affinitäten zum murinen P2Y$_2$-Rezeptor mit IC_{50}-Werten von 10–20 µM, wobei Tangeretin möglicherweise einen nicht-kompetitiven Inhibitionsmechanismus am P2Y$_2$-Rezeptor aufweist.[133]

Der P2Y$_4$-Rezeptor

Der humane, Ratten- und Maus-P2Y$_4$-Rezeptor sind bis heute kloniert und charakterisiert.[72] Der hP2Y$_4$-Rezeptor besteht aus 365 Aminosäuren und weist eine Sequenzhomologie von 51% zum hP2Y$_2$-Rezeptor und 40% zum hP2Y$_6$-Rezeptor auf.[117,134] Endogener Agonist des humanen P2Y$_4$-Rezeptors ist UTP (**2**) mit einem EC_{50}-Wert von bis zu 2,5 µM, ATP (**1**) wird als Partial-Agonist oder Antagonist vermutet. Die rekombinanten Rezeptoren aus Ratte und Maus lassen sich durch ATP und UTP aktivieren.[135] Der P2Y$_4$-Rezeptor unterliegt einer schnellen Agonist-induzierten Desensibilisierung innerhalb von etwa 10 min, die mit einer Internalisierung von rund 50% der auf der Zelloberfläche vorhandenen Rezeptoren einhergeht. Innerhalb von 12 h nach der Entfernung des Agonisten ist die ursprüngliche Anzahl an Rezeptoren wieder auf der Zelloberfläche vorhanden.[136] Auch dieser P2Y-Rezeptor-Subtyp führt über eine G_q-Kopplung zur intrazellulären Calcium-ausschüttung, die in den funktionellen Untersuchungen in dieser Arbeit genutzt wurde. Die Expression dieses Rezeptors beschränkt sich hauptsächlich auf den Gastrointestinaltrakt, die Plazenta, Lunge und weiche Gefäßmuskelzellen. Diskutiert wird außerdem eine Beteiligung an der Geräuschwahrnehmung durch Vorkommen in der Gehörgangsschnecke des Innenohrs von Ratte und Meerschwein.[137] Aktivierung von P2Y$_4$-Rezeptoren im Jejunum führt zur Sekretion von Cl$^-$.[72] Dem in der Lunge exprimierten P2Y$_4$-Rezeptor werden ähnliche funktionelle Eigenschaften zugeschrieben wie dem P2Y$_2$-Rezeptor, so dass er ebenso als Zielstruktur für agonistische Arzneistoffe zur Behandlung der cystischen Fibrose dienen könnte.[72] Potente synthetische Agonisten sind (*N*)-Methanocarba-UTP (**7**), Up$_4$U (**11**, Diquafosol, INS 365), UTPγS (**8**), und 5-Br-UTP (**6**) mit EC_{50}-Werten von 0,085 µM, 0,4 µM, 1,6 µM und 15–49 µM am hP2Y$_4$-Rezeptor.[117] Hier besteht wieder die Problematik geringer oder fehlender Selektivität, die auch die P2Y$_4$-Antagonisten betrifft. Schwache P2Y$_4$-Antagonisten sind Pyridoxalphosphat-6-azophenyl-2',4'-

disulfonsäure (**17**, PPADS) und Reactive Blue-2 (**14**) mit IC_{50}-Werten von mehr als 100 µM bzw. 21 µM.[72,117] Sowohl im Hinblick auf die Arzneistoffentwicklung wie auch auf den Einsatz als pharmakologische Werkzeuge werden dringend hochaffine selektive $P2Y_4$-Rezeptor-Liganden benötigt.

Der $P2Y_6$-Rezeptor

Dieser P2Y-Rezeptor-Subtyp konnte von Ratte, Maus und Mensch kloniert werden. In allen genannten Spezies besteht er aus 328 Aminosäuren. Sein physiologischer Agonist ist das Nucleotid UDP (**3**), welches eine Affinität von 87–300 nM zu diesem Rezeptor besitzt.[117] Weitere Nucleotide wie UTP (**2**), ADP und ATP (**1**) aktivieren den $P2Y_6$-Rezeptor nur schwach oder überhaupt nicht. Über die angenommene $G_{q/11}$-Kopplung führt die Rezeptor-Aktivierung zum schon bekannten Anstieg intrazellulärer Calciumkonzentrationen. Eine Besonderheit des $P2Y_6$-Rezeptors gegenüber den anderen Subtypen ist seine langsame Desensibilisierung und Internalisierung. Brinson und Harden beobachteten, dass bis zu 20-minütige Inkubation $P2Y_6$-Rezeptoren exprimierender Zellen mit dem Agonisten UDP zu keiner Abnahme der Rezeptoren auf der Zelloberfläche führte. Zurückgeführt wird dieses Phänomen auf den kurzen C-Terminus des $P2Y_6$-Rezeptors, der bei der Internalisierung des $P2Y_2$-Rezeptors eine Schlüsselrolle einnimmt. Eine Desensibilisierung setzt erst 30 min nach Exposition gegenüber einem Agonisten ein.[136] Der humane $P2Y_6$-Rezeptor kommt in der Plazenta, Milz, Darm, in Gefäßmuskelzellen, Epithelien und Immunzellen vor. Darüber hinaus wird er von einigen Zelllinien wie Jurkat-T-Zellen, C6-2B Gliomzellen der Ratte und humanen Caco-2-Zellen exprimiert.[117] Seine Aufgabe im Darm besteht darin, nach Aktivierung die **Sektretion von NaCl** zu fördern.[84] Gleiche Funktion besitzt er in der Gallenblase und könnte dort als Angriffspunkt für agonistische Arzneistoffe zur Behandlung der cystischen Fibrose der Gallenblase dienen.[138] In der Lunge wird dieser Rezeptor gemeinsam mit dem $P2Y_2$-Rezeptor gefunden. Ihm wird hier eine Beteiligung an der **Proliferation tumoröser Zellen des Lungenepithels** zugesprochen.[139] Aktivierung des $P2Y_6$-Rezeptors auf Monocyten bewirkt eine Produktion von Interleukin-8 und damit eine **immunologische Reaktion**.[140] Auf den Immunzellen des Gehirns, der sogenannten Microglia, konnten $P2Y_6$-Rezeptoren nachgewiesen werden. Durch Aktivierung dieser Rezeptoren durch UDP, welches von verletzten Neuronen des Hippocampus freigesetzt wird, werden die Microglia-Zellen zur **Phagocytose** veranlasst.[141] In Gefäßen vermittelt der $P2Y_6$-Rezeptor eine Vasokonstriktion. Agonisten am $hP2Y_6$-Rezeptor sind UDPβS (**9**), INS 48823 (**13**), Up_3U (**12**) und 5-Br-UTP (**6**) mit EC_{50}-Werten von 47 µM, 0,125 µM, 0,2 µM und 0,8 µM.[117,142] Antagonistisch wirksam ist das Diisothiocyanat-Derivat MRS-2578 (**18**) mit einem IC_{50}-Wert von 0,37 µM. Es wird vermutet, dass es kovalente Bindungen mit dem $P2Y_6$-Rezeptor eingeht.[143] Daneben wirken die unselektiven Verbindungen PPADS (**17**) und RB-2 (**14**) auch antagonistisch mit IC$_{50}$-Werten von mehr als 100 µM.[144] Somit besteht Bedarf, selektive und hochaffine Liganden für den P2Y$_6$-Rezeptor zu entwickeln.

In den beiden folgenden Abbildungen sind die Strukturen ausgewählter im Text erwähnter P2Y-Rezeptor-Agonisten und -Antagonisten dargestellt.

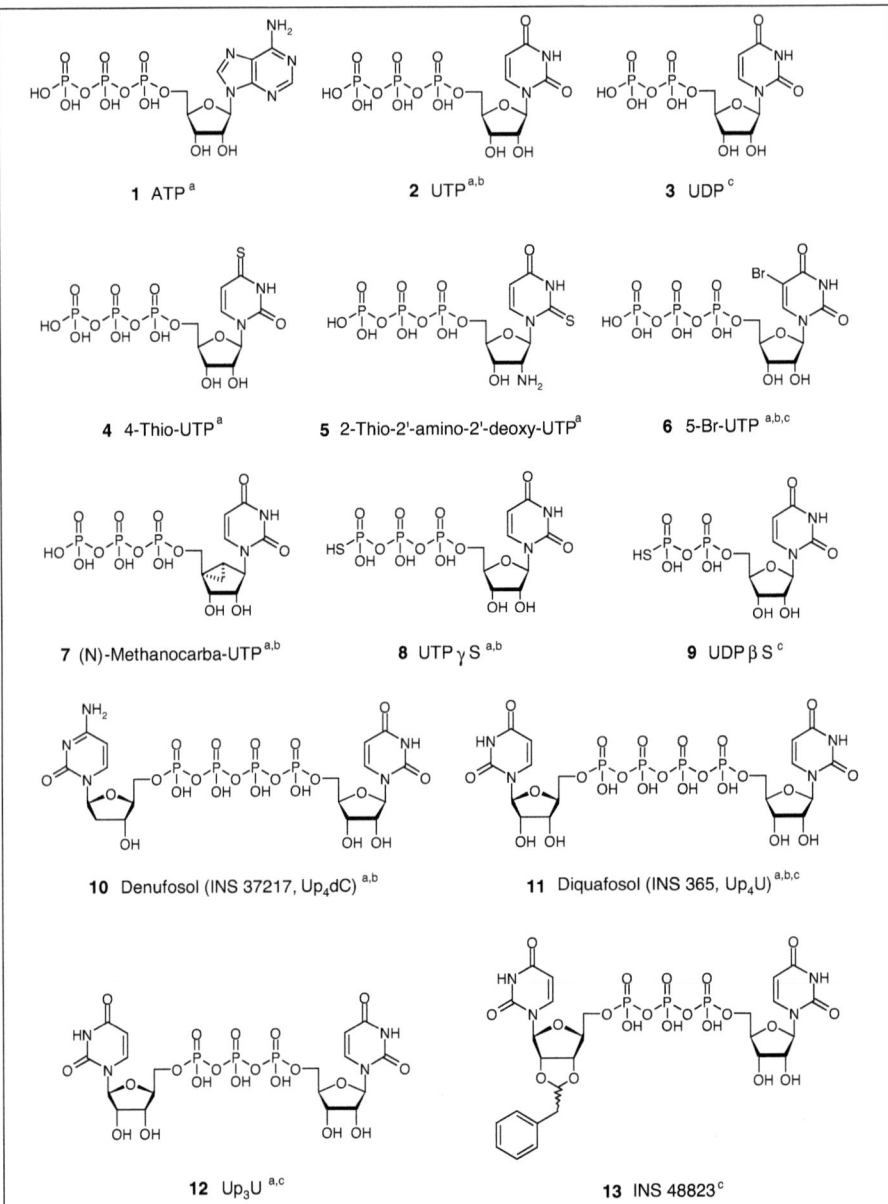

Abb. 6. Ausgewählte P2Y-Rezeptor-Agonisten mit Aktivität am P2Y$_2$-Rezeptor[a], am P2Y$_4$-Rezeptor[b] bzw. am P2Y$_6$-Rezeptor[c], dargestellt als freie Säuren.

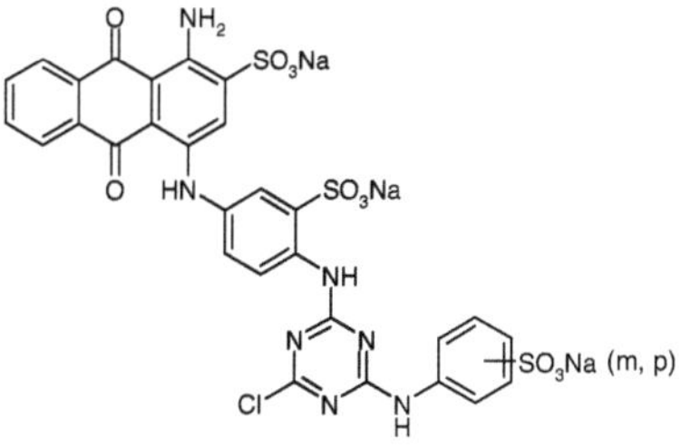

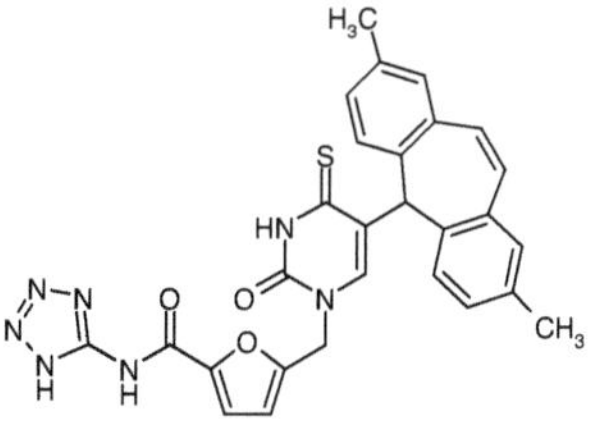

14 RB-2 [a,b,c]   15 AR-C118925 [a,c]

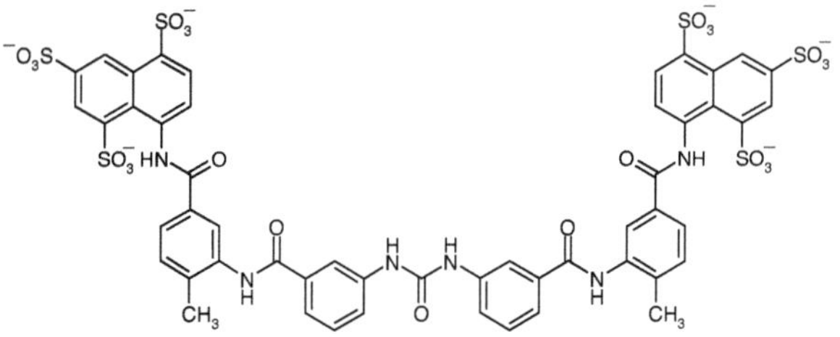

16 Suramin [a,b]

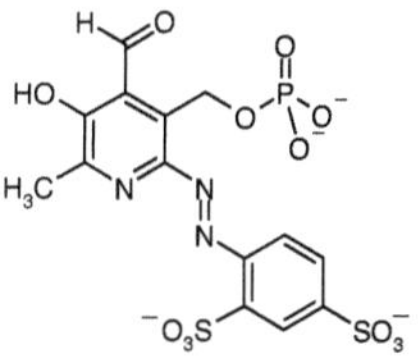

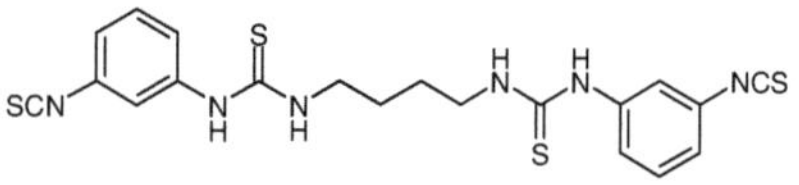

17 PPADS [a,b,c]   18 MRS-2578 [c]

Abb. 7. Ausgewählte P2Y-Rezeptor-Antagonisten mit inhibitorischer Aktivität am $P2Y_2$-Rezeptor[a], am $P2Y_4$-Rezeptor[b] bzw. am $P2Y_6$-Rezeptor[c].

Auf die eingangs erwähnte enzymatische Instabilität von Nucleotiden soll im folgenden kurz eingegangen werden.

Ectonucleotidasen

Unter dem Begriff der Ectonucleotidasen werden Enzyme zusammengefasst, die Phosphoresterbindungen in Nucleotiden spalten. Diese Ectonucleotidasen sind Teil der dynamischen Regulation der extra- und intrazellulären Nucleotidkonzentrationen. Zur Aktivierung von membranständigen P2Y-Rezeptoren sind allgemein Konzentrationen des nativen Agonisten im Bereich von 0,1–10 µM erforderlich. Die extrazelluläre Nucleotidkonzentration ist in der Realität jedoch meist höher, da Nucleotide über verschiedene Wege das Cytoplasma, in dem millimolare ATP-Konzentrationen herrschen, verlassen können. Stress oder mechanische Stimulation von Zellen können zur Freisetzung von ATP und UTP führen. Für exzitatorische und sekretorische Zellen wie Neuronen, Thrombocyten, adrenerge markhaltige Chromaffinzellen, neuroendokrine Zellen und Mastzellen ist die Exocytose von ATP beschrieben.[72] Die Vesikel schließen Nucleotide in Konzentrationen von 150–1000 mM ein. Doch auch nicht-exzitatorische Zellen wie Endothel- und Epithelzellen, glatte Muskelzellen, Fibroblasten, Astrocyten, Erythrocyten, Lymphocyten, Monocyten und transformierte Zelllinien können Nucleotide nach bisher noch nicht aufgedeckten Mechanismen freisetzen. Darüber hinaus wird ATP über Transporter und Kanäle von intra- nach extrazellulär befördert. Nicht zuletzt führt die Zelllyse zum pulsartigen Anstieg extrazellulärer Nucleotidkonzentrationen. Extrazellulär werden die Nucleotide nun von löslichen wie Membran-gebundenen Ectonucleotidasen metabolisiert. Diese Enzym-Superfamilie gliedert sich in verschiedene Familien:

- Ecto-Nucleosidtriphosphatdiphosphohydrolasen (**E-NTPDase**)
- Ecto-Nucleotidpyrophosphatasen/-Nucleotidphosphodiesterasen (**E-NPP**)
- Ecto-5'-Nucleotidase (**Ecto-5'-NT**)
- Nucleosiddiphosphokinase (**NDPK**)
- Alkalische Phosphatasen (**AP**)
- Adenylatkinase

Beteiligt an der Metabolisierung extrazellulärer Nucleotide sind die Familien der E-NTPDasen, E-NPP, Ecto-5'-NT und AP. Die Familie der **E-NTPDasen** beinhaltet acht Mitglieder, von denen die Vertreter 1, 2, 3 und 8 membranständig an der Zelloberfläche, die Vertreter 4 und 7 intrazellulär und die E-NTPDase 5 und 6 löslich sekretiert vorliegen. Relevant für die Hydrolyse extrazellulärer Nucleotide sind die Formen 1, 2, 3 und 8. Die P2Y-Rezeptoragonisten ADP, ATP, UDP und UTP werden durch die E-NTPDasen 1, 3 und 8 zu AMP und UMP hydrolysiert. Die E-NTPDase 2 akzeptiert nur die Triphosphate der genannten Nucleotide. Die **E-NPP-Familie** besteht aus sieben Isoenzymen. Zu ihren Substraten zählen Nucleosidtriphosphate, Dinucleosidoligophosphate und UDP-Glucose. Erstgenannte werden bis zum Monophosphat abgebaut. Die **Ecto-5'-NT** spaltet Nucleosidmonophosphate in das entsprechende Nucleosid und Phosphat. Sie bedient sich unter anderem an Produkten der katalytischen Reaktion der E-NTPDasen. Die **AP** sind in der Lage, Nucleosidtriphosphate in das Nucleosid und drei Phosphatreste zu zerlegen. Aufgabe der Adenylatkinase ist, Phosphatreste zwischen Adeninnucleotiden zu übertragen. So können beispielsweise zwei Mol ADP zu einem Mol AMP und einem Mol ATP umgesetzt werden.

Bei pharmakologischen Untersuchungen an P2Y-Rezeptoren ist daher immer ein potenzieller Einfluss der genannten Enzyme zu beachten. Spezielle Auswirkungen auf die in dieser Arbeit durchgeführten Studien werden in **Kapitel 4** thematisiert. Eine Zusammenstellung der Interaktionen zwischen P2Y-Rezeptoren und Ectonucleotidasen ist in der Dissertation von Andreas Brunschweiger aus dem Jahr 2007 zu finden.[145]

2 Ziele der Arbeit

Pharmakologische In-vitro-Experimente in Form von Radioligand-Rezeptor-Bindungsstudien sind heute eine weitverbreitete Methode zum Screening potenzieller Wirkstoffkandidaten für die jeweilige Zielstruktur. Diese Experimente zeichnen sich durch eine hohe Sensitivität bei geringen eingesetzten Probenmengen aus. Eine Durchführung im Format des Hoch-Durchsatz-Screenings (HTS, high-throughput-screening) ermöglicht die Analyse vieler Verbindungen in kurzer Zeit.

Mitarbeiter unserer Arbeitsgruppe entdeckten, dass in einzelnen Radioligand-Rezeptor-Bindungsstudien unter Verwendung der tritiierten Nucleobase Adenin eine sehr hohe gebundene Radioaktivität gemessen wurde, welche sich nicht ausschließlich durch die Bindung an den Säugetier-Adenin-Rezeptor erklären ließ. Aus dem verwendeten Tris-Inkubationspuffer konnten drei unterschiedliche, aerobe, gram-negative Bakterienstämme isoliert werden, die als *Achromobacter xylosoxidans*, *Achromobacter denitrificans* und *Acinetobacter lwoffii* identifiziert wurden. [^{3}H]Adenin wies dabei die höchste Affinität zu *Achromobacter xylosoxidans* mit IC_{50}-Werten im niedrigen nano-molaren Bereich auf. Schiedel und Müller postulierten, dass es sich bei diesem Bindeprotein um einen hochaffinen Purin-Transporter handeln könnte.[146] Im Rahmen der vorliegenden Arbeit soll untersucht werden, ob auch die Nucleobase Uracil Bindung an diese bzw. analoge Zielstrukturen zeigt. Dazu wird Uracil als radioaktiv markiertes Molekül, in Position 5 und 6 mit Tritium (^{3}H) substituiert, eingesetzt. Zunächst soll auf entsprechende Bindungsstellen für [^{3}H]Uracil an den drei isolierten Bakterienstämmen geprüft werden. Sollte [^{3}H]Uracil an einen oder mehr dieser Bakterienstämme spezifisch binden, fokussieren sich die folgenden Untersuchungen auf den Stamm, zu dem [^{3}H]Uracil die höchste Affinität aufweist. Die von [^{3}H]Uracil adressierten Protein-Strukturen sollen in weiteren Experimenten näher charakterisiert werden. Letztendlich könnte eine Proteomanalyse die Identität dieser Bindungsstelle auf Ebene der Aminosäuresequenz aufklären.

Neben dieser grundlegenden analytischen Betrachtung könnten aus der Funktionsweise und Bedeutung der Bindungsstelle für den potenziellen Organismus Ideen für Hemmstoffe der Uracil-Bindung entwickelt werden. Es wäre denkbar, dass diese Inhibitoren in wichtige physiologische Vorgänge des Organismus, beispielsweise eines Bakteriums, eingreifen und somit möglicherweise eine antibiotische Wirkung entfalten.

Daneben sollen in einem zweiten Projekt neue potente Liganden für bereits bekannte Arzneistoff-Zielstrukturen, die zur Familie der P2Y-Rezeptoren gehörenden $P2Y_2$-, $P2Y_4$- und $P2Y_6$-Rezeptoren, identifiziert werden. Diese G-Protein-gekoppelten Rezeptoren stellen wichtige Zielstrukturen in der Behandlung von Erkrankungen wie Artheriosklerose, cystische Fibrose, chronisch-obstruktive Bronchitis, neurodegenerative sowie Herz-Kreislauf-Erkrankungen dar.[72] Die Problematik bisher beschriebener Agonisten und Antagonisten dieser Rezeptoren besteht zum einen in ihrer geringen Potenz, zum anderen in der schwachen Selektivität. Im Rahmen dieser Arbeit werden mit fluorimetrischen Calciummessungen Verbindungen untersucht, die sich drei verschiedenen strukturellen Klassen zuordnen lassen: 1. Anthrachinon-Derivate, 2. Adenosin-5'- und Uridin-5'- amide und -ether, 3. Tetrazol-Derivate. Während von den Anthrachinon- und Tetrazol-Derivaten antagonistisches Potenzial erwartet wird, sollen die Adenosin-5'- und Uridin-5'- amide und -ether sowohl auf agonistisches wie auch auf antagonistisches Verhalten an den genannten P2Y-Rezeptor-Subtypen untersucht werden.

3 Charakterisierung des Uracil-Bindeproteins des Bakteriums *Achromobacter xylosoxidans*

3.1 Einleitung

In unserem Labor werden Radioligand-Bindungsstudien unterschiedlicher Art durchgeführt, deren Ziel darin besteht, die Affinität eines Liganden zu einem bestimmten Rezeptor zu untersuchen.[99,147,148] Da die im Organismus herrschenden physiologischen Bedingungen in diesen pharmakologischen In-vitro-Untersuchungen an Gewebepräparationen imitiert werden sollen, wird als Medium ein Tris-Puffer verwendet: Die Pufferkapazität dieses Tris-Puffers (50 mM, mit konz. HCl auf pH 7,4 eingestellt; Tris-(hydroxymethyl-)aminomethan, INN-Bezeichnung: Trometamol) liegt im pH-Bereich von 7,2–9,0 und ähnelt damit den im menschlichen Blut vorhandenen Puffersystemen aus Hydrogencarbonat, Phosphat und Proteinen, die einen physiologischen pH-Wert von 7,4 aufrecht erhalten.[7,149] Mitarbeiter unserer Arbeitsgruppe beobachteten, dass in einzelnen Radioligand-Bindungsstudien an dem G-Protein-gekoppelten Adenin-Rezeptor unter Verwendung des Radioliganden [^{3}H]Adenin eine sehr hohe gebundene Radioaktivität gemessen wurde, die nicht allein durch die Bindung des Radioliganden an den Adenin-Rezeptor erklärt werden konnte.[146] Es stellte sich heraus, dass der zur Inkubation und Filtration der Radioligand-Rezeptor-Komplexe verwendete Tris-Puffer mit drei verschiedenen aeroben, gram-negativen Bakterien kontaminiert war, die in der Lage sind, den Radioliganden [^{3}H]Adenin spezifisch zu binden.[146] [^{3}H]Adenin ist die an Position 8 tritiierte Form der Nucleobase Adenin, ein essentielles Molekül für die Synthese von Nucleinsäuren in Organismen.[150] Adenin ist außerdem Bestandteil des Adenosintriphosphats (ATP), dem universellen Energieträger sämtlicher Lebewesen.[150] Das Phänomen der Bindung des Radioliganden [^{3}H]Adenin durch die vorliegenden Bakterien führte uns zu der Überlegung, ob auch die Nucleobase Uracil, in Form des in Position 5 und 6 tritiierten Radioliganden, Bindung an die drei isolierten Bakterienstämme zeigt. Durch vorangegangene Kompetitionsstudien von Uracil gegen [^{3}H]Adenin konnte zwar ausgeschlossen werden, dass Uracil die Adenin-Bindungsstelle besetzt, aber es galt herauszufinden, ob die Bakterien eine separate hochaffine Bindungsstelle für Uracil exprimieren.[146]
Dieser Frage soll in den folgenden Kapiteln nachgegangen werden.

3.2 Bindung der Nucleobase Uracil an das Bakterium *Achromobacter xylosoxidans*

3.2.1 Isolierung und Identifizierung verschiedener Bakterienstämme aus Tris-(hydroxymethyl)-aminomethan-Inkubationspuffer

Die aus Tris-Puffer (50 mM, pH 7,4) isolierten Bakterienstämme wurden am Institut für Tierwissenschaften, Physiologie und Hygiene der Universität Bonn charakterisiert. Es konnten die Stämme *Acinetobacter lwoffi* (Wahrscheinlichkeit 98,1 %), *Achromobacter denitrificans* (Wahrscheinlichkeit 82,2 %) und *Achromobacter xylosoxidans* (Wahrscheinlichkeit 94,5 %) identifiziert werden.[146] In einem Vortest wurde auf Bindung des Radioliganden 5,6-[^{3}H]Uracil an Suspensionen dieser Bakterienstämme geprüft. Da aus den Experimenten mit [^{3}H]Adenin bekannt war, dass der Radioligand mit einer hohen Affinität an die Bakterien bindet, was zu einer hohen gemessenen Radioaktivität führt, wurden die in LB-Medium vorliegenden Bakteriensuspensionen vor dem Einsatz in den Versuch zu einer im Vial vorliegenden Verdünnung von 1:100 (V:V) mit Tris-Inkubationspuffer gemischt. Zur genauen Bestimmung der Bakterienzahl in der Suspension wird normalerweise die Messung der optischen Dichte OD herangezogen (siehe **6.6.3**), auf welche in diesen Vortests zunächst verzichtet wurde. Da die drei untersuchten Bakterienstämme unter gleichen Kulturbedingungen aufgezogen wurden, ließ sich vereinfacht annehmen, dass sich in gleichen Suspensionsvolumina ähnlich viele Zellen befanden. Inkubiert wurde nach Zusatz von 5 nM [^{3}H]Uracil im Schüttelwasserbad bei 37 °C für eine Dauer von fünf Stunden. Diese Parameter wurden für die ersten Versuche gewählt, da sie als Standard-Bedingungen für einen bereits etablierten Bindungsassay unter Verwendung des Radioliganden [^{3}H]Uracil galten.[151] Anschließend wurde über einen mit GF/C-Glasfaserfiltern bestückten Zellharvester filtriert. Das nachfolgende Säulendiagramm stellt das Ausmaß der Bindung des Radioliganden dar. Diese setzt sich zum einen aus der Bindung an die Bindungsstellen, zum anderen aus einer Aufnahme des Radioliganden in die Bakterien zusammen.

Charakterisierung des Uracil-Bindeproteins des Bakteriums Achromobacter xylosoxidans

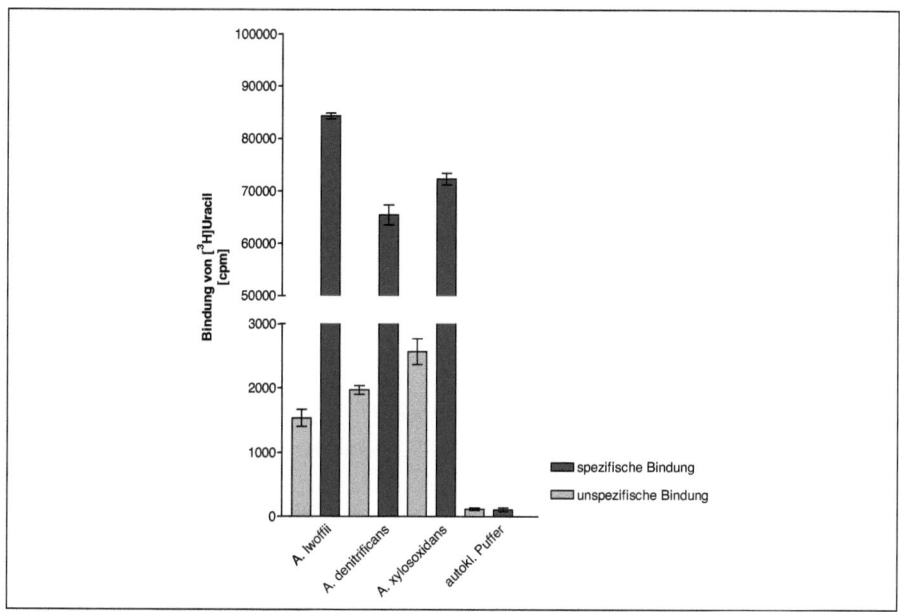

Abb. 8. Spezifische und unspezifische Bindung von [^{3}H]Uracil an bzw. in die isolierten Bakterienstämme *Acinetobacter lwoffii*, *Achromobacter denitrificans* und *Achromobacter xyxlosoxidans* (für den Versuch 1:100 in Tris-Inkubationspuffer verdünnt) sowie an Tris-Inkubationspuffer. Dargestellt ist ein Einzelexperiment in Dreifachbestimmung ± SEM.

Wie in **Abb. 8** zu erkennen, misst man hohe cpm (Counts per minute, Zählung der radioaktiven Zerfälle pro Minute) des eingesetzten Radioliganden bei allen getesteten Bakterienstämmen. Vom verwendeten Tris-Inkubationspuffer (50 mM, pH 7,4), in **Abb. 8** bezeichnet als „autokl. Puffer", wird der Radioligand nur mit geringer Affinität und nicht spezifisch gebunden. Der eingesetzte Tris-Inkubationspuffer ist somit nicht mit Uracil-bindenden Proteinen verunreinigt. Durch das Autoklavieren vor dem Einsatz in dem Versuch kann eine Kontamination mit solchen Protein-Strukturen ausgeschlossen werden. Bei Betrachtung der Säulen im obigen Diagramm fällt auf, dass die Gesamtbindung (Summe aus spezifischer und unspezifischer Bindung) mit 85000–100000 cpm in allen Fällen sehr hoch liegt. Bei einer unspezifischen Bindung von 15–25% wird die spezifische Bindung ebenfalls mit hohen cpm von 65000–85000 cpm gemessen. Pro Vial wurde eine Radioligandkonzentration von 5 nM eingesetzt, die ungebunden bei Messung im LSC zu etwa 220000 cpm führt. Setzt man die spezifische Bindung von [^{3}H]Uracil mit etwa 85000 cpm (*Acinetobacter lwoffii*), 65000 cpm (*Achromobacter denitrificans*) und 75000 cpm (*Achromobacter xylosoxidans*) zu der eingesetzten Radioaktivität pro Vial ins Verhältnis, so wird deutlich, dass etwa 30–40% der im Vial vorhandenen Radioaktivität von den jeweiligen Bakterienstämmen gebunden bzw. aufgenommen wird. Für weitere Untersuchungen, insbesondere Kompetitionsexperimente, ist der Anteil an gebundener Radioaktivität in Relation zu dem an eingesetzter Radioaktivität zu hoch. In Kompetitionsexperimenten soll der Anteil an gebundener Radioaktivität nicht mehr als 10% der eingesetzten Radioaktivität betragen, da die Radioligandkonzentration in der Berechnung des K_i-Wertes als konstant angenommen wird und aus diesem Grund im Überschuss vorliegen muss (siehe **6.8.6**, *Gl. 18*). Durch Reduzieren der zur Verfügung gestellten Anzahl an Radioligand-Bindungsstellen, indem die Proteinkonzentration, die Bakterienanzahl, herabgesetzt wird, soll der Anteil gebundener Radioaktivität in den folgenden Versuchen verringert werden.

3.2.2 Homologe Kompetitionsexperimente

Um die Affinität eines Liganden an eine Bindungsstelle, ausgedrückt als K_D-Wert, zu charakterisieren und die Anzahl an Bindungsstellen B_{max} für diesen Liganden in einer Proteinprobe zu ermitteln, werden in der Regel Sättigungsexperimente durchgeführt (siehe **3.2.5**). Da diese aber einen hohen Verbrauch an Radioligand mit sich bringen, werden die Parameter K_D und B_{max} häufig auf vereinfachtem Weg über homologe Kompetitionsexperimente bestimmt.[152,153] Dabei konkurriert eine konstant gehaltene Konzentration des Radioliganden mit einzelnen Verdünnungen der gleichen, aber nicht radioaktiv markierten chemischen Substanz um die Bindungsstelle in der Proteinprobe, wobei einige Voraussetzungen erfüllt sein müssen: Die Bindungsstelle muss den nicht radioaktiv markierten Liganden und den Radioliganden mit gleicher Affinität akzeptieren. Bei tritiierten Verbindungen stellt dies meist kein Problem dar. Es darf keine Art von Kooperativität, weder positive, noch negative, vorliegen. Dies bedeutet, die Bindung eines Liganden darf seine Affinität zu anderen möglichen Bindungsstellen in keiner Weise beeinflussen, weder erhöhen, noch erniedrigen. Depletion des Radioliganden ist nicht erwünscht, was bedeutet, dass der Radioligand im Überschuss vorliegen muss und nur ein kleiner Anteil gebunden werden darf. Die unspezifische Bindung muss mit der Konzentration des Radioliganden ansteigen, ungeachtet der Konzentration an nicht radioaktiv markierter Substanz. Gelten diese Annahmen, können homologe Kompetitionsexperimente durchgeführt werden. Schließlich kann aus dem in einem homologen Kompetitionsexperiment ermittelten IC_{50}-Wert der K_D- und der K_i-Wert gemäß *Gl. 1* berechnet werden.

$$K_D = K_i = IC_{50} - [L^*] \qquad\qquad Gl.\ 1$$

K_D	= Gleichgewichtsdissoziationskonstante des Radioliganden [M]
K_i	= Gleichgewichtsdissoziationskonstante des Inhibitors [M]
IC_{50}	= halbmaximale inhibitorische Konzentration [M]
$[L^*]$	= Konzentration des ungebundenen Radioliganden, in der Berechnung gleich der eingesetzten Radioligandkonzentration, da diese überschüssig vorliegt [M]

Die maximale Anzahl an spezifischen Bindungsstellen B_{max} in der Probe berechnet sich wie folgt:

$$B_{max} \text{ [cpm]} = \frac{\text{spezifische Bindung [cpm]} \cdot IC_{50} \text{ [M]}}{L^* \text{ [M]}} \qquad Gl. \ 2$$

Über die Zähleffizienz des LSC, den Umrechnungsfaktor von cpm in Bequerel und die spezifische Aktivität A_s des Radioliganden lässt sich bei bekannter Zellzahl die Anzahl spezifischer Bindungsstellen pro Zelle berechnen:

$$B_{max} \text{ [Bindungsstellen/Zelle]} = \frac{B_{max} \text{ [cpm]} \cdot 100}{\text{Effizienz [\%]} \cdot 2,2 \cdot A_s \text{ [Ci/mmol]} \cdot \text{Zellzahl}} \qquad Gl. \ 3$$

Ziel der hier durchgeführten homologen Kompetitionsexperimente war, die Affinität von Uracil zu den drei unterschiedlichen Bakterienstämmen zu bestimmen. Dafür wurden in einem ersten Vorversuch Uracil-Verdünnungen von 0,1 nM–100 μM mit 5 nM [^{3}H]Uracil an Verdünnungen der Bakteriensuspensionen für eine Dauer von 5 h im Schüttelwasserbad bei 37 °C inkubiert und anschließend über GF/C-Glasfaserfilter separiert. **Abb. 9** zeigt die Inhibitionskurven dieser Versuche. Die daraus berechneten IC_{50}-, K_D- und K_i-Werte sind in **Tab. 8** aufgeführt.

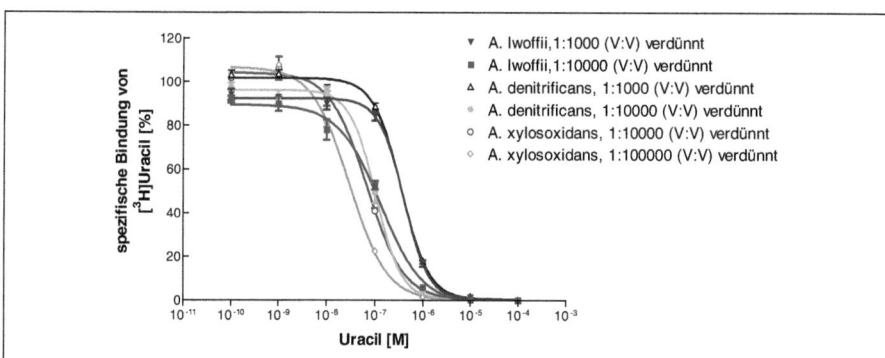

Abb. 9. Homologe Kompetition von Uracil vs. [^{3}H]Uracil an Suspensionen der einzelnen Bakterienstämme (in Tris-Inkubationspuffer verdünnt). Dargestellt ist jeweils ein Einzelexperiment in Dreifachbestimmung ± SEM. Für einige Werte ist der SEM durch das Symbol überdeckt.

In **Abb. 9** lässt sich erkennen, dass die homologe Kompetition von Uracil gegen [^{3}H]Uracil an allen Bakterienstämmen zu sigmoidalen Dosis-Wirkungs-Kurven führt, deren Wendepunkte, die IC_{50}-Werte, im submikromolaren Bereich liegen. Zu den Suspensionen des *Achromobacter xylosoxidans* weist Uracil die höchste Affinität auf, was sich in den niedrigsten hier erhaltenen IC_{50}-Werten niederschlägt. Eine Auflistung der anhand dieser Inhibitionskurven ermittelten IC_{50}-Werte sowie der gemäß *Gl. 1* daraus berechneten K_i- und K_D-Werte ist in **Tab. 8** zu finden.

Tab. 8. IC_{50}-, K_i- und K_D-Werte von Uracil an Suspensionen der Bakterienstämme *Acinetobacter lwoffii*, *Achromobacter denitrificans* und *Achromobacter xylosoxidans* in verschiedenen Verdünnungen (V:V in Tris-Inkubationspuffer).

Bakteriensuspension	IC_{50} [nM] (n = 1)	$K_i = K_D$ [nM] (n = 1)
Acinetobacter lwoffii (1:1000 verd.)	401	396
Acinetobacter lwoffii (1:10000 verd.)	131	126
Achromobacter denitrificans (1:1000 verd.)	354	349
Achromobacter denitrificans (1:10000 verd.)	104	99
Achromobacter xylosoxidans (1:10000 verd.)	67,9	62,9
Achromobacter xylosoxidans (1:100000 verd.)	29,5	24,5

Anhand **Tab. 8** lässt sich erkennen, dass die an den verschiedenen Bakteriensuspensionen experimentell ermittelten IC_{50}-Werte alle im zwei- bis dreistelligen nanomolaren Bereich liegen. Innerhalb jedes einzelnen Bakterienstammes steigt der IC_{50}-Wert mit der Anzahl an Bakterien in der Suspension, d. h. mit geringerer Verdünnung der Ausgangs-Bakteriensuspension, an. Dies kann mit einer Depletion erklärt werden.[152-154] Zum adäquaten Vergleich der IC_{50}-Werte der unterschiedlichen Bakterienstämme werden nur die IC_{50}-Werte in der gleichen Verdünnungsstufe betrachtet. Die Suspension des *Achromobacter xylosoxidans* musste höher verdünnt werden als die der anderen Bakterienstämme, da sonst der oben erläuterte Anteil an gebundener Radioaktivität zu hoch gewesen wäre. Von allen Bakteriensuspensionen wurde in diesem Versuch eine 1:10000-Verdünnung (V:V) in Tris-Inkubationspuffer eingesetzt. Die aus diesen Kurven berechneten IC_{50}-Werte lassen sich miteinander vergleichen. Dabei ist deutlich zu erkennen, dass Uracil mit einem IC_{50}-Wert von 67,9 nM die höchste Affinität zur Suspension des *Achromobacter xylosoxidans* aufweist. Eine um das anderthalbfache reduzierte Affinität zeigt Uracil zur Suspension des *Achromobacter denitrificans*, resultierend in einem IC_{50}-Wert von 104 nM. Der mit der Suspension des *Acinetobacter lwoffii* gemessene IC_{50}-Wert von 131 nM spiegelt hier die niedrigste Affinität von Uracil wieder. Die gemäß *Gl. 1* durch Subtraktion der freien Radioligand-konzentration von 5 nM aus den IC_{50}-Werten berechneten K_D- bzw. K_i-Werte verhalten sich untereinander wie die IC_{50}-Werte und werden hier nicht näher diskutiert. Ob der Radioligand an Membranproteine der äußeren oder inneren Membran der Bakterienzellen, an Proteine des periplasmatischen Raums bindet oder ins Cytoplasma inkorporiert wird, kann anhand dieser Experimente nicht ermittelt werden. Nimmt man an, dass die Flüssigszintillationszählung der auf dem Filter gesammelten Radioaktivität [^{3}H]Uracil-Moleküle, die sich im Cytoplasma oder Periplasma lebender Bakterien befinden, nicht erfassen kann, sind folgende Abläufe denkbar: Bleiben die Bakterien bei der Filtration über den Zellharvester komplett intakt, bindet [^{3}H]Uracil nur an Proteine der äußeren Membran. Wird nur die äußere Membran bei der Filtration beschädigt, ist es möglich, dass der Radioligand an periplasmatische Proteine und/oder Proteine der inneren und/oder äußeren Membran bindet. Werden die Bakterienzellen bei der Filtration komplett zerstört, wird die Bindung von [^{3}H]Uracil an sämtliche Bindeproteine gemessen, die groß genug sind, auf dem Filter zurückgehalten zu werden. In die Zelle aufgenommenes, ungebundenes [^{3}H]Uracil würde ins Filtrat gelangen. Werden bei der Flüssigzintillationszählung von den Bakterien inkorporierte [^{3}H]Uracil-Moleküle miterfasst, indem beispielsweise die Zellwand durch die Szintillationsflüssigkeit lysiert wird, lässt nicht zwischen Bindung an Membranproteine und Aufnahme in die Zelle unterscheiden, wenn die Bakterien bei der Filtration intakt bleiben. Da sich die untersuchten Bakterienstämme durch eine allgemein hohe Robustheit auszeichnen, kann die Frage, ob die Bakterien bei der Filtration über den Zellharvester zerstört werden, nicht beantwortet werden.

Im folgenden wird der Bakterienstamm *Achromobacter xylosoxidans* weiter untersucht, da die höchste Affinität von Uracil an diesem Bakterienstamm gemessen werden konnte. Darüber hinaus wies er in Experimenten unserer Arbeitsgruppe die beste Affinität für die Nucleobase Adenin auf und wurde in hoher Konzentration im kontaminierten Tris-Puffer gefunden.[146] In Anlehnung an diese Erkenntnisse soll die Bindung der Nucleobase Uracil an den *Achromobacter xylosoxidans* charakterisiert werden.

3.2.3 Chemisch-physikalische Einflüsse auf die Bindung von Uracil

Die Bindung von [^{3}H]Uracil an die bakterielle Bindungsstelle wurde initial unter Bedingungen (Inkubationszeit, Temperatur, Radioligandkonzentration etc.) durchgeführt, die für Bindungsversuche mit diesem Radioliganden beschrieben sind.[151] Um mehr über die Eigenschaften der Bindungsstelle auf dem Bakterium *Achromobacter xylosoxidans* zu erfahren, wurden verschiedene chemische Einflüsse wie Ionenzusätze und unterschiedliche Puffersysteme, sowie physikalische Einflüsse, zu denen Temperatur, Inkubationszeit und Filtertypen zählen, untersucht. Diese Versuche wurden zu Beginn des Projektes an lebenden Bakterien durchgeführt, da zu dem Zeitpunkt noch keine Methode zur Herstellung einer Membranpräparation entwickelt worden war. Untersuchungen an lebenden Bakterien bieten jedoch – wie unter **3.2.2** bereits erläutert – den Nachteil, dass man nicht zwischen Bindung und Aufnahme differenzieren kann. Es wurde hier untersucht, welchen Einfluss eine Kultivierung der *Achromobacter xylosoxidans*-Zellen unter Nährstoffmangelbedingungen auf die Bindungsfähigkeit von [^{3}H]Uracil besitzt. Dabei muss beachtet werden, dass Bakterien, die einmalig in eine Nährlösung eingeimpft werden, welche daraufhin von außen nicht mehr verändert wird, besonderen Wachstumsphasen unterliegen (siehe **Abb. 10**) Diese Art geschlossenen Systems wird als statische Bakterienkultur bezeichnet und in der vorliegenden Arbeit eingesetzt. Dabei kann die Bakterienkultur nur in der exponentiellen Wachstumsphase als einheitlich angesehen werden, denn dann sind Zellgröße und Zellproteingehalt bei vielen Bakterien konstant.[38] Die Zellen verdoppeln sich in dieser Phase stetig, sie sind stoffwechselphysiologisch hochaktiv, und viele Enzyme sind stark exprimiert.[150] In dieser Zeit besteht die Kultur sozusagen aus „Standardzellen". In der stationären Phase wachsen die Zellen nicht mehr. Zwar sind noch viele Zellen lebensfähig, bis die Absterbephase aus Mangel an Nährstoffen und Überschuss an Schadstoffen im Medium eintritt, aber Stoffwechselvorgänge können bereits beeinträchtigt werden. In der Absterbephase nimmt die Lebendzellzahl stetig ab. Um reproduzierbare Ergebnisse in Versuchen an lebenden Bakterien zu erhalten, müssten sich die Bakterien in der exponentiellen Wachstumsphase befinden. Da dies praktisch nur schwer einzuhalten ist, und um ausschließlich Bindung und nicht Aufnahme messen zu können, wurde eine Membranpräparation des *Achromobacter xylosoxidans* hergestellt, an der die meisten Untersuchungen durchgeführt wurden. Nachfolgend sind die Tests der verschiedenen Einflüsse auf die Bindung von [^{3}H]Uracil beschrieben.

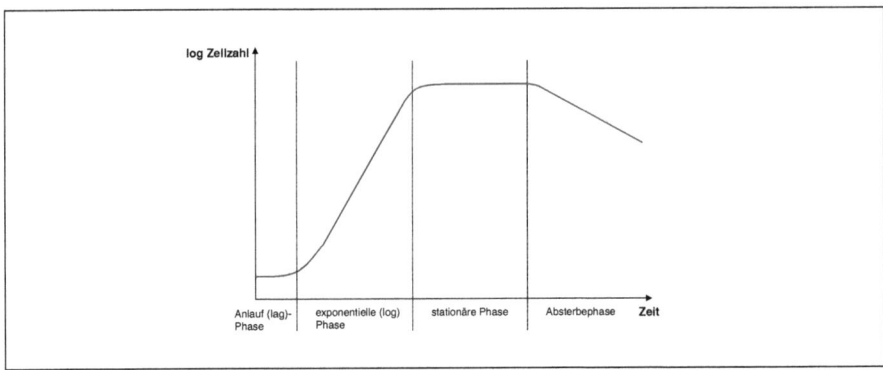

Abb. 10. Wachstumskurve einer Bakterienkultur.

Untersuchung verschiedener Filtertypen

Standardmäßig wird in Radioligand-Bindungsstudien in unserem Labor mit Glasfaserfiltern des Typs GF/B mit einer Retention von Partikeln, deren Durchmesser größer als 1,0 µm in Flüssigkeiten beträgt, und Filtern des Typs GF/C, die Partikel mit einem Durchmesser von mehr als 1,2 µm in Flüssigkeiten zurückhalten, gearbeitet.[155] Vor der Filtration werden die Filter mit Tris-Inkubationspuffer angefeuchtet, bei speziellen Experimenten auch mit 0,3%iger PEI-Lösung imprägniert. Der Durchmesser der meisten Bakterien beträgt 1 µm.[38] Somit ist offensichtlich, dass bei Filtration über GF/B-Glasfaserfilter ein höherer Anteil an Bakterien zurückgehalten werden sollte als bei Einsatz von GF/C-Glasfaserfiltern. Im folgenden Versuch wurde eine im Vial 1:100000 (V:V) verdünnte Suspension des *Achromobacter xylosoxidans* mit 5 nM [^{3}H]Uracil 5 h lang im Schüttelwasserbad bei 37 °C inkubiert und mittels eines Zellharvesters über GF/B- und GF/C-Filter filtriert. Eine zuvor durchgeführte Bestimmung der optischen Dichte OD der einzusetzenden Bakteriensuspension bei einer Wellenlänge von 600 nm lieferte einen Wert von umgerechnet $3,5 \cdot 10^3$ Zellen pro Vial (siehe **6.6.3**).[156]

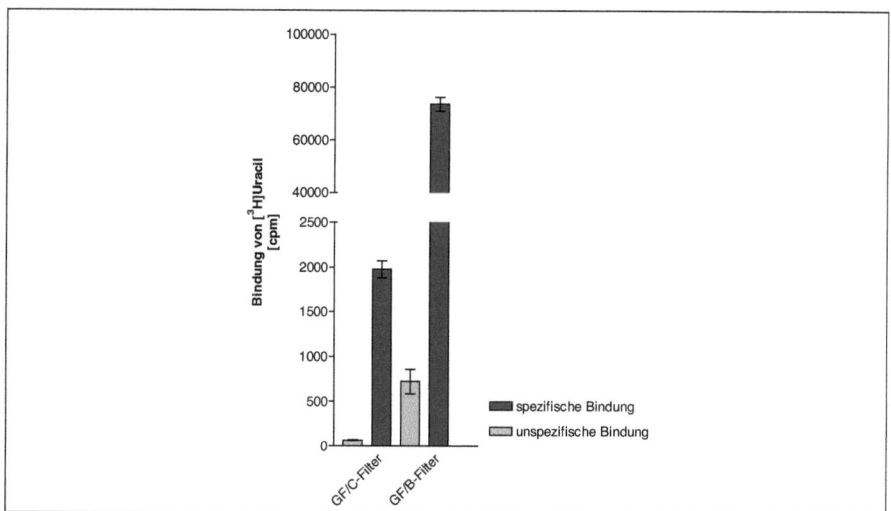

Abb. 11. Abhängigkeit der bei der Filtration zurückgehaltenen Anzahl von Radioligand-Bakterien-Komplexen vom Filtertyp. Dargestellt ist ein Einzelexperiment in Dreifachbestimmung ± SEM.

Der in **Abb. 11** dargestellte Vergleich der Glasfaserfilter vom Typ GF/B und GF/C zeigt deutlich, dass durch den mit der kleineren Porengröße ausgestatteten GF/B-Filter mehr Komplexe aus [^{3}H]Uracil und *Achromobacter xylosoxidans*-Zellen bei der Filtration zurückgehalten werden als bei Verwendung des GF/C-Filters. Betrachtet man die gemessenen cpm für die spezifische Bindung als Maß für die Anzahl an Radioligand-Bakterien-Komplexen, so lässt sich erkennen, dass sich bei

Verwendung der GF/B-Filter fast die 40-fache Anzahl der durch GF/C-Filter zurückgehaltenen Komplexe messen lässt. Allerdings steigen durch die kleinere Porengröße auch die für die unspezifische Bindung gemessenen cpm an, wobei aber die unspezifische Bindung mit einem Anteil von nur 1% an der Gesamtbindung sehr niedrig ausfällt. Daher wird in zukünftigen Experimenten ausschließlich mit GF/B-Filtern gearbeitet.

Kultivierung des *Achromobacter xylosoxidans* unter Nährstoffmangelbedingungen

Der Bakterienstamm *Achromobacter xylosoxidans* wurde in flüssigem LB-Medium kultiviert.[156-158] Zur Aufzucht wurde die Bakteriensuspension in einem Kulturkolben bei 30 °C mit einer Geschwindigkeit von 220 rpm in kreisförmigen Bewegungen geschüttelt. Eine Übernacht-Kultur der Bakteriensuspension wurde mit einer Beschleunigung von 10000 × g 10 min lang bei 4 °C zentrifugiert und in Tris-Inkubationspuffer resuspendiert. Das Volumen des Tris-Inkubationspuffers glich dem des LB-Mediums. Die Bakteriensuspension in Tris-Inkubationspuffer wurde sechs Wochen lang bei 4 °C aufbewahrt. Nach dieser Zeit der Haltung unter Nährstoffmangelbedingungen wurde wie unter 3.2.2 beschrieben ein homologes Kompetitionsexperiment durchgeführt, wobei über GF/B- und GF/C-Filter filtriert wurde. Die aufgenommenen Inhibitionskurven sind in **Abb. 12** dargestellt. Zur Verdeutlichung der hohen Anzahl von Bindungsstellen in den Bakteriensuspensionen ist die spezifische Bindung von [^{3}H]Uracil in cpm angegeben.

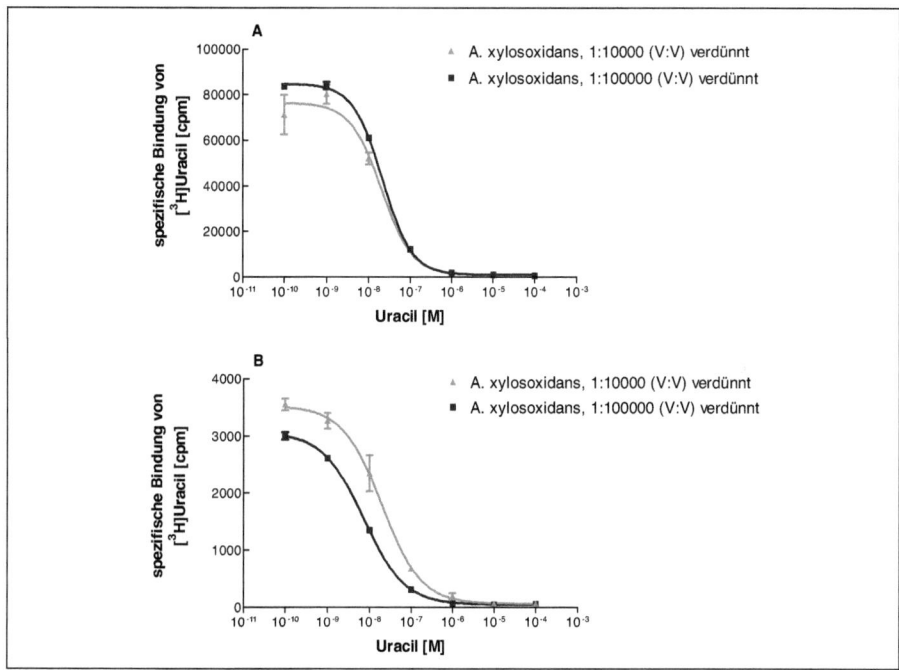

Abb. 12. Homologe Kompetition von Uracil vs. [^{3}H]Uracil an Suspensionen des *Achromobacter xylosoxidans*, welcher sechs Wochen lang in Tris-Inkubationspuffer gehalten wurde. **A.** Filtration über GF/B-Glasfaserfilter. **B.** Filtration über GF/C-Glasfaserfilter. Dargestellt ist jeweils ein Einzelexperiment in Dreifachbestimmung ± SEM. Für einige Werte ist der SEM durch das Symbol überdeckt.

Wie in **Abb. 12**, Teil **A** deutlich zu erkennen, wird trotz hoher Verdünnung der Bakteriensuspension bei Filtration über GF/B-Glasfaserfilter etwa ein Drittel der eingesetzten Radioaktivität von rund 220000 cpm spezifisch gebunden. Dabei verlaufen die Kurven der 1:10000 und 1:100000 verdünnten Bakteriensuspensionen (entsprechend $3,5 \cdot 10^4$ und $3,5 \cdot 10^3$ Zellen/Vial) nahezu identisch. Die IC$_{50}$-Werte liegen mit 20,4 nM für die 1:10000 und 21,6 nM für die 1:100000 verdünnte Suspension eng beieinander. Bei Filtration über die mit größeren Poren ausgestatteten GF/C-Filter (siehe **Abb. 12**, Teil **B**) wird ein geringerer Anteil an Komplexen aus Radioligand und Bakterien auf dem Filter zurückgehalten. Die aus den Kurven resultierenden IC$_{50}$-Werte liegen bei 19,9 nM für die 1:10000 und bei 7,3 nM für die 1:100000 verdünnte Bakteriensuspension. Da in den unter **3.2.2** durchgeführten homologen Kompetitionsexperimenten über GF/C-Glasfaserfilter separiert wurde, werden an dieser Stelle nur die IC$_{50}$-Werte aus den in **Abb. 12**, Teil **B** dargestellten Inhibitionskurven mit den in **Tab. 8** für die Suspensionen des *Achromobacter xylosoxidans* aufgeführten IC$_{50}$-Werten verglichen. Zunächst lässt sich festhalten, dass sich die IC$_{50}$-Werte für Uracil erniedrigen, wenn das Bakterium sechs Wochen lang in Tris-Inkubationspuffer gehalten wird. An der 1:10000 (V:V) verdünnten Suspension sinkt der IC_{50}-Wert von 67,9 nM auf 19,9 nM. Eine Abnahme des IC_{50}-Wertes von 29,5 nM auf 7,30 nM lässt sich an der 1:100000 (V:V) verdünnten *Achromobacter xylosoxidans*-Suspension verzeichnen. In beiden Fällen verdrei- bis vervierfacht sich die Affinität von Uracil zu dem Bakterium, wenn dieses zuvor für eine Dauer von sechs Wochen einem Nährstoffmangel ausgesetzt ist. Dieses erste Experiment muss jedoch zukünftig in weiteren Versuchen bestätigt werden.

Aus dieser Beobachtung lässt sich erahnen, dass die Bindungsstelle für Uracil auf dem Bakterium bezüglich ihrer Affinität für Uracil veränderbar ist. Möglich wäre, dass die Geschwindigkeit, mit der Uracil gebunden, transportiert oder sogar metabolisiert wird, durch den Nährstoffmangel zunimmt. Falls Uracil an ein Enzym des Bakteriums bindet, wäre folgender Sachverhalt vorstellbar: Das erste für einen Biosyntheseweg spezifische Enzym ist in den meisten Fällen regulierbar und wird durch eine Überproduktion oder Anhäufung des Endproduktes in der Zelle gehemmt. Das Ausmaß und die Geschwindigkeit nachgeschalteter Reaktionen werden so reduziert.[38] Umgekehrt könnte die Aktivität des Enzyms unter Nährstoffmangelbedingungen durch Zunahme der Geschwindigkeit des Stoffumsatzes oder Erhöhung der Enzymanzahl gesteigert werden. Dies könnte darauf hindeuten, dass das Uracil-Bindeprotein ein Transporter oder Enzym in der Zellmembran oder im Periplasma ist. Wie bereits unter **1.1** erläutert, ist die Funktionsfähigkeit von Transportern und Enzymen häufig an das Vorhandensein von Kationen gebunden. So findet man Symporter, die das Substrat und Protonen, Natriumkationen, Kaliumkationen oder Ammoniumionen gemeinsam ins Zellinnere transportieren.[36,159] Ebenso gibt es eine Vielzahl von Antiportern, die das Substrat oder Protonen im Austausch gegen Natriumkationen oder eine organische Säure ins Zellinnere befördern.[35,38] Das aktive Zentrum eines Enzyms ist in der Regel durch eine ganz spezielle räumliche Anordnung der beteiligten Aminosäurereste aufgebaut. Einige Enzyme bilden ihr Aktivitätszentrum erst durch die Anwesenheit sogenannter Coenzyme aus, deren Struktur nicht proteinartig ist. Diese Coenzyme, auch Cofaktoren genannt, können beispielsweise Metall-Ionen sein, die durch Verbindung mit dem alleine nicht wirksamen Enzymprotein (Apoenzym) das aktive Enzym (Holoenzym) bilden.[160]

Im folgenden werden die Einflüsse verschiedener Ionen, der Ionenkonzentration des Assay-Puffers und Chelatbildner untersucht. Da jedoch, wie schon eingangs unter **3.2.3** erläutert, Versuche an lebenden Bakterien einige Nachteile mit sich bringen, werden zunächst die an einer Membranpräparation des *Achromobacter xylosoxidans* durchgeführten Vortests erläutert, da die folgenden Experimente zum Teil an lebenden Bakterien, wie auch an der Membranpräparation durchgeführt wurden.

Bindung von [³H]Uracil an die Membranpräparation des *Achromobacter xylosoxidans*

Die Membranpräparation des *Achromobacter xylosoxidans* wurde wie unter **6.3.1** beschrieben hergestellt. In den ersten Experimenten wurde der in unserem Labor isolierte Bakterienstamm dafür verwendet, bis dieser durch einen Original-Stamm, der bei der Deutschen Sammlung von Mikroorganismen und Zellkulturen GmbH (DSMZ) in Braunschweig kommerziell erworben wurde, abgelöst wurde.

Die folgende Abbildung zeigt einen Vortest an der Membranpräparation des selbst isolierten *Achromobacter xylosoxidans* zur Bestimmung der für weitere Experimente optimalen Proteinkonzentration und die daran aufgenommenen Inhibitionskurven der homologen Kompetition von Uracil vs. [³H]Uracil. Die Inkubationsdauer betrug 5 h im Schüttelwasserbad bei 37 °C, bevor die Filtration über GF/B-Glasfaserfilter durchgeführt wurde.

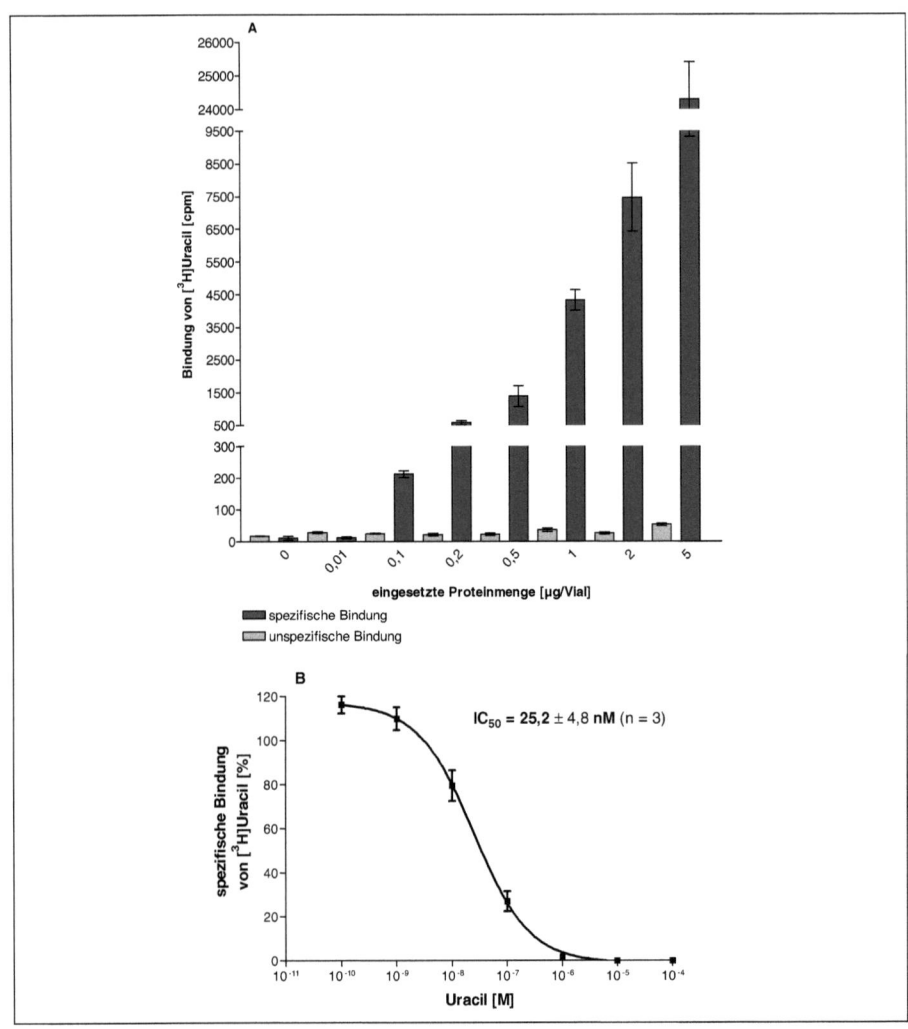

Abb. 13. Bindungsstudien von [³H]Uracil an der Membranpräparation des im Labor isolierten *Achromobacter xylosoxidans*. **A.** Vortest der Bindung von [³H]Uracil an einzelne Proteinkonzentrationen. Dargestellt ist jeweils ein Einzelexperiment in Dreifachbestimmung ± SEM. **B.** Homologe Kompetition von Uracil vs. [³H]Uracil. Dargestellt sind die Mittelwerte ± SEM von drei unabhängigen Experimenten in Dreifachbestimmung. Für einige Werte ist der SEM durch das Symbol überdeckt.

Wie in **Abb. 13**, Teil **A** zu erkennen, nimmt die Bindung des Radioliganden an die Membranpräparation des *Achromobacter xylosoxidans* wie erwartet mit der eingesetzten Proteinkonzentration zu. Die proteinfreie Kontrolle, gemessen durch den Einsatz von Tris-Inkubationspuffer anstelle von in Tris-Inkubationspuffer suspendierter Membranpräparation, fällt mit einer Gesamtbindung von etwa 50 cpm und einer unspezifischen Bindung von etwa 25 cpm wünschenswert niedrig aus. Dies bedeutet, dass der eingesetzte Tris-Inkubationspuffer nicht mit Bindungsstellen für Uracil bzw. [^{3}H]Uracil, speziell Bakterien, kontaminiert ist. In Ansätzen mit Zusatz der Membranpräparation fällt die unspezifische Bindung mit weniger als 100 cpm in allen Fällen sehr niedrig aus und steigt nur geringfügig mit der Proteinkonzentration an, was beweist, dass der Radioligand kaum an andere Strukturen im Versuchsansatz bindet als an die Bindungsstellen der Membranpräparation, an welche sich eine hochaffine spezifische Bindung abzeichnet. Bereits bei einer Proteinkonzentration von 5 µg pro Vial werden mehr als 10% der eingesetzten Radioaktivität von 5 nM, welche mit 220000 cpm gemessen wird, spezifisch gebunden. Um zu gewährleisten, dass die gebundene Radioaktivität unter 10% liegt, werden in den folgenden Experimenten Proteinkonzentrationen von 0,5–1 µg/Vial eingesetzt. Je nach Qualität der hergestellten Membranpräparation kann die eingesetzte Proteinkonzentration auch leicht unter oder über dieser Spanne liegen. Die in **Abb. 13**, Teil **B** dargestellte Inhibitionskurve der homologen Kompetition von Uracil vs. [^{3}H]Uracil weist durch den nur gering ausfallenden Standardfehler SEM eine gute Reproduzierbarkeit auf. Sie verläuft mit einem Hill-Koeffizienten von –0,8583 nahezu ideal sigmoidal. Der ermittelte IC_{50}-Wert für Uracil liegt mit 25,2 ± 4,8 nM nah an dem für die 1:100000-Verdünnung der *Achromobacter xylosoxidans*-Suspension mit 29,5 nM bestimmten Wert (siehe **Tab. 8**). Daraus lässt sich schlussfolgern, dass die Bindungsstellen für Uracil in der Membranpräparation intakt sind, und Uracil mit gleicher Affinität wie an das lebende Bakterium, welches im Labor isoliert wurde, bindet. Zur Überprüfung, ob Uracil auch an den kommerziell erworbenen Originalstamm des *Achromobacter xylosoxidans* (siehe **Tab. 34**, Kap. **6.1.6**) mit gleicher Affinität bindet, wurde von diesem ebenfalls eine Membranpräparation hergestellt und nach Festlegung der für den Assay optimalen Proteinkonzentration ein homologes Kompetitionsexperiment durchgeführt. **Abb. 14** veranschaulicht die Ergebnisse dieser Versuche.

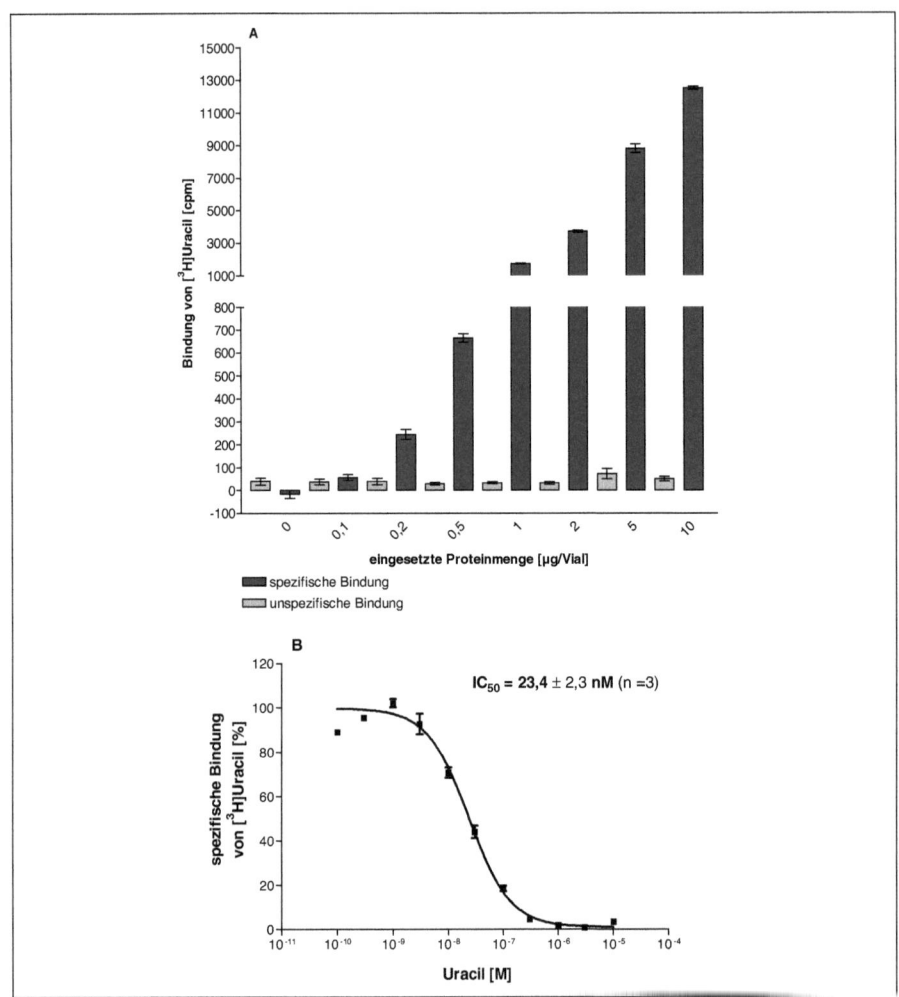

Abb. 14. Bindungsstudien von [³H]Uracil an der Membranpräparation des käuflich erworbenen Originalstammes des *Achromobacter xylosoxidans*. **A.** Vortest der Bindung von [³H]Uracil an einzelne Proteinkonzentrationen. Dargestellt ist jeweils ein Einzelexperiment in Dreifachbestimmung ± SEM. **B.** Homologe Kompetition von Uracil vs. [³H]Uracil. Dargestellt sind die Mittelwerte ± SEM von drei unabhängigen Experimenten in Dreifachbestimmung. Für einige Werte ist der SEM durch das Symbol überdeckt.

Das in **Abb. 14**, Teil **A** dargestellte Säulendiagramm zeigt, dass auch an der Membranpräparation des käuflich erworbenen *Achromobacter xylosoxidans* die spezifische Bindung von [³H]Uracil mit der eingesetzten Proteinkonzentration steigt, wenngleich die Bindung insgesamt zu etwas niedrigeren cpm führt als die in **Abb. 13** dargestellte. Das Ausmaß der unspezifischen Bindung ist mit weniger als 100 cpm in allen Fällen sehr niedrig und zeigt mit Zunahme der

Proteinkonzentration nur einen geringen Anstieg. Die proteinfreie Kontrolle belegt, dass der eingesetzte Tris-Inkubationspuffer frei ist von Bindungsstellen für Uracil bzw. [^{3}H]Uracil. Die anhand dieses Vorversuches ermittelte optimale Proteinkonzentration für weitere Bindungsstudien liegt bei 1 µg/Vial. Aus dem in **Abb. 14**, Teil **B** dargestellten Verlauf der Inhibitionskurve für die homologe Kompetition von Uracil vs. [^{3}H]Uracil resultiert ein **IC$_{50}$-Wert** von **23,4 ± 2,3 nM**. Dieser stimmt sehr gut mit dem an der Membranpräparation des isolierten *Achromobacter xylosoxidans* mit **25,2 ± 4,8 nM** (siehe **Abb. 13**) sowie am lebenden Bakterium mit **29,5 nM** (siehe **Tab. 8**) ermittelten Wert überein. Der geringe Standardfehler SEM beweist eine gute Reproduzierbarkeit der einzelnen Versuche. Mit einem Hill-Koeffizienten von –1,149 verläuft diese Kurve etwas steiler als die in **Abb. 13** dargestellte, vermittelt aber dennoch einen fast idealen sigmoidalen Verlauf. Die Hillkoeffizienten von –0,8583 und –1,149 der in **Abb. 13** und **Abb. 14** dargestellten Kurven unterscheiden sich nicht signifikant voneinander (p = 0,1365, ungepaarter t-Test). Aufgrund der übereinstimmenden IC$_{50}$-Werte, die anhand der homologen Kompetitionsexperimente an einer Suspension des isolierten lebenden *Achromobacter xylosoxidans*, an einer Membranpräparation des isolierten *Achromobacter xylosoxidans* sowie des käuflich erworbenen Bakterienstammes ermittelt wurden, gilt es an dieser Stelle als bewiesen, dass die Bindungsstelle für Uracil in allen drei Fällen identisch und gleichermaßen intakt ist.

Wie bereits angesprochen werden im nächsten Schritt die Einflüsse verschiedener Ionen auf die Uracil-Bindung untersucht.

Einfluss verschiedener Ionen-Zusätze auf die Bindung von [^{3}H]Uracil

Da für Transportproteine bekannt ist, dass sie ihr Substrat häufig gemeinsam mit Ionen ins Zellinnere transportieren oder das Substrat nur im Austausch gegen Ionen von intra- nach extrazellulär ins Zellinnere befördern, soll in den folgenden Experimenten untersucht werden, ob es durch Zusatz verschiedener Arten von Ionen zum Assay zu einer Erhöhung oder Erniedrigung der Bindung von [^{3}H]Uracil kommt. Zunächst wurden an einer Suspension des lebenden *Achromobacter xylosoxidans* die Einflüsse der Verbindungen Natriumchlorid und Dithiothreitol, sowie verschiedener Konzentrationen des Salzes Tris-(hydroxymethyl)aminomethan-HCl im Inkubationspuffer untersucht. Die nachfolgende Abbildung verdeutlicht, wie sich die Bindung von 5 nM [^{3}H]Uracil an den lebenden *Achromobacter xylosoxidans* durch Zusatz dieser Stoffe verändert. Dazu wurde die Bindung des Radioliganden an eine 1:100000 (V:V) in Tris-Inkubationspuffer verdünnte Suspension des *Achromobacter xylosoxidans* untersucht. Inkubiert wurde 5 h lang im Schüttelwasserbad bei 37 °C, bevor über GF/B-Glasfaserfilter separiert wurde.

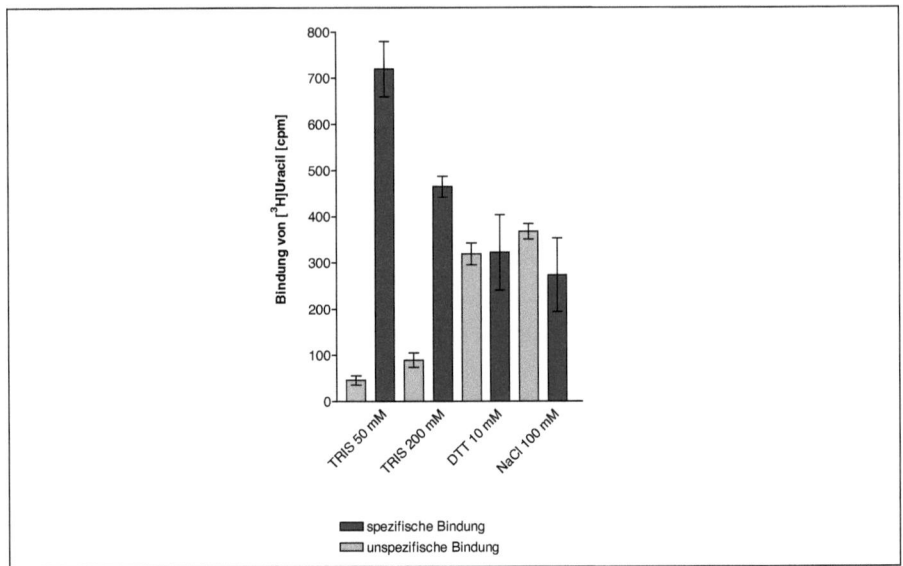

Abb. 15. Einfluss einer erhöhten TRIS-Konzentration und des Zusatzes von Dithiotreitol oder Natriumchlorid zum Tris-Inkubationspuffer auf die Bindung von [^{3}H]Uracil an den lebenden *Achromobacter xylosoxidans*. Dargestellt ist ein Einzelexperiment in Dreifachbestimmung ± SEM.

Der in **Abb. 15** genannte Einsatz von 50 mM Tris-Inkubationspuffer, pH 7,4 („TRIS 50 mM") stellt das Standardmedium für die Durchführung dieser Bindungsstudien dar. Die Bindung des Radioliganden fällt hier mit rund 800 cpm für die Gesamtbindung verhältnismäßig niedrig aus, was wahrscheinlich an der geringen Anzahl an Bakterien in der verwendeten Suspension liegt. Vervierfacht man die Konzentration an Tris-(hydroxymethyl)-aminomethan im Inkubationspuffer und stellt mit konzentrierter Salzsäure einen pH-Wert von 7,4 ein, so reduziert sich die spezifische Bindung um mehr als ein Drittel von rund 730 auf etwa 460 cpm. Daraus lässt sich schließen, dass die erhöhte Anzahl an Ionen in der Lösung einen negativen Einfluss auf die Gesamtbindung des Radioliganden und bei nur geringem Anstieg der unspezifischen Bindung auch negative Auswirkung auf die spezifische Bindung ausübt. Bei Zusatz der Verbindungen Dithiotreitol (DTT) und Natriumchlorid (NaCl) in Konzentrationen von 10 bzw. 100 mM zum Tris-Inkubationspuffer zeichnet sich ein anderes Bild ab. Ein hoher Anteil der Radioligandbindung entfällt auf unspezifische Bindungsstellen. Ein Zusatz von DTT führt zu einem Anteil von 50% unspezifischer Bindung, gemessen an der Gesamtbindung des Radioliganden. In Gegenwart von 100 mM NaCl nimmt die unspezifische Bindung einen Anteil von knapp 60% der Gesamtbindung ein. Dies bedeutet, dass ein Zusatz der Verbindungen DTT und NaCl eine Differenzierung der Bindung von [^{3}H]Uracil an spezifische und unspezifische Bindungsstellen erschwert. Die Gesamtbindung fällt so hoch aus wie in der Kontrolle (TRIS 50 mM), doch die unspezifische Bindung steigt erheblich zu Ungunsten der spezifischen Bindung. Das Uracil-Bindeprotein wird durch DTT und NaCl so verändert, dass Uracil weniger gut bindet. DTT ist in der eingesetzten Konzentration in der Lage, Disulfidbrücken in Proteinen zu reduzieren. Disulfidbrücken stabilisieren Proteine und tragen zur Aufrechterhaltung ihrer Sekundär-, Tertiär- und Quartärstruktur bei. Als sogenannte „allosterische Disulfidbrücken" können sie die Konformation und damit die Funktion von Proteinen verändern. Das vorliegende Ergebnis des Einsatzes von DTT zeigt, dass die räumliche Struktur des Uracil-Bindeproteins durch DTT so verändert wird, dass [^{3}H]Uracil schlechter binden kann. Der nachfolgende Versuch soll klären, ob die Reduzierung der Bindung aufgrund von NaCl-Zusatz durch Natrium- oder Chloridionen verursacht wird. **Abb. 16** verdeutlicht den Einfluss der Chloride ein- und zweiwertiger Kationen auf die Bindung von [^{3}H]Uracil an die Membranpräparation des *Achromobacter xylosoxidans* sowie die Auswirkungen des Zusatzes der Chelatbildner Natriumedetat (EDTA) und Ethylenglycol-bis-(2-aminoethyl)-tetraessigsäure (EGTA). Bis zur Filtration über GF/B-Glasfaserfilter wurde der Versuchsansatz 5 h lang bei 37 °C im Schüttelwasserbad inkubiert.

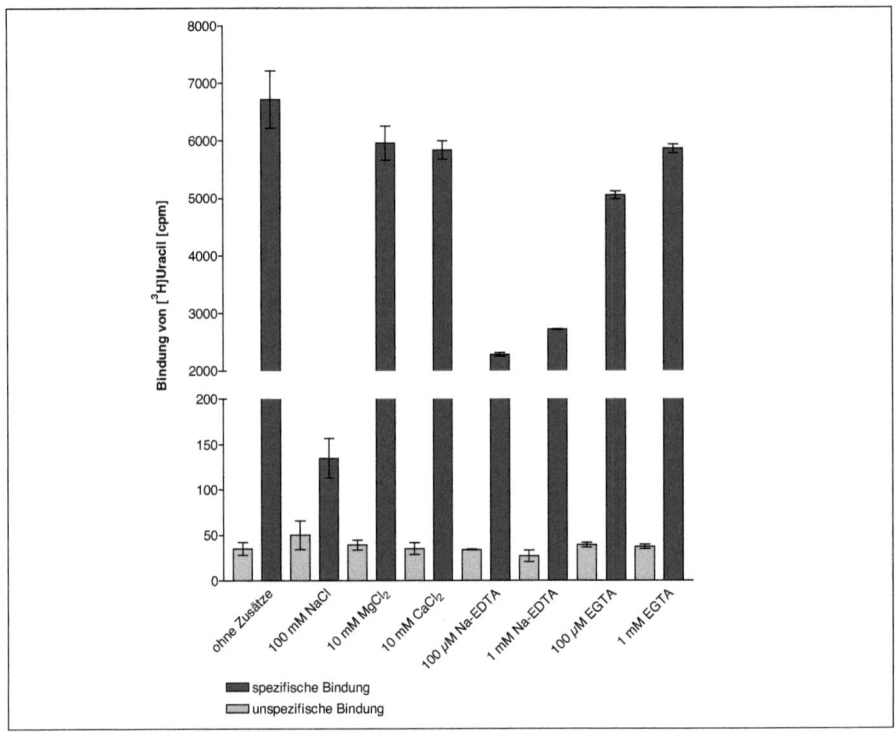

Abb. 16. Einfluss des Zusatzes von NaCl, MgCl$_2$, CaCl$_2$, Na-EDTA und EGTA auf die Bindung von [^{3}H]Uracil an die Membranpräparation des *Achromobacter xylosoxidans*. Dargestellt ist ein Einzelexperiment in Dreifachbestimmung ± SEM.

Das oben abgebildete Säulendiagramm zeigt, dass an der Membranpräparation des Bakteriums unter Standardbedingungen („ohne Zusätze") eine hohe spezifische Bindung von etwa 6600 cpm gegenüber einer geringen unspezifischen Bindung von etwa 30 cpm gemessen wird. Die Salze der zweiwertigen Kationen, der Erdalkalimetalle Magnesium und Calcium, wurden dem Inkubationspuffer in einer Konzentration von jeweils 10 mM zugesetzt und beeinflussen die Bindung von [^{3}H]Uracil nur schwach. Die spezifische Bindung fällt mit rund 6000 cpm etwas niedriger aus als in der Kontrolle, wobei die unspezifische Bindung annähernd gleich bleibt. Der Chelatbildner EGTA, aufgrund von begrenzter Löslichkeit eingesetzt in Konzentrationen von 0,1 und 1 mM, vermindert die Radioligandbindung ebenfalls nur in geringem Ausmaß. Dass die höhere Konzentration scheinbar geringere Auswirkung zeigt, kann durch Löslichkeitsprobleme verursacht sein, was bedeutet, dass die reale in Lösung vorliegende Konzentration kleiner als 1 mM war. Auffällig in **Abb. 16** ist, dass es zu einer mehr als 50%igen Reduktion der Radioligandbindung durch Zusatz von 0,1 bzw. 1 mM Natriumedetat (Na-EDTA) kommt. 100 mM NaCl lassen die Bindung sogar auf fast ein Fünfzigstel des Ausgangswertes absinken. Wie beim Versuch an den lebenden Bakterien steigt auch hier die unspezifische Bindung durch Zusatz von NaCl leicht an. Dieses Experiment verdeutlicht, dass die Bindung von [^{3}H]Uracil wenig beeinflussbar ist durch den Zusatz von Chelatbildnern und Chloridsalzen zweiwertiger Kationen, doch drastisch reduziert wird in Gegenwart von Natriumkationen. Diese Erkenntnis untermauert die Idee, dass es sich bei der Bindungsstelle für Uracil um ein bakterielles Transportprotein handeln könnte, dessen Funktionalität möglicherweise durch das Vorhandensein von Natriumionen beeinflusst wird.

Da sich Transportproteine unter anderem in ihrer Kinetik von Rezeptorproteinen unterscheiden, soll in den folgenden Experimenten mehr über die Gesetzmäßigkeiten bezüglich der Reaktionsgeschwindigkeit durch Variation der Inkubationszeit in Erfahrung gebracht werden.

Auswirkung verschiedener Inkubationszeiten auf die Bindung von [^{3}H]Uracil

In den bisherigen Versuchen galten stets die für Kompetitionsexperimente mit dem Radioliganden [^{3}H]Uracil am postulierten Uracil-Rezeptor beschriebenen Parameter.[151] Dies bedeutet, die Inkubation wurde 5 h lang im Schüttelwasserbad bei 37 °C vorgenommen. Die eingesetzte Radioligandkonzentration betrug in allen bis hier beschriebenen Experimenten 5 nM pro Vial. In einem ersten Vortest zur Kinetik der Interaktion zwischen Uracil und des Uracil-Bindeproteins des *Achromobacter xylosoxidans* wurde ein homologes Kompetitionsexperiment von Uracil vs. [^{3}H]Uracil an der Membranpräparation des Bakteriums mit unterschiedlichen Inkubationszeiten durchgeführt. Das Ergebnis veranschaulicht **Abb. 17**.

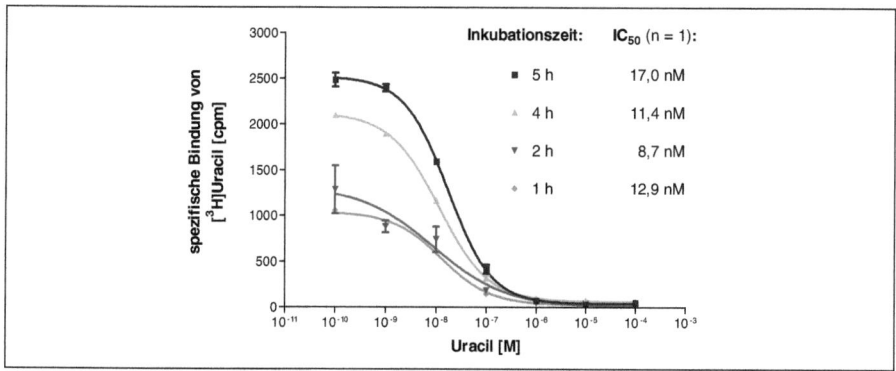

Abb. 17. Homologe Kompetition von Uracil vs. [^{3}H]Uracil an der Membranpräparation (0,4 µg/Vial) des *Achromobacter xylosoxidans* mit Inkubationszeiten von 1, 2, 4 und 5 h sowie die daraus resultierenden IC$_{50}$-Werte. Dargestellt ist jeweils ein Einzelexperiment in Dreifachbestimmung ± SEM. Für einige Werte ist der SEM durch das Symbol überdeckt.

In der obigen Abbildung ist deutlich zu erkennen, dass die mit den unterschiedlichen Inkubationszeiten durchgeführten homologen Kompetitionsexperimente alle zu auswertbaren Inhibitionskurven führen, deren IC_{50}-Werte eng beieinander liegen. Der geringste IC_{50}-Wert lässt sich bei zweistündiger Inkubation bestimmen, während die Inkubation von 5 h zu einem rund doppelt so hohen IC_{50}-Wert führt. Dennoch lässt sich keine Gesetzmäßigkeit zwischen der Dauer der Inkubation und Höhe des IC_{50}-Wertes feststellen. Wie zu erwarten führt eine längere Inkubation zu einer höheren spezifischen Bindung, d. h. zu höheren gemessenen cpm. Aus Gründen der Praktikabilität wird anhand dieses Vortests beschlossen, die folgenden Kompetitionsexperimente mit einer Inkubationszeit von 1 h durchzuführen. Um cpm zu erreichen, die eine valide Auswertung ermöglichen, muss je nach Membranpräparation die Proteinkonzentration der Vials erhöht werden. Weitere Untersuchungen zur Kinetik, insbesondere die aufwendigere Durchführung von Assoziationsexperimenten, sind unter **3.2.4** ausführlich beschrieben.

Auswirkung der Inkubationstemperatur auf die Bindung von [^{3}H]Uracil

Versuche zur Temperaturabhängigkeit der Uracil-Bindung wurden an einer definierten Menge Membranpräparation unter Einsatz von 5 nM Radioligand bei Inkubationstemperaturen von 4, 21, 30 und 37 °C durchgeführt. Die spezifische Bindung von [^{3}H]Uracil nimmt mit der Temperatur stark ab. Bei einer Inkubationstemperatur von 4 °C lässt sich kaum noch spezifische Bindung detektieren. Die optimale Höhe der spezifischen Bindung wird bei 37 °C erreicht, so dass diese Temperatur als Standard für alle weiteren Versuche gilt.

3.2.4 Kinetische Experimente

Allgemein bezeichnet das Wort Kinetik die Lehre von der Geschwindigkeit. An dieser Stelle soll die Geschwindigkeit der Assoziation bzw. Dissoziation zwischen dem Liganden [^{3}H]Uracil und dem Uracil-Bindeprotein des Bakteriums *Achromobacter xylosoxidans* untersucht werden. Diese Geschwindigkeit setzt sich aus der Geschwindigkeit für die Hin- und Rückreaktion zusammen. Die Hinreaktion beschreibt die Assoziation des Radioliganden L* an die Bindungsstelle R mit Bildung des Komplexes aus Ligand und Bindungsstelle RL*, wobei die Rückreaktion die Dissoziation des Komplexes aus Ligand und Bindungsstelle darstellt. Gemäß dem Massenwirkungsgesetz lässt sich verkürzt darstellen:[161]

$$R + L^* \underset{k_{diss}}{\overset{k_{ass}}{\rightleftarrows}} RL^*$$

Zunächst wurde die Assoziation näher untersucht. Die Auswertung erfolgte nach den für Ligand-Rezeptor-Wechselwirkungen gültigen Gesetzen, weswegen im folgenden anstatt „Bindungsstelle" der Begriff „Rezeptor" verwendet wird. In Assoziationsexperimenten wird der zeitliche Verlauf der Bindung des Liganden an den Rezeptor untersucht und damit die Assoziationskonstante k_{ass}, auch k_{on} genannt, bestimmt. Dazu wird eine konstante Proteinmenge mit einer konstanten Radioligandkonzentration so lange inkubiert, bis sich ein kinetisches Gleichgewicht zwischen Bildung und Dissoziation des Radioligand-Rezeptor-Komplexes eingestellt hat. Die an den Rezeptor gebundene Radioaktivität nimmt ab diesem Zeitpunkt augenscheinlich nicht mehr zu. In der Auswertung des Assoziationsexperimentes mit Hilfe des Programms Prism® (one-phase exponential association) wird die unspezifische Bindung, welche mit der Zeit linear zunimmt, zur Berechnung der spezifischen Bindung von der gemessenen Gesamtbindung subtrahiert. Die spezifische Bindung (cpm) wird gegen die Zeitpunkte der Radioligandzugabe (min) graphisch aufgetragen. Durch nichtlineare Regression wird aus der spezifischen Bindung der kinetische Parameter k_{ob} als Maß für die tatsächliche Assoziationsgeschwindigkeit berechnet. Die Halbwertszeit $t_{1/2}$ lässt sich aus der Assoziationskurve auf der Zeitachse an der Stelle ablesen, an der die spezifische Bindung die Hälfte ihres Maximalwertes erreicht hat.

Darüber hinaus kann in Dissoziationsexperimenten verfolgt werden, mit welcher Geschwindigkeit der Komplex zwischen Rezeptor und Ligand wieder zerfällt, woraus sich die Dissoziationskonstante k_{diss}, auch k_{off} genannt, ermitteln lässt. Dazu wird eine konstante Proteinmenge zunächst mit einer konstanten Radioligandkonzentration bis zur Gleichgewichtseinstellung, die im Assoziationsexperiment ermittelt wurde, inkubiert. Dann wird über eine Zeitspanne, die mindestens so lang sein sollte wie die Zeit bis zur Gleichgewichtseinstellung, in definierten Zeitabständen eine konstante hohe Konzentration an nicht radioaktiv markiertem Liganden zugegeben, damit dieser den Radioliganden vom Rezeptor verdrängt.

Die Assoziationsgeschwindigkeitskonstante k_{ass} oder k_{on} berechnet sich schließlich wie folgt:

$$k_{ass} (M^{-1} min^{-1}) = \frac{k_{ob} (min^{-1}) - k_{diss} (min^{-1})}{c_{RL} (M)} \qquad Gl.\ 4$$

Durch Bildung des Quotienten aus k_{diss} und k_{ass} lässt sich gemäß *Gl. 5* der kinetische K_D-Wert berechnen. Diese Gleichgewichtsdissoziationskonstante K_D stellt ein Maß für die Affinität des Radioliganden zum Rezeptor dar und beschreibt die Konzentration des Radioliganden, die vorliegen muss, um die Hälfte der in der Proteinprobe enthaltenen Rezeptoren mit Radioligand zu besetzen. Je größer die Affinität eines Radioliganden zum Rezeptor ist, desto größer wird der Zahlenwert für k_{ass} und damit der Nenner des Bruches. Der K_D-Wert sinkt und das Gleichgewicht der oben genannten

Reaktion zwischen Ligand L* und Rezeptor R verschiebt sich nach rechts zugunsten des Ligand-Rezeptor-Komplexes. Ist die Affinität des Radioliganden zum Rezeptor nur gering ausgeprägt, muss eine hohe Radioligandkonzentration eingesetzt werden, um 50% der Rezeptoren mit diesem zu besetzen. Die praktische Bedeutung des K_D-Wertes liegt vor allem darin, dass er erlauben sollte, in Filtrationsassays die Radioligand-Rezeptor-Komplexe von ungebundenem Radioliganden zu trennen, bevor sie dissoziieren. Dafür sind K_D-Werte unter 10 nM ideal.

$$K_D (M) = \frac{k_{diss} (min^{-1})}{k_{ass} (M^{-1} min^{-1})} \qquad Gl.\ 5$$

Die in dieser Arbeit durchgeführten kinetischen Experimente werden nachfolgend beschrieben.

Assoziationsexperiment am lebenden *Achromobacter xylosoxidans*

Zu einer 1:100000 (V:V) in Tris-Inkubationspuffer verdünnten Suspension des Bakteriums wurde in bestimmten zeitlichen Abständen eine Radioligandkonzentration von 5 nM [^{3}H]Uracil zugesetzt (siehe **6.8.1**). Die unspezifische Bindung wurde zum maximalen Zeitpunkt t = 360 min ermittelt. Der Versuchsansatz wurde während der gesamten Durchführung im Schüttelwasserbad bei einer Temperatur von 37 °C gehalten. **Abb. 18** veranschaulicht den graphischen Verlauf für die Höhe der spezifischen Bindung des Radioliganden in Abhängigkeit von der Dauer der Inkubation mit der Bakteriensuspension.

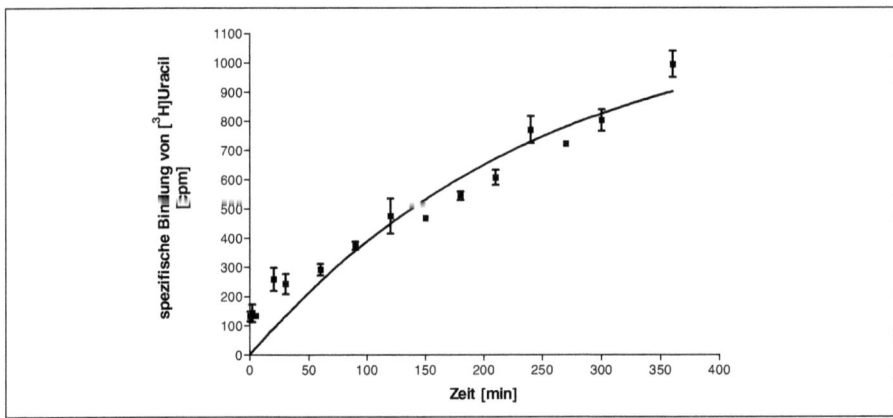

Abb. 18. Assoziation von 5 nM [^{3}H]Uracil an die Suspension des *Achromobacter xylosoxidans*. Dargestellt ist ein Einzelexperiment in Dreifachbestimmung ± SEM. Für einige Werte ist der SEM durch das Symbol überdeckt.

In **Abb. 18** ist deutlich zu erkennen, dass die spezifische Bindung des Radioliganden mit der Inkubationszeit zunimmt. Schon nach einer Inkubationszeit von nur 0,5 min, in diesem Versuch die minimale Inkubationszeit, bindet [^{3}H]Uracil spezifisch mit rund 150 cpm an die suspendierten lebenden Bakterien, bis die Bindung zum maximalen Zeitpunkt von 360 min, also nach einer Inkubation von sechs Stunden, ihren maximalen Wert von rund 1000 cpm erreicht. Ein Gleichgewichtszustand, der sich dadurch kennzeichnet, dass die spezifische Bindung nicht weiter zunimmt und die Assoziationskurve etwa parallel zur x-Achse verläuft, wird durch diese Inkubationszeit von sechs Stunden nicht erreicht. Die in dieser Darstellung gewählte Rechengrundlage der einphasigen exponentiellen Assoziation liefert einen Grenzwert von 1185 cpm für die spezifische Bindung sowie eine Halbwertszeit $t_{1/2}$ von 174,2 min. Die experimentelle Assoziationskonstante k_{ob} wird zu 0,003979 min^{-1} berechnet. Eine Auswertung, die eine zweiphasige exponentielle Assoziation zugrunde legt, was bedeuten würde, dass [^{3}H]Uracil zwei unterschiedlich affine Bindungsstellen auf dem Bakterium adressiert, führt zu keinem Ergebnis. Bei genauerer Betrachtung des Kurvenverlaufes fällt jedoch auf, dass nach einer Inkubationsdauer von bis zu einer Stunde ein gewisser Anteil an Radioligand spezifisch gebunden wird, was zu einer leichten Stufe im Kurvenverlauf führt. Einen Ausschnitt des Kurvenverlaufes für diesen Zeitraum der Inkubation zeigt **Abb. 19**.

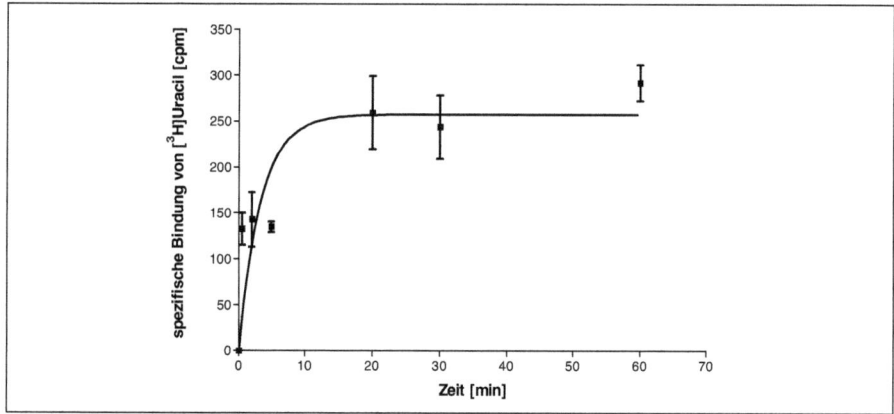

Abb. 19. Ausschnitt der Assoziation von 5 nM [^{3}H]Uracil an die Suspension des *Achromobacter xylosoxidans*. Dargestellt ist ein Einzelexperiment in Dreifachbestimmung ± SEM.

Innerhalb der ersten 60 min der Inkubation erreicht die Assoziation des Radioliganden einen Grenzwert, der bei 257 cpm für die spezifische Bindung liegt. Die Halbwertszeit $t_{1/2}$ wird nach Zugrundelegen einer einphasigen exponentiellen Assoziation mit 2,336 min angegeben, k_{ob} beträgt 0,2967 min^{-1}. Somit könnte angenommen werden, dass sich das System bereits innerhalb von 20–60 min in einer Art Gleichgewicht befindet, bei dem die Assoziation von [^{3}H]Uracil an die

Bindungsstelle mit gleicher Geschwindigkeit abläuft wie die Dissoziation. Auffällig ist, dass die spezifische Bindung zu den Zeitpunkten 0,5 min, 2 min und 5 min fast identische Werte annimmt und den Kurvenverlauf an dieser Stelle stufen könnte. Legt man jedoch eine zweiphasige exponentielle Assoziation zur Auswertung zugrunde, gelingt die nichtlineare Regression nicht. Die Annahme, dass hier eine einphasige Assoziation mit Gleichgewichtseinstellung in kurzer Zeit stattfindet, führt zu der Überlegung, dass der Radioligand einer Aufnahme in die Bakterien unterliegt, auch Uptake genannt.

In der Literatur sind verschiedene Mechanismen des Stofftransportes durch bakterielle Membranen beschrieben.[38,52,162] Für einige bakterielle Transporter sind sogenannte Uptake-Assays, also Experimente, in denen die Stoffaufnahme durch die Bakterien untersucht werden soll, bereits etabliert.[163,164] Dabei wird der zeitliche Verlauf und das Ausmaß der Aufnahme einer radioaktiv markierten Verbindung in die Zelle verfolgt. Charakteristisch für diese Versuche ist, dass die Stoffaufnahme innerhalb der ersten Minuten nach Zugabe der radioaktiv markierten Verbindung geschieht und in dieser Zeit linear verläuft. Je nach Art des Transporters muss den Bakterien zuvor eine Energiequelle, beispielsweise Glucose, zur Verfügung gestellt werden.[163] Nach der Inkubation werden die Zellen, wie in der vorliegenden Arbeit, durch Filtration über einen Zellharvester von der Lösung separiert, woraufhin die Radioaktivität im Filtrationsrückstand gemessen wird. In einigen Experimenten werden die Zellen durch Ultraschallbehandlung zerstört, die Zelltrümmer abzentrifugiert und die Radioaktivität im Überstand gemessen.[164] Analog zum eingangs vorgestellten K_D-Wert wird in Uptake-Assays ein K_m-Wert ermittelt. Diese aus der Enzymkinetik stammende MICHAELIS-MENTEN-Konstante, bezeichnet die Substratkonzentration, bei der die Geschwindigkeit der Substratumsetzung, bei Uptake-Assays entsprechend der Substrataufnahme, halbmaximal ist.[165] Die maximale Geschwindigkeit der Substratumsetzung (Substrataufnahme in Uptake-Assays) wird als v_{max} bezeichnet und in fmol/mg Protein oder fmol/Anzahl Zellen angegeben. Die in dieser Arbeit beschriebene Assaydurchführung mit direkter Filtration über einen Zellharvester wirft die Frage auf, ob die Zellen bei der Filtration zerstört werden und das potentiell aufgenommene [^{3}H]Uracil freigesetzt wird oder ob sie intakt auf dem Filter zurückgehalten werden. Dieser Sachverhalt wurde bereits unter **3.2.2** diskutiert und konnte nicht befriedigend beurteilt werden. Da die Durchführung der vorliegenden Experimente die alleinige Annahme einer Aufnahme des Substrates [^{3}H]Uracil in die Zelle nicht erlaubt, ist eine Auswertung dieser Assoziationsversuche im Hinblick auf einen Uptake, mit dem Ziel K_m und v_{max} zu bestimmen, nicht möglich.

Da zukünftige Experimente an der Membranpräparation des *Achromobacter xylosoxidans* durchgeführt werden sollen und sich in diesem Versuch experimentell noch kein Grenzwert ermitteln ließ, wurde die Assoziation des Radioliganden mit längeren Inkubationszeiten nun an Membranpräparationen des Bakteriums untersucht.

Assoziationsexperimente an der Membranpräparation des *Achromobacter xylosoxidans*
Die Versuche wurden wie unter **6.8.1** beschrieben durchgeführt. Die einzelnen Versuchsparameter sind in **Tab. 36** aufgelistet. Die Membranpräparation des Bakteriums wurde zunächst zu verschiedenen Zeitpunkten mit einer Radioligandkonzentration von 5 nM versetzt und im Schüttelwasserbad bei 37 °C inkubiert. Die unspezifische Bindung wurde zu allen Zeitpunkten gemessen und von der zum gleichen Zeitpunkt gemessenen Gesamtbindung subtrahiert. Die nachfolgende Abbildung fasst die einzelnen Experimente zusammen.

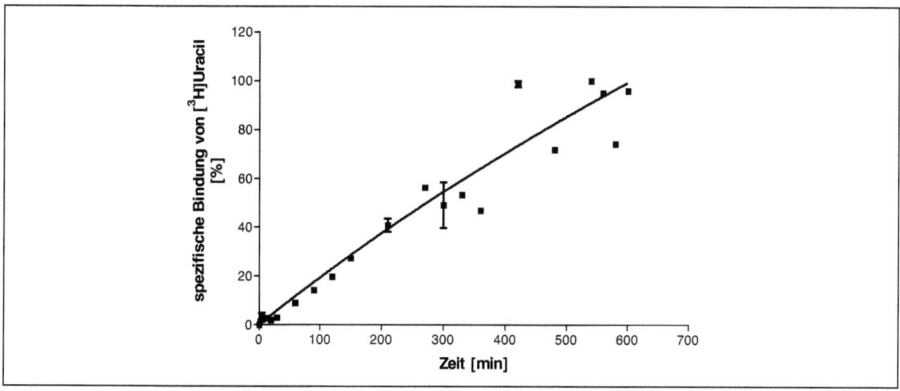

Abb. 20. Assoziation von 5 nM [^{3}H]Uracil an die Membranpräparation des *Achromobacter xylosoxidans*. Dargestellt sind die Mittelwerte ± SEM aus drei unabhängigen Experimenten in Dreifachbestimmung. Für einige Werte ist der SEM durch das Symbol überdeckt.

Die Abbildung lässt deutlich erkennen, dass die spezifische Bindung des Radioliganden mit der Inkubationszeit steigt. Dabei werden Counts von bis zu 40000 cpm für die maximale Inkubationszeit erreicht (hier nicht dargestellt). Der graphische Verlauf nimmt fast die Form einer Geraden an. Zu erwarten gewesen wäre nach einer gewissen Zeit ein grenzwertiger Verlauf. Besonders bei längerer Inkubation streut die Höhe der spezifischen Bindung stark um die Ausgleichsgerade. Ein Grenzwert lässt sich aus diesen Experimenten nicht verlässlich ermitteln, jedoch fällt wiederum auf, dass die spezifische Bindung etwa innerhalb der ersten 30 min der Inkubation ein Plateau erreicht. Dieser Ausschnitt des Graphen befindet sich in der nachfolgenden Abbildung.

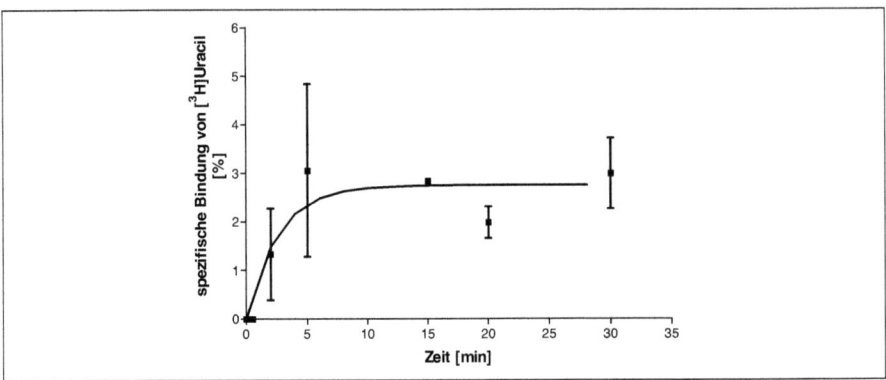

Abb. 21. Ausschnitt der Assoziation von 5 nM [^{3}H]Uracil an die Membranpräparation des *Achromobacter xylosoxidans*. Dargestellt sind die Mittelwerte ± SEM aus drei unabhängigen Experimenten in Dreifachbestimmung. Für einige Werte ist der SEM durch das Symbol überdeckt.

Innerhalb der ersten 30 min der Inkubation tritt ein deutlicher Grenzwert in der Assoziation des Radioliganden an die Membranpräparation des Bakteriums auf. Der Anteil des spezifisch gebundenen Radioliganden an der über die Gesamtzeit gebundenen Radioaktivität ist mit maximal 3% sehr gering. Die Halbwertszeit $t_{1/2}$ für diese Assoziation beträgt 1,80 min bei einem Grenzwert der spezifischen Bindung von 2,75%. Die Assoziationskonstante k_{ob} nimmt einen Wert von 0,386 min^{-1} an. Somit könnte auch dieser Kurvenverlauf ein Hinweis darauf sein, dass der Radioligand möglicherweise einer Aufnahme unterliegt. Dieser Sachverhalt ist jedoch bei Versuchen an Membranpräparationen schwer nachzuvollziehen. Diese bestehen größtenteils aus Bruchstücken der Membran ohne das für manche Transporter notwendige Konzentrationsgefälle der zu transportierenden Stoffe zwischen intra- und extrazellulär. Ebenso ist eine vesikuläre Aufnahme (siehe **1.1**) an der Membranpräparation nur schwer vorstellbar.

In allen bisherigen Versuchen wurde eine Radioligandkonzentration von 5 nM [^{3}H]Uracil eingesetzt. Aufgrund der Idee, dass diese Konzentration möglicherweise nicht ausreicht, um einen Gleichgewichtszustand herbeizuführen, wurde das folgende Assoziationsexperiment mit einer Radioligandkonzentration von 20 nM [^{3}H]Uracil an der Membranpräparation des *Achromobacter xylosoxidans* durchgeführt. Dabei wurde die unspezifische Bindung zum maximalen Zeitpunkt t = 420 min gemessen.

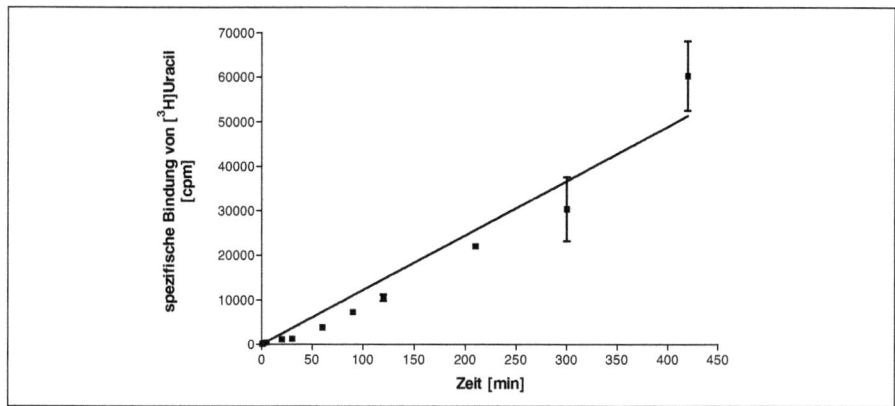

Abb. 22. Assoziation von 20 nM [^{3}H]Uracil an die Membranpräparation des *Achromobacter xylosoxidans*. Dargestellt ist ein Einzelexperiment in Zweifachbestimmung ± SEM. Für einige Werte ist der SEM durch das Symbol überdeckt.

Wie in **Abb. 22** zu erkennen, wird auch durch den Einsatz der vierfachen Radioligandkonzentration, 20 nM gegenüber standardmäßig 5 nM [^{3}H]Uracil über eine Inkubationszeit von 7 h kein Grenzwert erreicht. Die Auswertung mittels einphasiger exponentieller Assoziation liefert stark extrapoliert eine maximale spezifische Bindung von $7{,}90 \cdot 10^6$ cpm. Die Halbwertszeit $t_{1/2}$ wird zu 4700 min, entsprechend 31 Tagen berechnet, die Assoziationskonstante k_{ob} zu $1{,}55 \cdot 10^{-5}$ min^{-1}. Eine höhere Radioligandkonzentration führt demnach zu einer höheren spezifischen Bindung von [^{3}H]Uracil, einer längeren Zeit bis zur Gleichgewichtseinstellung und einem niedrigeren Wert für k_{ob}. Genaue Betrachtung der Anordnung der Messpunkte in **Abb. 22** lässt auch hier eine Stufe innerhalb der ersten 30 min der Inkubationszeit erkennen. Berechnet man die Parameter der Assoziation nur für diesen Zeitraum, ergibt sich der in **Abb. 23** dargestellte Kurvenverlauf.

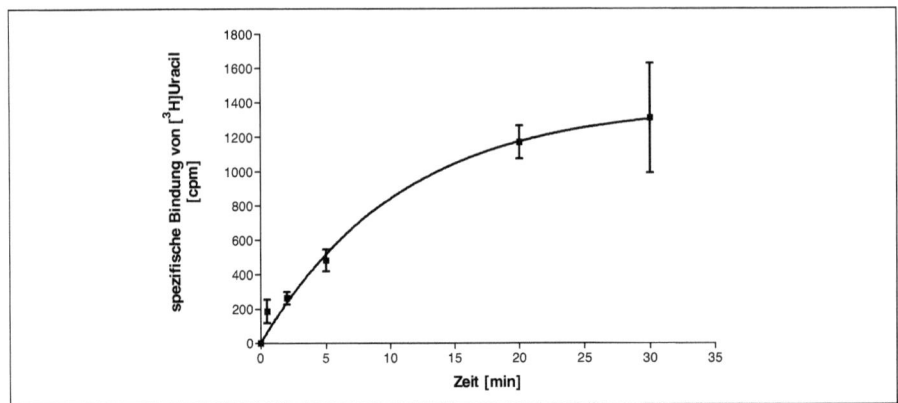

Abb. 23. Ausschnitt der Assoziation von 20 nM [^{3}H]Uracil an die Membranpräparation des *Achromobacter xylosoxidans*. Dargestellt ist ein Einzelexperiment in Zweifachbestimmung ± SEM. Für einige Werte ist der SEM durch das Symbol überdeckt.

Der für die ersten 30 min der Assoziation abgebildete Kurvenverlauf führt zu einer maximalen spezifischen Bindung von 1390 cpm bei einer Halbwertszeit $t_{1/2}$ von 7,46 min und einem Wert für k_{ob} von 0,0929 min^{-1}. Wie in **Abb. 19** und **Abb. 21** deutet dieser Sachverhalt an, dass [^{3}H]Uracil schnell bis zu einem gewissen ersten Maximum spezifisch gebunden wird. Eine Auswertung, der eine zweiphasige exponentielle Assoziation zugrunde gelegt wird, führt zu keinem Ergebnis. Zusammenfassend für alle hier abgebildeten Assoziationskurven lässt sich festhalten: Inkubation der Bakteriensuspension oder einer konstanten Konzentration der Membranpräparation mit einer konstanten Konzentration an [^{3}H]Uracil, die zu bestimmten Zeitpunkten über eine Gesamtzeit von bis zu 10 h zugesetzt wird führt zu einer linearen Abhängigkeit zwischen der spezifischen Bindung des Radioliganden an das Uracil-Bindeprotein und der Zeit. Es lässt sich praktisch kein Grenzwert ermitteln, der belegen würde, dass die Bildung und der Zerfall des Komplexes aus Radioligand und Uracil-Bindeprotein mit gleicher Geschwindigkeit ablaufen. Im Sinne der Reaktionskinetik bedeutet dies, dass die Reaktionsgeschwindigkeit konstant und unabhängig von der Konzentration des Radioliganden und der Proteinprobe ist. Sie entspricht der Steigung der Geraden. Die Reaktionskinetik bezeichnet diesen Fall als Reaktion 0. Ordnung. Alle hier abgebildeten Assoziationskurven lassen jedoch eine Stufe innerhalb der ersten Stunde der Inkubation erkennen. Auswertungen nur bis zu diesem Zeitpunkt lassen einen Grenzwert berechnen, was bedeutet, dass die Bildung und der Zerfall des Komplexes zwischen Radioligand und Uracil-Bindeprotein zu dieser speziellen Zeit mit gleicher Geschwindigkeit ablaufen. Die Überlegung, dass eine zweiphasige Assoziation stattfindet, bei der das erste Gleichgewicht innerhalb der ersten 60 min erreicht wird und das zweite weitaus später folgt, lässt sich mathematisch nicht verifizieren.

Dass die ähnlichen Kurvenverläufe der Assoziationsexperimente an lebenden Bakterien im Vergleich zu Membranpräparationen durch das Vorhandensein noch lebender Bakterien in den Membranpräparationen zu erklären sind, kann ausgeschlossen werden. In einem Bindungsexperiment, für welches die lebenden Bakterien zuvor unter gleichen Bedingungen eingefroren und wieder aufgetaut wurden wie die Membranpräparation, konnte keine Affinität von [^{3}H]Uracil mehr detektiert werden. Während die Bakterien bereits nach rund sechs Wochen Lagerung bei $-80°$ C ihre Fähigkeit zur spezifischen Bindung von [^{3}H]Uracil verloren haben, sind die Membranpräparationen generell bis zu etwa einem Jahr nach Herstellung verwendbar. Die Assoziationsexperimente führen somit zu leicht widersprüchlichen Ergebnissen, die an dieser Stelle nicht befriedigend gedeutet werden können. Da als Voraussetzung für Dissoziationsexperimente gilt, dass die minimale Zeit bis zur endgültigen Gleichgewichtseinstellung bekannt sein muss, werden keine Dissoziationsexperimente durchgeführt.

Zur Festlegung der zukünftigen Inkubationszeit in Radioligand-Bindungsstudien von [^{3}H]Uracil an der Membranpräparation des *Achromobacter xylosoxidans* sowie an lebenden Bakterien wird das in **Abb. 17** dargestellte Ergebnis miteinbezogen. Basierend auf der Erkenntnis, dass Inkubationszeiten von 1, 2, 4 und 5 h in homologen Kompetitionsexperimenten von Uracil vs. [^{3}H]Uracil an der Membranpräparation des Bakteriums zu fast gleichen IC_{50}-Werten führen und in Assoziationsexperimenten innerhalb der ersten 60 min der Inkubation ein Gleichgewichtszustand erreicht wird, werden für folgende Versuche eine Inkubationszeit von 1 h und eine Inkubationstemperatur von 37 °C im Schüttelwasserbad als Standardbedingungen definiert. Zur Überprüfung, ob eine Radioligandkonzentration von 5 nM geeignet ist und zur Bestimmung des K_D- und B_{max}-Wertes wurden Sättigungsexperimente durchgeführt. Darauf wird im folgenden Kapitel eingegangen.

3.2.5 Sättigungsexperimente

Durch Sättigungsexperimente lässt sich die Dichte der Bindungsstellen in einer Proteinprobe, ausgedrückt durch den B_{max}-Wert, sowie die Affinität des Radioliganden für diese Bindungsstelle, verdeutlicht durch die Gleichgewichtsdissoziationskonstante K_D, ermitteln. Dazu werden einer konstanten Konzentration Membranpräparation steigende Konzentrationen an Radioligand zugesetzt und für eine definierte Zeitspanne inkubiert. Für jede Radioligandkonzentration wird die Gesamtbindung und die unspezifische Bindung gemessen. Durch Subtraktion der unspezifischen Bindung von der Gesamtbindung wird die spezifische Bindung errechnet, welche gegen die eingesetzte Radioligandkonzentration graphisch aufgetragen wird. Nichtlineare Regression (einseitige hyperbole Bindung) liefert den Grenzwert der Sättigungskurve, die maximale Anzahl an Bindungsstellen in der Proteinprobe B_{max}, angegeben zunächst in cpm. Der in cpm gemessene B_{max}-Wert lässt sich gemäß *Gl. 17*, Kapitel **6.8.6** in fmol pro mg Protein umrechnen. Die Gleichgewichtsdissoziationskonstante K_D ist die Konzentration des Radioliganden, die in der Lage ist, 50% der Rezeptoren zu besetzen. Sie lässt sich ermitteln, indem von der Sättigungskurve aus auf Höhe der halbmaximalen Anzahl an Bindungsstellen das Lot auf die x-Achse gefällt wird. Der K_D-Wert wird in der Einheit nM angegeben. Zur besseren Visualisierung der Daten kann ein Scatchard- oder Rosenthal-Plot angelegt werden.[166,167] Dabei wird die spezifische Bindung des Radioliganden gegen den Quotienten aus spezifischer Bindung und freier Radioligandkonzentration graphisch aufgetragen. Bindet der Radioligand nur an eine Bindungsstelle in der Proteinprobe, wird eine Gerade erhalten, deren Steigung $-1/K_D$ und deren Schnittpunkt mit der x-Achse B_{max} entspricht. Für das menschliche Auge ist diese lineare Darstellung besser zu erfassen und bezüglich des Ergebnisses leichter zu interpretieren. Die Auswertung der experimentellen Daten sollte jedoch mittels nichtlinearer Regression erfolgen, da die Standardfehler zu jedem Messpunkt bei der linearen Auswertung leicht verzerrt werden, so dass die aus der Geraden ermittelten Werte für B_{max} und K_D höhere Abweichung zur Realität aufweisen als die aus der Sättigungskurve ermittelten. Aus diesem Grund werden die hier vorgestellten Sättigungsexperimente in Form der Sättigungskurve dargestellt und mittels nichtlinearer Regression ausgewertet.

Die Durchführung der Experimente ist unter **6.8.2** ausführlich beschrieben.

Der Kurvenverlauf unter Annahme einer einseitigen Bindung für die einstündige Inkubation von 0,03125–300 nM [^{3}H]Uracil an 0,1 µg *Achromobacter xylosoxidans*-Membranpräparation pro Vial bei einer Temperatur von 37 °C ist nachfolgend abgebildet. In **Abb. 25** ist der oben angesprochene Rosenthal-Plot dargestellt.

Charakterisierung des Uracil-Bindeproteins des Bakteriums Achromobacter xylosoxidans

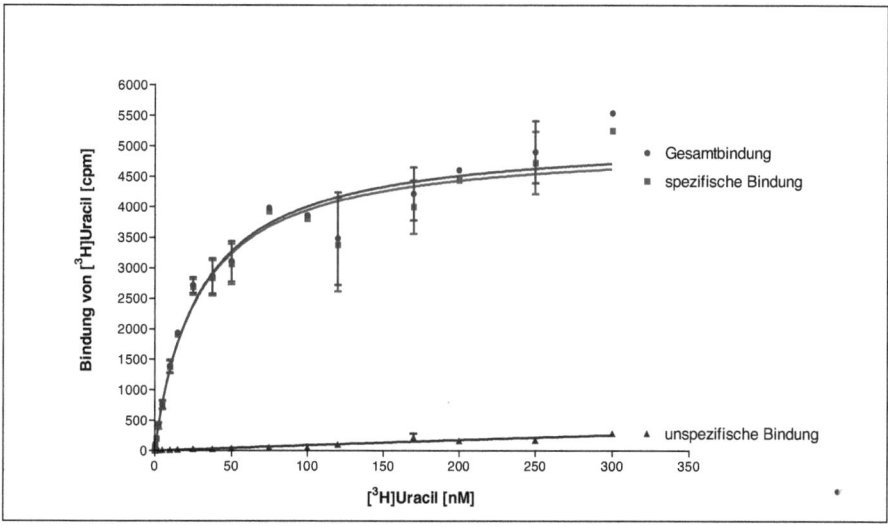

Abb. 24. Sättigungsexperiment von [³H]Uracil an der Membranpräparation des *Achromobacter xylosoxidans* (0,1 µg Protein/Vial), einseitige Bindung. Dargestellt sind die Mittelwerte ± SEM aus drei unabhängigen Experimenten in Dreifachbestimmung. Für einige Werte ist der SEM durch das Symbol überdeckt.

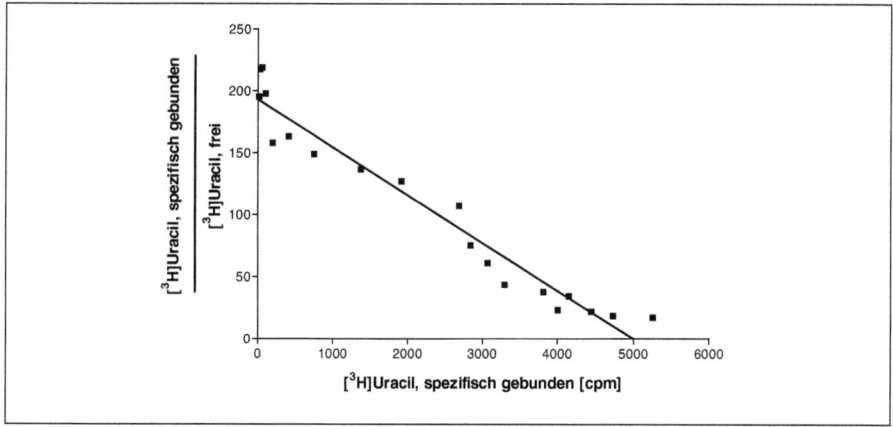

Abb. 25. Rosenthal-Plot des Sättigungsexperimentes von [³H]Uracil an der Membranpräparation des *Achromobacter xylosoxidans* (0,1 µg Protein/Vial), einseitige Bindung. Dargestellt sind die Mittelwerte aus drei unabhängigen Experimenten in Dreifachbestimmung.

Wie in **Abb. 24** zu erkennen steigt die unspezifische Bindung des Radioliganden mit dessen Konzentration linear an und fällt insgesamt mit bis zu 300 cpm recht niedrig aus. Die Gesamtbindung erreicht mit rund 5800 cpm bei einer Konzentration von 300 nM [³H]Uracil ihr Maximum, woraus eine maximale spezifische Bindung von rund 5500 cpm resultiert. Für diese

Auswertung wird angenommen, dass der Radioligand nur an eine spezifische Bindungsstelle in der Proteinprobe bindet. Der arithmetische Mittelwert für K_D aus den drei Einzelexperimenten liegt bei **28,5 ± 2,2 nM**. Er liegt somit leicht über dem in homologen Kompetitionsexperimenten ermittelten K_D-Wert von 18,4 nM. Die maximale Anzahl an Bindungsstellen B_{max} in der Proteinprobe beträgt 4920 ± 440 cpm, umgerechnet mittels *Gl. 17* **9,03 ± 0,76 nmol/mg** Protein. Die für die zuverlässige Durchführung von Sättigungsexperimenten geltenden Parameter werden in diesem Fall erfüllt. Nur ein kleiner Anteil der insgesamt eingesetzten Radioaktivität bindet an die Bindungsstelle in der Proteinprobe. Die eingesetzte Gesamtradioaktivität für eine Konzentration von 300 nM wird mit 1739000 cpm gemessen. Davon binden nur rund 0,3% insgesamt spezifisch an die Bindungsstelle. Depletion des Radioliganden kann somit ausgeschlossen werden. In diesem Experiment wurden ausreichend hohe Konzentrationen an dem Radioliganden getestet. Als grober Richtwert für die höchste zu testende Konzentration gilt, dass diese das 10-fache des K_D-Wertes betragen soll. Hier wäre das eine Konzentration von 285 nM [^{3}H]Uracil, die durch den Einsatz von 300 nM Radioligand abgedeckt wird. Dass der B_{max}-Wert mit 9,03 nmol/mg Protein so hoch ausfällt, ist schlüssig, denn schon in den ersten Versuchen am *Achromobacter xylosoxidans* fiel auf, dass eine ungewöhnlich niedrige Konzentration an Membranpräparation bzw. eine sehr hohe Verdünnung der Bakteriensuspension zu einer hohen spezifischen Bindung in Form hoher gemessener cpm führte. Der Mittelwert der Korrelationskoeffizienten der einzelnen Experimente liegt für diese Auswertung bei 0,986 ± 0,007.

Der in **Abb. 25** dargestellte Rosenthal-Plot dient nur zur besseren Visualisierung der Ergebnisse und wird nicht zur Bestimmung von K_D und B_{max} herangezogen. Jedoch wird in dieser Darstellung deutlich, dass die Messpunkte in Form eines Stufen-Musters um die Ausgleichsgerade streuen, was darauf hindeuten könnte, dass [^{3}H]Uracil möglicherweise an mehr als eine Bindungsstelle in der *Achromobacter xylosoxidans*-Membranpräparation spezifisch bindet. Schon die unter **3.2.4** beschriebenen Assoziationsexperimente deuteten an, dass der Radioligand möglicherweise mehrere Bindungsstellen der *Achromobacter xylosoxidans*-Membranpräparation adressiert. Innerhalb von weniger als einer Stunde bindet er spezifisch an einen Teil der Bindungsstellen, woraufhin die Bindung aber weiter zunimmt. Durch die hier beschriebenen Sättigungsexperimente soll der Frage, ob in der Membranpräparation zwei oder mehr unterschiedlich affine Bindungsstellen für [^{3}H]Uracil vorliegen, weiter nachgegangen werden. Die für das oben beschriebene Experiment erhaltenen Daten wurden im folgenden unter Annahme einer zweiseitigen Bindung ausgewertet. **Abb. 26** zeigt den Verlauf der Sättigungskurve für den Fall, dass [^{3}H]Uracil an zwei spezifische Bindungsstellen in der Membranpräparation bindet.

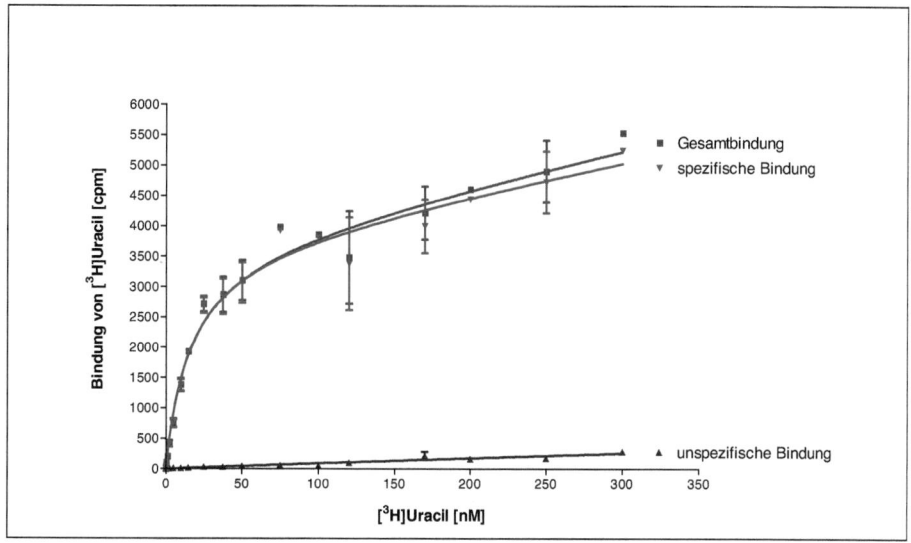

Abb. 26. Sättigungsexperiment von [^{3}H]Uracil an der Membranpräparation des *Achromobacter xylosoxidans* (0,1 µg Protein/Vial), zweiseitige Bindung. Dargestellt sind die Mittelwerte ± SEM aus drei unabhängigen Experimenten in Dreifachbestimmung. Für einige Werte ist der SEM durch das Symbol überdeckt.

Der unter Annahme einer zweiseitigen Bindung berechnete Kurvenverlauf fällt für die spezifische Bindung und die Gesamtbindung etwas steiler aus als der in **Abb. 24** für die einseitige Bindung dargestellte. Die Dissoziationskonstanten K_D 1 und K_D 2 werden aus den drei Einzelexperimenten zu $16,7 \pm 2,5$ nM und $6,38 \cdot 10^6 \pm 1,10 \cdot 10^6$ nM bzw. 6,38 mM berechnet. B_{max} 1 liegt bei 3700 ± 600 cpm, B_{max} 2 bei $3,31 \cdot 10^7 \pm 1,11 \cdot 10^7$ cpm. Die Werte für K_D 2 und B_{max} 2 liegen weit außerhalb des Messbereiches, was bedeutet, dass die Werte extrapoliert sind. Zwar fällt diese Auswertung mit $R^2 = 0,994 \pm 0,003$ etwas besser aus als die der einseitigen Bindung, unterscheidet sich jedoch nicht signifikant von dieser (p = 0,3531, ungepaarter t-Test). In Anbetracht des messwertfreien Intervalls bis zum Erreichen von K_D 2 und B_{max} 2 muss die Verlässlichkeit der Werte jedoch in Frage gestellt werden. Aufgrund der hohen Werte, die K_D 2 und B_{max} 2 im Vergleich zu K_D 1 und B_{max} 1 erreichen, wird von der Darstellung des Rosenthal-Plots abgesehen.

Für weitere Auswertungen werden der unter Annahme einer einseitigen Bindung des Radioliganden berechnete K_D-Wert von **28,5 nM** sowie der korrespondierende B_{max}-Wert von **9,03 nmol/mg** Protein herangezogen.

In den unter **3.2.4** beschriebenen kinetischen Experimenten konnte aufgrund der nicht durchführbaren Dissoziationsstudien kein K_D-Wert bestimmt werden, der mit dem der Sättigungsexperimente verglichen werden könnte.

Die Kenntnis des K_D-Wertes ermöglicht nun, die in Kompetitionsexperimenten ermittelten IC_{50}-Werte über die Cheng-Prusoff-Gleichung in die versuchsunabhängige Inhibitionskonstante K_i umzurechnen (siehe **6.8.6**, *Gl. 18*).[154] Ob die bisher in Kompetitionsexperimenten eingesetzte Radioligandkonzentration von 5 nM beibehalten werden kann und Gültigkeit zur validen Auswertung der Daten besitzt, lässt sich anhand der Sättigungsexperimente nicht ermitteln. In den unter **3.2.3** an der Membranpräparation des *Achromobacter xylosoxidans* durchgeführten homologen Kompetitionsexperimenten mit einer Inkubationszeit von 5 h bei 37 °C wurde ein IC_{50}-Wert von 25,2 ± 4,8 nM ermittelt. Einstündige Inkubation führte zu einem Wert von 12,9 nM. Es gilt, dass der IC_{50}-Wert zwei- bis zehnmal so hoch ausfallen soll wie die eingesetzte Radioligandkonzentration, das bedeutet, in diesem Fall zwischen 10 und 50 nM liegen sollte. Die eingesetzte Radioligandkonzentration darf nicht wesentlich höher sein als der K_D-Wert. Dies führt zu fragwürdigen Kurvenverläufen.[153] Da diese Voraussetzungen für [^{3}H]Uracil mit einem K_D-Wert von 28,5 nM, einer eingesetzten und ohne Depletion als frei angenommenen Konzentration von 5 nM und einem IC_{50}-Wert von rund 19 nM für Uracil vs. [^{3}H]Uracil gelten, wurden die im folgenden Kapitel durchgeführten Kompetitionsexperimente auf Basis dieser Erkenntnisse durchgeführt.

3.2.6 Kompetitionsexperimente

In Kompetitionsexperimenten im Sinne der Radioligand-Bindugsstudien wird die Bindung eines Liganden an eine bestimmte Bindungsstelle in Gegenwart einer radioaktiv markierten Substanz, welche hohe Affinität zu dieser Bindungsstelle aufweist, untersucht. Dabei binden beide Liganden an die orthosterische Bindungsstelle und konkurrieren um diese. Eine nicht-kompetitive Hemmung bedeutet, dass ein Ligand durch seine Bindung, beispielsweise an eine allosterische Bindungsstelle, eine Konformationsänderung der orthosterischen Bindungsstelle induziert, welche die Bindung des Radioliganden erschwert. Bei der unter **3.2.2** erläuterten homologen Kompetition sind die beiden Liganden (radioaktiv markierter und nicht-markierten Ligand) chemisch identisch und gleich affin zu der Bindungsstelle. Bei den hier vorgestellten Experimenten zur heterologen Kompetition lässt man chemisch andersartige Verbindungen, sogenannte „Testsubstanzen" mit dem Radioliganden um die Bindungsstelle in der Proteinprobe konkurrieren. Ziel dieser Studien ist es, neue Liganden für die jeweilige Bindungsstelle zu identifizieren. Die Potenz eines Liganden, die Bindung des Radioliganden zu hemmen, wird durch den anhand der sigmoidalen Inhibitionskurve berechneten IC_{50}-Wert charakterisiert. Durch die Cheng-Prusoff-Gleichung lässt sich daraus die Gleichgewichtsinhibitionskonstante K_i berechnen, die es ermöglicht IC_{50}-Werte einzelner Versuche verlässlich miteinander zu vergleichen.[154] Im Falle der homologen Kompetition ist der K_i-Wert gleichbedeutend mit dem K_D-Wert (siehe *Gl. 1*).

Zur weiteren Charakterisierung des Uracil-Bindeproteins in der Membranpräparation des *Achromobacter xylosoxidans* wurden Kompetitionsexperimente gegen [³H]Uracil durchgeführt. Basierend auf den Ergebnissen der bisherigen Versuche wurden folgende Parameter als Standardbedingungen definiert:

- Radioligandkonzentration: 5 nM [³H]Uracil pro Vial
- Proteinkonzentration: 0,1–1 µg *Achromobacter xylosoxidans*-Membranpräparation pro Vial
- Inkubationstemperatur: 37 °C im Schüttelwasserbad
- Inkubationszeit: 1 h
- K_D-Wert zur Berechnung des K_i-Wertes: 28,5 nM[154]

Eine detaillierte Beschreibung der Versuchsdurchführung ist in Kapitel **6.8.3** zu finden.

Ziel dieser Experimente war es zu untersuchen, ob Verbindungen existieren, die in Kompetition mit [³H]Uracil eine höhere Affinität als [³H]Uracil zu der Bindungsstelle aufweisen. Desweiteren galt es, die Struktur-Wirkungsbeziehungen aufzuklären. Daraus könnten Rückschlüsse über die Struktur und Funktion des Uracil-Bindeproteins des Bakteriums *Achromobacter xylosoxidans* gezogen werden.

Die sogenannten Testsubstanzen wurden zunächst in einer Konzentration von 10 µM einem Screening unterzogen. Von Verbindungen, welche die Bindung von [³H]Uracil im ersten Screening um mehr als 50% hemmten, wurden über einen Konzentrationsbereich von fünf bis sechs Zehnerpotenzen Inhibitionskurven aufgenommen. Für diese ist zu erwarten, dass der IC_{50}- bzw. K_i-Wert maximal bei etwa 10 µM liegt. Jeder einzelne Versuch wurde in Triplikaten durchgeführt. Die im folgenden genannten Mittelwerte der prozentualen Inhibition bzw. der K_i-Werte wurden aus den in mindestens drei voneinander unabhängigen Versuchen ermittelten Einzelwerten berechnet. Zu jedem Mittelwert wurde der Standardfehler SEM (**s**tandard **e**rror of the **m**ean) berechnet (siehe *Gl. 6*).

$$SEM = \frac{SD}{\sqrt{n}} \qquad Gl.\ 6$$

Dabei ist SD die Standardabweichung (**s**tandard **d**eviation) und n die Anzahl der Experimente.

Das getestete Substanzspektrum umfasst zum einen Verbindungen, die unter physiologischen Gesichtspunkten mit der Nucleobase Uracil verwandt sind wie die weiteren Basen der Nucleinsäuren, sowie die korrespondierenden Nucleoside und Nucleotide. Zum anderen wurde eine Auswahl an synthetischen Uracil-Derivaten getestet, die an den Positionen 1, 2, 3, 5 oder 6 mit diversen Atomen oder funktionellen Gruppen substituiert sind. In Anlehung an bereits entdeckte bakterielle Transportproteine wurde die Affinität der Verbindungen Hypoxanthin und Orotsäure untersucht.[168] Im Hinblick auf Arzneistoffe wurden Verbindungen mit einem Xanthin-Grundgerüst wie das Antiasthmatikum Theophyllin, Uracil-ähnliche Verbindungen wie Barbitursäure, aber auch Uracil-Derivate wie das Zytostatikum 5-Fluoruracil den Bindungsstudien unterworfen.

Im folgenden wird auf die Strukturen und Affinitäten der einzelnen Substanzklassen näher eingegangen.

Uracil

Aus Gründen der Vollständigkeit und des besseren Vergleiches mit folgenden Daten ist an dieser Stelle eine Inhibitionskurve der homologen Kompetition von Uracil vs. [^{3}H]Uracil an der Membranpräparation des *Achromobacter xylosoxidans* gezeigt. Der IC_{50}-Wert liegt bei **23,4 ± 2,3 nM**, die Steigung der Kurve, der sogenannte Hill-Koeffizient n_H, liegt mit –1,082 ± 0,026 nahe an –1, so dass eine positive ($n_H > 1$) oder negative ($n_H < 1$) Kooperativität ausgeschlossen werden kann.[169] Die hier vorliegende Reaktion zwischen Uracil und dem Uracil-Bindeproteins folgt dem Massenwirkungsgesetz gemäß einer einseitigen Bindung. In den unter 3.2.5 vorgestellten Sättigungsexperimenten wurde für [^{3}H]Uracil ein K_D-Wert von **28,5 ± 2,2 nM** ermittelt. Der über die Cheng-Prusoff-Gleichung (*Gl. 18*) berechnete K_i-Wert liegt somit bei **19,8 ± 1,9 nM**. Dass K_D und K_i in der gleichen Größenordnung liegen, aber keine identischen Werte annehmen, kann daran liegen, dass beide Werte je nach Qualität der Membranpräparation eine gewisse Spannweite aufweisen. Da die Auswertung der homologen Kompetition mit Annahme einer zweiseitigen Bindung zu keinem Ergebnis führte, kann davon ausgegangen werden, dass Uracil unter den hier eingehaltenen experimentellen Bedingungen mit hoher Affinität an nur eine Klasse von Bindungsstellen bindet.

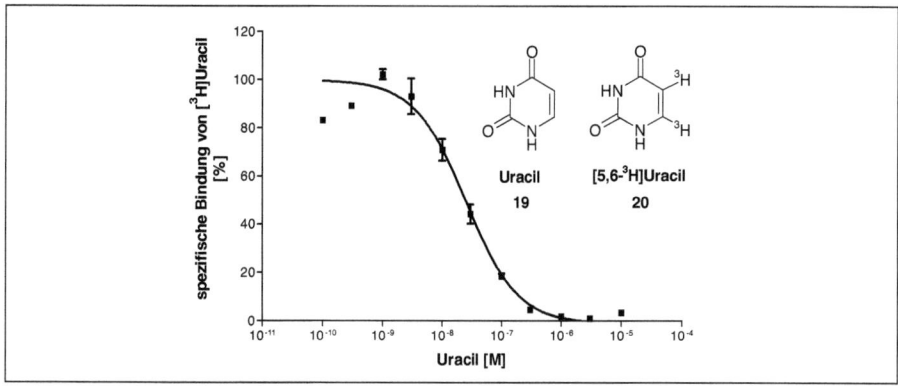

Abb. 27. Homologe Kompetition von Uracil vs. [^{3}H]Uracil an der Membranpräparation des *Achromobacter xylosoxidans*. Dargestellt sind die Mittelwerte ± SEM von drei voneinander unabhängigen Experimenten in Dreifachbestimmung. Für einige Werte ist der SEM durch das Symbol überdeckt.

Nucleobasen, Nucleoside und Nucleotide

Nachdem die Nucleinsäuren im Jahre 1869 von Friedrich Miescher entdeckt wurden, gelang es dem US-Amerikaner James Watson und dem Briten Francis Crick 1953, die Struktur der Desoxyribonucleinsäure DNA aufzuklären.[170] Nucleotide stellen die Einzelbausteine der Nucleinsäuren dar und bestehen aus einer Nucleobase, die N-glycosidisch mit dem C-1' einer Pentose verbunden ist, welche wiederum am C-5' durch Esterbildung einen Mono-, Di- oder Tri-Phosphorsäure-Rest bindet.[150] Die alleinige Verknüpfung von Nucleobase und Zucker wird als Nucleosid bezeichnet. In der Ribonucleinsäure RNA stellt β-D-Ribose, in der Desoxyribonucleinsäure DNA β-D-Desoxyribose diesen Zucker dar. Die Nucleobasen lassen sich in Purin- und Pyrimidinbasen einteilen. Zu den Purinbasen zählen Adenin und Guanin, während Cytosin, Thymin und Uracil die Gruppe der Pyrimidinbasen bilden. Dabei kommen in der DNA stets die Basen Adenin, Guanin, Cytosin und Thymin vor. Die RNA beinhaltet Adenin, Guanin, Cytosin und Uracil. Diese Nucleobasen, aber auch Nucleoside werden in Mikroorganismen über Nucleobasen- bzw. Nucleosid-Transporter ins Zellinnere befördert. Wie unter **1.1** erläutert, konnten bereits einige Transporter für Nucleobasen und Nucleoside in verschiedenen Prokaryonten kloniert werden. Vor diesem Hintergrund wurden alle Nucleobasen sowie die korrespondierenden Nucleoside in Kompetition gegen [^{3}H]Uracil getestet. Darüber hinaus ist bekannt, dass einige Bakterien in der Lage sind, Nucleotide ins Zellinnere zu transportieren. So sind beispielsweise die gram-negativen Rickettsien nicht in der Lage, Ribonucleoside de novo zu synthetisieren, verfügen aber über Transportmechanismen für die Aufnahme von ADP, ATP, GMP und UMP.[171,172] Unter den Nucleotiden nimmt Adenosin-5'-triphosphat (ATP) eine Sonderstellung ein. In allen lebenden

Zellen fungiert es als Energiespeicher und -überträger und ist an zahlreichen Stoffwechselprozessen wie der Biosynthese und Oxidation von Fettsäuren, der Harnstoff-, Nucleotid- und Phospholipidsynthese beteiligt. Im ersten Reaktionsschritt wird bei der Spaltung zu Adenosin-5'-diphosphat ADP (Orthophosphatspaltung durch eine ATPase) eine Energie von 29,4 kJ/mol frei. Bei der Spaltung zu Adenosin-5'-monophosphat AMP (Diphosphatspaltung) werden insgesamt 64,26 kJ/mol frei, 36,12 kJ/mol durch die Abspaltung des Diphosphates und 28,14 kJ/mol durch die Spaltung des Diphosphates in zwei Monophosphate.[160] Verschiedene Nucleosiddi- und triphosphate sind durch Übertragung eines Phophatrestes ineinander umwandelbar, was bedeutet, dass beispielsweise aus ATP und Guanosin-5'-diphosphat GDP die Nucleotide ADP und Guanosin-5'-triphosphat (GTP) gebildet werden können.[150] ATP ist darüber hinaus in eukaryontischen und prokaryontischen Zellen mit einer bestimmten Art von Transportprotein assoziiert und bildet den sogenannten ABC-Transporter-Komplex (ATP-binding cassette), auf den bereits in der Einleitung unter **1.1** eingegangen wurde.[52] In Anlehnung an die hohe Affinität der Nucleobase Uracil zum Bakterium *Achromobacter xylosoxidans* wurden die Uracil-Nucleotide Uridin-5'-mono-, di- und triphosphat (UMP, UDP, UTP), jeweils als Natrium-Salz, auf Bindung hin untersucht. Die Ergebnisse der Radioligand-Bindungsstudien sind in der folgenden Tabelle dargestellt.

Tab. 9. Affinitäten von Nucleobasen, Nucleosiden und Nucleotiden zum Uracil-Bindeprotein einer *Achromobacter xylosoxidans*-Membranpräparation.

Nr.	Verbindung	Struktur	$K_i \pm$ SEM [nM] (Inhibition $\pm$ SEM [%] bei 10 µM), n = 3
21	Adenin		>> 10000 (7 ± 7)
22	Guanin		>> 10000 (−10 ± 3)
23	Cytosin		624 ± 112 (91 ± 0)
24	Thymin		> 10000 (21 ± 9)
19	Uracil		19,8 ± 1,9
25	Adenosin		>> 10000 (10 ± 4)
26	Guanosin		>> 10000 (−9 ± 4)
27	Cytidin		>> 10000 (10 ± 2)
28	Thymidin		>> 10000 (7 ± 3)

Nr.	Verbindung	Struktur	$K_i \pm$ SEM [nM] (Inhibition $\pm$ SEM [%] bei 10 µM), n = 3
29	Uridin		> 10000 (23 ± 3)
30	UMP-Na		> 10000 (21 ± 4)
31	UDP-Na		>> 10000 (4 ± 1)
32	UTP-Na		>> 10000 (11 ± 1)

Unter den hier getesteten Verbindungen war – mit Ausnahme von Uracil (**19**) – lediglich Cytosin (**23**) in der Lage, die Bindung von [^{3}H]Uracil um mehr als 50% zu inhibieren. Die aufgenommene Inhibitionskurve ist in **Abb. 29** dargestellt, der resultierende K_i-Wert liegt bei 624 nM und ist damit rund 32mal so hoch wie der für Uracil ermittelte. Beim Vergleich der Strukturen von Cytosin und Uracil fällt auf, dass die Wasserstoff-Akzeptor- und -Donor-Funktionen an den Positionen N-3 und C-4 vertauscht sind. Im Uracil stellen die NH-Funktionen Wasserstoffbrückendonoren dar, während die Ketofunktionen als Wasserstoffbrückenakzeptoren fungieren können. So ist Cytosin mit einem freien Elektronenpaar am N-3 in der Lage, als Wasserstoffbrückenakzeptor zu dienen, wobei die Aminogruppe am C-4 als Donor Wasserstoffbrücken ausbilden kann. Die in **Tab. 9** abgebildeten Strukturen stellen jedoch nur einen mehrerer möglicher tautomerer Zustände dar. Einige tautomere Grenzstrukturen des Uracil sind in **Abb. 28** zu finden. Diese kommen mit unterschiedlich hoher Wahrscheinlichkeit vor, wobei die Keto-Form **a** energetisch den günstigsten Zustand einnimmt und somit am häufigsten vorkommt.[160] In dieser Form ist Uracil am N-3 mit einem pK_a-Wert von rund 9,5 NH-acide und somit eine sehr schwache Säure.[173] Es fällt auf, dass die Keto-Enol-Form **b** ein ähnliches elektronisches Erscheinungsbild aufweist wie Cytosin. Der Stickstoff an Position 3 ist ebenfalls unsubstituiert, und die Hydroxylgruppe an Position 4 kann wie die Aminofunktion im Cytosin Wasserstoffbrücken ausbilden.

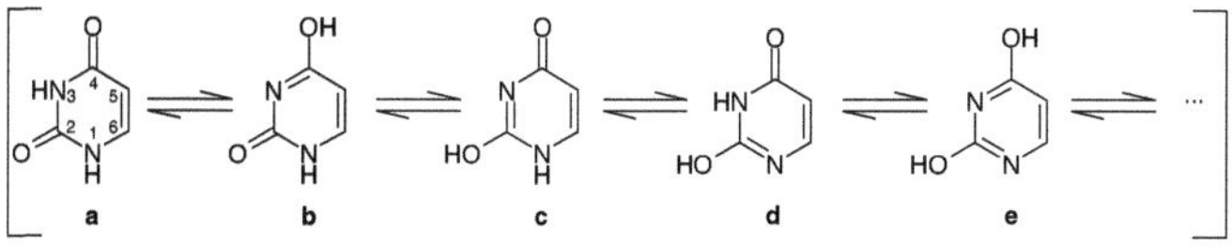

Abb. 28. Tautomerie des Uracils

Thymin (**24**) stellt das 5-Methyl-Derivat des Uracil dar und zeigt hier eine schwache Inhibition der Radioligandbindung von nur 21% in der Testkonzentration von 10 µM. Dies deutet darauf hin, dass die Methylgruppe zu viel Raum an der Bindungsstelle beansprucht und Thymin daher nicht in der Lage ist, das kleinere [^{3}H]Uracil-Molekül von seiner Bindungsstelle zu verdrängen. Die getesteten Purinbasen sowie sämtliche Nucleoside sind ebenfalls inaktiv in Kompetition mit [^{3}H]Uracil. Eine leichte Präferenz für das Uracil-Nucleosid Uridin (**29**) lässt sich jedoch feststellen, was sich in einem Inhibitionswert von 23% gegenüber maximal 10% für die Nucleoside der übrigen Nucleobasen wiederspiegelt. Die Uracil-Nucleotide UMP (**30**), UDP (**31**) und UTP (**32**) zeigen keine Affinität zu der Bindungsstelle. Es muss in Betracht gezogen werden, dass dieser Effekt, möglicherweise auch nur partiell, durch die Natriumionen beeinflusst wird (siehe Kapitel **3.2.3**). Aufgrund der kommerziellen Verfügbarkeit konnten nur die Natriumsalze der Nucleotide eingesetzt werden. UDP und UTP, die pro Molekül je drei Natriumkationen als Gegenionen der Phosphorsäuren beinhalten, hemmen die Radioligandbindung schwächer als UMP, dem nur zwei Natriumkationen assoziiert sind.

Als erstes Fazit lässt sich an dieser Stelle festhalten, dass die untersuchte Bindungsstelle auf dem Bakterium *Achromobacter xylosoxidans* gegenüber den anderen Nucleobasen mit Ausnahme von Cytosin, gegenüber allen korrespondierenden Nucleosiden und den Uracil-Nucleotiden eine hohe Spezifität für Uracil aufweist. Mit einem K_i-Wert von 19,8 nM ist Uracil hochaffin zu dieser Bindungsstelle.

Nachfolgend wird die Affinität verschiedener synthetischer Uracil-Derivate beleuchtet.

Uracil-Derivate

In dieser Arbeit wurden Uracil-Derivate untersucht, die an Position 1, 3, 5 oder 6 mit verschiedenen funktionellen Gruppen oder Atomen substituiert sind, sowie Uracil-Verwandte, bei denen der Sauerstoff einer oder beider Keto-Gruppen des Uracils durch Schwefel ersetzt ist. Die untersuchte Verbindung 5,6-Dihydrouracil entsteht aus Uracil durch Hydrieren der Doppelbindung. Im Rahmen des Pyrimidin-Abbaus geschieht dies durch das Enzym Dihydropyrimidin-Dehydrogenase (EC 1.3.1.2).[174,175] Die Verbindung 5-Fluoruracil wird heute weitverbreitet als Zytostatikum eingesetzt.[176-178] Das Uracil-Derivat 6-Propyl-2-thiouracil (PTU) findet therapeutische Anwendung in der Behandlung der Hyperthyreose.[76] Aufgrund der strukturellen Ähnlichkeit zum Uracil wird die Untersuchung der Barbitursäure ebenfalls an dieser Stelle erwähnt. Sie stellt das Grundgerüst der Barbiturate, eine der ältesten Klassen an Sedativa und Hypnotika, dar.[179]

Die Ergebnisse der Kompetitionsexperimente gegen [^{3}H]Uracil sind in **Tab. 10** aufgeführt.

Tab. 10. Affinitäten von Uracil-Derivaten zum Uracil-Bindeprotein einer *Achromobacter xylosoxidans*-Membranpräparation.

Nr.	Verbindung	Struktur	$K_i \pm$ SEM [nM] (Inhibition $\pm$ SEM [%] bei 10 µM), n = 3
33	1-Methyluracil		>> 10000 (0 ± 3)
34	1-Propargyluracil		507 ± 62 (93 ± 1)
35	1-(2-Hydroxyethyl)-uracil		> 10000 (28 ± 5)
36	2-Thiouracil		≥ 10000 (41 ± 3)
37	3-Methyluracil		7500 ± 700 (57 ± 4)
38	3-Phenacyluracil		>> 10000 (-4 ± 5)
39	5-Fluoruracil		896 ± 44 (89 ± 2)
40	5-Chloruracil		>> 10000 (15 ± 3)

Nr.	Verbindung	Struktur	$K_i \pm$ SEM [nM] (Inhibition ± SEM [%] bei 10 µM), n = 3
41	5-Bromuracil		>> 10000 (11 ± 6)
42	5-Ioduracil		> 10000 (35 ± 4)
43	5-Ethyluracil		>> 10000 (1 ± 2)
44	5-Hydroxymethyluracil		>> 10000 (4 ± 5)
45	5-Acetyluracil		>> 10000 (-3 ± 9)
46	5-Aminouracil		>> 10000 (15 ± 4)
47	Orotsäure		>> 10000 (20 ± 3)
48	6-Chloruracil		>> 10000 (2 ± 2)
49	6-Methyluracil		>> 10000 (6 ± 2)
50	6-Aminouracil		1370 ± 160 (81 ± 3)
51	6-Hydrazinouracil		500 ± 30 (95 ± 0)
52	Dihydrouracil		>> 10000 (13 ± 2)
53	Dithiouracil		> 10000 (38 ± 1)

Nr.	Verbindung	Struktur	$K_i \pm$ SEM [nM] (Inhibition $\pm$ SEM [%] bei 10 µM), n = 3
54	6-Propyl-2-thiouracil		$\gg 10000$ (-2 $\pm$ 2)
55	Barbitursäure		$\gg 10000$ (4 $\pm$ 6)

Anhand der Tabelle wird ersichtlich, dass die Verbindungen 1-Propargyluracil (**34**), 3-Methyluracil (**37**), 5-Fluoruracil (**39**), 6-Aminouracil (**50**) und 6-Hydrazinouracil (**51**) die Radioligandbindung im Screening bei 10 µM um mehr als 50% hemmten, woraufhin Inhibitionskurven aufgenommen und K_i-Werte bestimmt wurden. Die Inhibitionskurven für diese Verbindungen sind in **Abb. 29** gezeigt. 6-Hydrazinouracil mit einem K_i-Wert von 500 nM und 1-Propargyluracil mit einem K_i-Wert von 507 nM erweisen sich als affinste Verbindungen in dieser Testreihe, ihre K_i-Werte betragen jedoch das rund 25-Fache des Wertes für Uracil (K_i = 19,8 nM). Ein Vergleich der Strukturen erweist sich als schwierig, denn sowohl in der Position der Substitution wie auch in der Art des Substituenten bestehen große Unterschiede zwischen 6-Hydrazino- und 1-Propyluracil. Die Hydrazino-Gruppe am C-6 ist in der Lage, in mehrere Richtungen Wasserstoffbrücken auszubilden, während die Propargyl-Gruppe am N-1 über hydrophobe Wechselwirkungen mit anderen Strukturen, vorzugsweise ebenfalls hydrophober Natur, in Verbindung treten kann. Gemeinsam ist beiden Strukturen jedoch der Erhalt der cyclisch-ureiden Partialstruktur, insbesondere die Anordnung der Atome C-2, N-3 und C-4. Ist Uracil an einer dieser Stellen verändert, kommt es zu einer Abnahme der Affinität. Dieser Affinitätsverlust ist bei 3-Methyluracil zu sehen und hier noch mäßig ausgeprägt, da der Austausch des Wasserstoffatoms am N-3 gegen eine Methylgruppe keinen drastischen Eingriff in den elektronischen Zustand des Moleküls darstellt. Wohl aber verliert dieses Derivat an Position N-3 die Fähigkeit zur in **Abb. 28** dargestellten Keto-Enol-Tautomerie. Raumerfüllendere Substitution am C-3 wie im 3-Phenacyluracil (**38**) führt zum vollständigen Affinitätsverlust. Obwohl sich 6-Aminouracil nur geringfügig von 6-Hydrazinouracil unterscheidet, sinkt seine Affinität im Vergleich zu diesem um das Dreifache ab. Die darüber hinaus untersuchten, an Position 6 substituierten Verbindungen Orotsäure, 6-Chlor- und 6-Methyluracil (**47, 48, 49**) zeigen eine schwache Affinität zum Uracil-Bindeprotein. Somit sind unter den in Position 6 veränderten Uracil-Derivaten lediglich diejenigen Verbindungen affin, die mit Stickstoff-haltigen Substituenten versehen sind. Die Inhibition der Radioligandbindung durch die Verbindungen 1-Methyluracil (**33**) und 1-(2-Hydroxyethyl)uracil (**35**) fällt deutlich schwächer aus als die durch 1-Propargyluracil, wobei zu erkennen ist, dass sich längere Alkylketten positiv auf die Affinität auswirken. Ein Grund für die moderate Affinität von 5-Fluoruracil liegt in dem geringen Größenunterschied zwischen dem Wasserstoff- und dem Fluoratom. So beträgt der van-der-Waals-Radius für Wasserstoff 120 pm, der für Fluor 147 pm.[180] Durch seine hohe Elektronegativität von 4 gegenüber der des Wasserstoffs von 2,2 ist die Bindung zwischen Fluor und C-5 im 5-Fluoruracil stärker polarisiert als die zwischen Wasserstoff und C-5 im Uracil (Elektronegativität von Kohlenstoff: 2,6).[180] Somit würde, falls 5-Fluoruracil in der tautomeren Struktur **b** oder **e** (siehe **Abb. 28**) vorliegt, eine Deprotonierung der Hydroxylfunktion an Position C-4 erleichtert. Substitution mit anderen Halogenatomen am C-5 reduziert die Affinität (**40, 41, 42**). Auffallend ist, dass Substitution mit dem vergleichsweise großen Iodatom eine höhere Inhibition der Radioligandbindung mit sich bringt als Substitution durch Chlor oder Brom. Substitution am C-5 mit Alkyl- (**43**), Hydroxyalkyl- (**44**), Acyl- (**45**) oder Amino-Funktionen (**46**) führt zu inaktiven Verbindungen. 5,6-Dihydrouracil (**52**) weist mit einer Inhibition von nur 13% eine sehr schwache Affinität zum Uracil-Bindeprotein auf. Durch Reduktion der Doppelbindung zwischen C-5 und C-6 ist die Elektronendichte im 5,6-Dihydrouracil in diesem Bereich gegenüber Uracil erniedrigt. Außerdem sind die Bindungswinkel der beteiligten Kohlenstoff-Atome durch die nun vorliegende sp^3-Hybridisierung von 120° der sp^2-Hybridisierung auf 109,5° reduziert, und der heterocyclische Ring nimmt eine andere Konformation an. Dies deutet darauf hin, dass neben der Art der Substitution die Planarität des Uracil-Ringes einen großen Einfluss auf die Bindung nimmt. Bioisosterer Austausch der Ketofunktion, bei dem die Oxo-Gruppe am C-2 oder am C-2 und C-4 durch Schwefel ersetzt wird, wie es die Verbindungen 2-Thiouracil (**36**) und Dithiouracil (**53**) zeigen, wird in beiden Fällen gleichermaßen toleriert. Doch die Affinität zur Bindungsstelle fällt im Vergleich zu Uracil deutlich schwächer aus. Ein Grund dafür besteht darin, dass das Schwefelatom raumerfüllender ist als Sauerstoff und unter Umständen zu anderen Gleichgewichtssituationen zwischen den tautomeren Formen führt. Austausch des Sauerstoffatoms am C-2 gegen Schwefel mit gleichzeitiger Substitution am C-6 durch einen Alkylrest, wie es im 6-Propyl-2-thiouracil (**54**) realisiert ist, führt zu einer inaktiven Verbindung. Barbitursäure (**55**), die sich von Uracil nur durch das Fehlen der Doppelbindung zwischen C-5 und C-6 sowie einer zusätzlichen Keto-Funktion am C-6 unterscheidet, ist zum Uracil-Bindeprotein praktisch nicht affin. Gründe hierfür liegen zum einen in dem für 5,6-Dihydrouracil beschriebenen Sachverhalt, zum anderen besitzt Barbitursäure mit einem pK_a-Wert von 4,5 saure Eigenschaften.[181] Sie liegt somit im Testsystem bei einem pH-Wert von 7,4 fast vollständig dissoziiert vor. Als Anion wird sie von der Bindungsstelle nicht toleriert.

Verschiedene Purin-Derivate und Folsäure

Xanthine sind therapeutisch durch ihre Eigenschaft als Adenosinrezeptor-Antagonisten gegen Erkrankungen wie Asthma, chronisch obstruktive Bronchitis (COPD), Morbus Parkinson, entzündliche Erkrankungen, Bluthochdruck, Herzinfarkt, Diabetes und Gefäßerkrankungen von Interesse.[182-185] Theophyllin gilt als eines der ältesten therapeutisch genutzten Xanthine.[108] Neben der antagonistischen Wirkung an Adenosinrezeptoren inhibiert Theophyllin verschiedene Familien von Phosphodiesterasen.[186] Darüber hinaus stellen Xanthine und verwandte Purine Substrate für verschiedene pro- und eukaryontische Transportproteine dar. So wird von Diallinas et al. ein Transporter für Harnsäure und Hypoxanthin beim Ascomyceten *Aspergillus nidulans* beschrieben.[187] Ein hochaffiner Hypoxanthin-Transporter ist ebenfalls – für *Trypanosoma brucei brucei* – bekannt.[168] Inosin stellt das Ribosid des Hypoxanthins dar. Die strukturelle Ähnlichkeit von Xanthin und Uracil führte zu der Überlegung, ob Xanthine möglicherweise an das Uracil-Bindeprotein des *Achromobacter xylosoxidans* binden. Gegenüber dem Uracil unterscheidet sich Xanthin nur durch einen an C-5,6 kondensierten Imidazol-Ring.

Neben ausgewählten Purinen wird an dieser Stelle Folsäure vorgestellt, die einigen Mikroorganismen als Nährstoff dient.[188]

Tab. 11 fasst die Ergebnisse der Bindungsexperimente zusammen.

Tab. 11. Affinitäten von Purin-Derivaten und Folsäure zum Uracil-Bindeprotein einer *Achromobacter xylosoxidans*-Membranpräparation.

Nr.	Verbindung	Struktur	$K_i \pm$ SEM [nM] (Inhibition $\pm$ SEM [%] bei 10 µM), n = 3
56	Xanthin		>> 10000 (10 ± 2)
57	Hypoxanthin		>> 10000 (6 ± 6)
58	Inosin		>> 10000 (14 ± 6)
59	Harnsäure		>> 10000 (2 ± 1)

Nr.	Verbindung	Struktur	$K_i \pm$ SEM [nM] (Inhibition $\pm$ SEM [%] bei 10 µM), n = 3
60	Folsäure		>> **10000** (0 ± 3)

Wie zu erkennen ist, zeigt weder Folsäure noch eines der hier getesteten Purine Affinität zum Uracil-Bindeprotein. Dadurch lässt sich im Umkehrschluss festhalten, dass das Uracil-Bindeprotein mit keinem der in Mikroorganismen schon beschriebenen Transporter für Harnsäure oder Hypoxanthin identisch ist.[168,187]

Abb. 29 zeigt alle aufgenommen Inhibitionskurven der Kompetitionsexperimente.

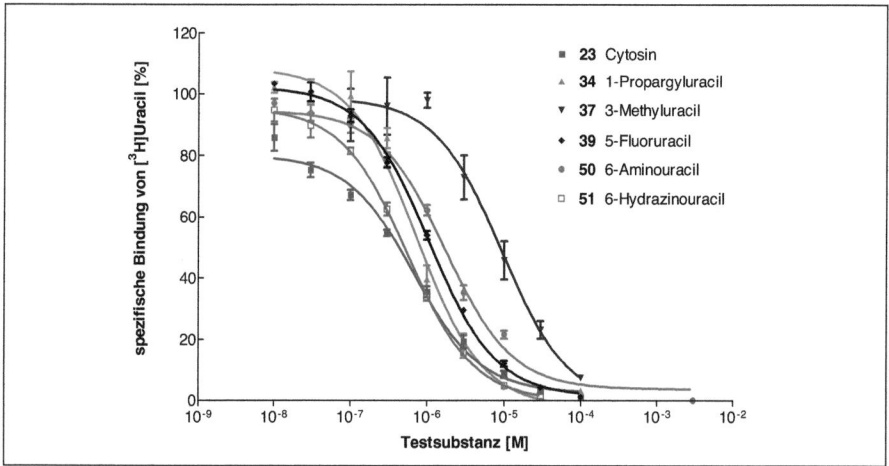

Abb. 29. Inhibition der [^{3}H]Uracil-Bindung durch Cytosin und verschiedene Uracil-Derivate an einer *Achromobacter xylosoxidans*-Membranpräparation. Dargestellt sind die Mittelwerte ± SEM dreier voneinander unabhängiger Experimente in Dreifachbestimmung. Für einige Werte ist der SEM durch das Symbol überdeckt.

3.2.7 Zusammenfassung und Diskussion

Es konnte gezeigt werden, dass das Bakterium *Achromobacter xylosoxidans* unter den aus Tris-Inkubationspuffer isolierten Bakterienstämmen die höchste Affinität für Uracil aufweist. Am isolierten lebenden Bakterium (IC_{50} = 29,5 nM) sowie der Membranpräparation des isolierten (IC_{50} = 25,2 nM) und des käuflich erworbenen Bakteriums (IC_{50} = 23,4 nM) konnten nahezu identische IC_{50}-Werte für Uracil ermittelt werden, was die gute Reproduzierbarkeit der entwickelten Assay-

Methode belegt. Die optimalen Versuchsbedingungen sehen eine einstündige Inkubation von 0,1–1 µg Membranpräparation pro Vial mit 5 nM [^{3}H]Uracil in einem Gesamtvolumen von 1 ml bei 37 °C im Schüttelwasserbad vor. Die Separation der gebundenen Radioaktivität erfolgte über GF/B-Glasfaserfilter, die mit Tris-Inkubationspuffer angefeuchtet waren. Zur Vermeidung bakterieller Kontaminationen wurden alle eingesetzten Puffer autoklaviert. Ein erster Versuch zur Kultivierung des *Achromobacter xylosoxidans* unter Nährstoffmangelbedingungen durch sechswöchige Kultivierung in Tris-Inkubationspuffer bei einer Temperatur von 4 °C führte zu einer Erhöhung der Affinität von Uracil. Der IC_{50}-Wert sank von 67,9 nM auf 19,9 nM an einer 1:10000 (V:V) verdünnten Bakteriensuspension. Die Untersuchung des Einflusses verschiedener Ionen und Komplexbildner führte zu dem Ergebnis, dass die Uracil-Bindung in Anwesenheit von Natriumionen in einer Konzentration von 1 mM und mehr sowie in Gegenwart von 10 mM DTT deutlich reduziert wird. Zu kinetischen Studien konnte zwar kein Gleichgewicht der Radioligandbindung erreicht werden, jedoch unterschied sich der in einem ersten Vortest ermittelte IC_{50}-Wert nach einstündiger Inkubation kaum von dem nach fünfstündiger Inkubation ermittelten. Möglicherweise finden neben einer Bindung Aufnahmeprozesse in die intakten Bakterien, aber auch in Vesikel, die bei der Membranpräparation enstanden sein könnten, statt. Der in Sättigungsexperimenten unter den Standardbedingungen ermittelte K_D-Wert betrug 28,5 ± 2,2 nM, so dass aus dem IC_{50}-Wert von 23,4 ± 2,3 nM für Uracil ein K_i-Wert von 19,8 ± 1,9 nM errechnet werden konnte. Die maximale Anzahl an Bindungsstellen B_{max} wurde mit 9,03 ± 0,76 nmol/mg Protein bestimmt. Der hohe B_{max}-Wert bestätigte die anhand der Vorversuche erlangte Erkenntnis, dass viele Uracilmoleküle an eine sehr geringe Proteinmenge gebunden werden. Über die Beschaffenheit der Bindungsstelle und ihre genaue Lokalisation, d. h. innere oder äußere Membran der Zellwand oder Periplasma, kann noch keine Aussage getroffen werden. Ebenso konnte die Frage bezüglich ihrer Funktion an dieser Stelle noch nicht beantwortet werden. Die beschriebenen Versuche deuten darauf hin, dass es sich bei dem Uracil-Bindeprotein eher um einen Transporter, ein periplasmatisches Bindeprotein oder ein Enzym als um einen Rezeptor im klassischen Sinne handelt. Bemerkenswert ist die geringe Toleranz der Bindungsstelle gegenüber Uracil-ähnlichen Verbindungen, was wiederum typisch für einige Transporter und periplasmatische Bindeproteine ist. Die hier identifizierten Liganden Cytosin (**23**), 1-Propargyluracil (**34**), 3-Methyluracil (**37**), 5-Fluoruracil (**39**), 6-Aminouracil (**50**) und 6-Hydrazinouracil (**51**) wiesen alle K_i-Werte von größer als 500 nM auf und zeigten damit eine deutlich geringere Affinität als Uracil zum Uracil-Bindeprotein des *Achromobacter xylosoxidans*. Die folgende Abbildung stellt die ermittelten Struktur-Wirkungsbeziehungen der Uracil-Derivate zusammenfassend dar.

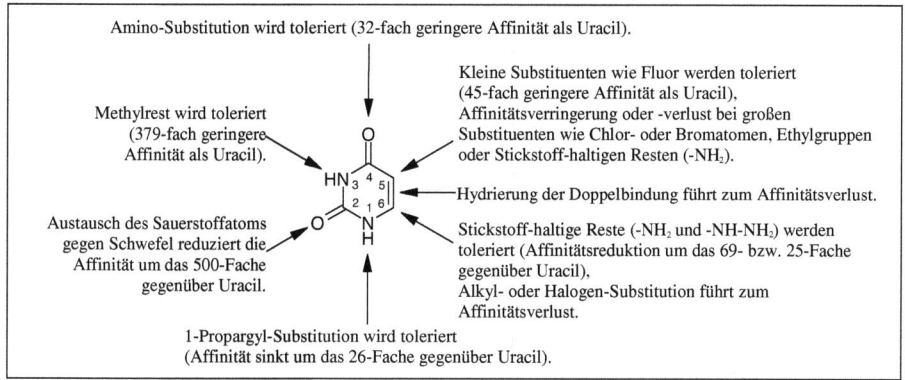

Abb. 30. Struktur-Wirkungsbeziehungen der Uracil-Derivate am Uracil-Bindeprotein des *Achromobacter xylosoxidans*.

Zur Aufklärung der Struktur des Uracil-Bindeproteins, und um aus dieser Rückschlüsse auf seine Funktion ziehen zu können, sollte ein Proteomik-Ansatz dienen. Diese Strategie wird im folgenden Kapitel vorgestellt.

3.3 Solubilisierung des Uracil-Bindeproteins aus der Membranpräparation des *Achromobacter xylosoxidans*

Um Methoden der Proteinanalytik wie beispielsweise MudPIT (multidimensionale Protein-Identifikationstechnologie) gezielt anwenden zu können, wird das zu untersuchende Protein zuvor meist einer elektrophoretischen Auftrennung wie der zweidimensionalen SDS-PAGE (Sodiumdodecylsulfat-Polyacrylamid-Gelelektrophorese) oder der BN-PAGE (Blue native oder Blau-native Polyacrylamid-Gelelektrophorese) unterzogen.[189] Die BN-PAGE wurde 1991 für die Auftrennung mitochondrialer OXPHOS-Komplexe von Hermann Schägger entwickelt und bildet heute die Grundlage für funktionelle Proteomik.[190] Das gewünschte Protein soll für diese Art der Elektrophorese in einem möglichst reinen, kontaminationsfreien Zustand, frei von störenden Proteinen, herausgelöst aus der Membran vorliegen. Eine Möglichkeit, die hydrophoben Membranproteine aus den Membranfragmenten einer Membranpräparation zu isolieren, stellt die Solubilisierung, auch Extraktion genannt, dar. Dabei wird das gewünschte Protein in eine lösliche Form überführt. Dies geschieht mit Hilfe von Detergenzien, auch Tensiden genannt. Dies sind amphiphile, oberflächenaktive Substanzen, die oberhalb ihrer kritischen Mizellbildungskonzentration (CMC) eingesetzt, in der Lage sind, Proteine ins Innere der Mizellen einzuschließen.[191-193] Die Größe der Mizellen hängt von der Art des Detergenzes ab und wird durch die Aggregationszahl ausgedrückt. Dies ist die Anzahl an Detergenz-Molekülen pro Mizelle.[194] Sie zeigt mit Werten von 2–3 für Natriumcholat bis ungefähr 140 für Triton X-100 eine sehr große Spannweite.[191] Dabei ist die Wahl des Detergenzes und dessen Konzentration für jedes zu solubilisierende Protein individuell und muss experimentell erprobt werden.[194,195] Zur Solubilisierung von Proteinen als Voraussetzung für die BN-PAGE werden hauptsächlich die Detergenzien Triton X-100, n-Dodecyl-β-D-maltosid und Digitonin eingesetzt.[196] Auf ihre Eigenschaften wird unter **3.3.2** näher eingegangen. Ein wichtiges Charakteristikum für erfolgreiche Solubilisierungen stellt das Protein-Detergenz-Verhältnis dar. Es gibt an, wie viel mg Detergenz für die Extraktion von einem mg des gewünschten Proteins benötigt werden.[195] Typische Protein-Detergenz-Verhältnisse liegen bei 1:1–1:10.[197] In einigen Fällen muss das Detergenz für weitere Untersuchungen am solubilisierten Protein, vor allem für die oben angesprochene Massenspektrometrie, nach der Solubilisierung wieder entfernt werden. Dies kann durch Größenausschluss-, Affinitäts- oder Ionenaustauschchromatographie, Dialyse oder die Bindung an BioBeads oder ähnliche hydrophobe Harze realisiert werden. Darüber hinaus können Cyclodextrine Einschlussverbindungen mit monomeren Detergenz-Molekülen bilden und diese somit binden.[198-200] In der Literatur finden sich zahlreiche Protokolle für die Solubilisierung von Rezeptoren wie beispielsweise die Adenosinrezeptoren: Stiles gelang es 1985 erstmalig, den Adenosin-A_1-Rezeptor in seiner aktiven Form aus Rattencortex-Membranen mittels des Detergenzes Digitonin zu solubilisieren.[201] Klotz et al. veröffentlichten 1986 eine Methode zur Solubilisierung des Adenosin-A_1-Rezeptors aus Rattenhirn-Membranen durch Einsatz des zwitterionischen Detergenzes 3-[(3-Cholamidopropyl)dimethylammonium]-1-propansulfonat (CHAPS).[202] Darüber hinaus ist von Helmke et al. eine Vorgehensweise beschrieben, bei welcher der Adenosin-A_1-Rezeptor vor der Solubilisierung durch Bindung eines Agonisten und Glycerol-Zugabe stabilisiert wird.[203] 1988 veröffentlichten Lohse et al. die Solubilisierung des Adenosin-A_{2A}-Rezeptors durch CHAPS mit anschließender Gelfiltration aus humanen Thrombocyten.[204] Weitere Methoden zur Solubilisierung des Adenosin-A_{2A}-Rezeptors sind von Costa et al. und Harvey et al. beschrieben.[205,206] Die Solubilisierung des Adenosin-A_3-Rezeptors unter Erprobung verschiedener Detergenzien wurde 2005 von Berger et al. publiziert.[207]

Doch nicht nur Rezeptor- sondern auch Transportproteine oder Enzyme lassen sich mit Hilfe von Detergenzien extrahieren. So wurden von Echeverría et al. verschiedene Methoden zur Extraktion des Transferrin-Bindeproteins aus *Neisseria meningitidis* erprobt.[208] Shimizu et al. veröffentlichten 2008 einen Artikel über das Screening verschiedener Detergenzien zur Solubilisierung der Ubichinon-Oxidoreductase aus *Escherichia coli*.[209] Ferner konnte aus *Escherichia coli* der MotA/MotB-Komplex extrahiert und aufgereinigt werden.[210] Das membranständige Enzym D-

Glucon-δ-Lacton-Hydrolase konnte mit den Detergenzien Dodecyl-β-maltosid und Mydol 10 erfolgreich aus *Gluconobacter oxydans* extrahiert werden.[211] Dem gegenüber steht allerdings die Erkenntnis, dass bestimmte Zellmembranen resistent gegenüber einzelnen Detergenzien sind. So untersuchten Schuck et al., ob die Extraktion mit unterschiedlichen Detergenzien zur Definition von Membrandomänen herangezogen werden könnte. Sie fanden heraus, dass sich die Detergenzien Tween® 20, Brij® 58, 96 und 98, Lubrol WX, Trition X-100 und CHAPS in ihrer Fähigkeit, selektiv Membranproteine zu solubilisieren und Sphingolipide und Cholesterol gegenüber Glycerophospholipiden, sowie gesättigte gegenüber ungesättigten Phosphatidylcholinen anzureichern, massiv unterscheiden.[212]

Im Rahmen dieser Arbeit sollte zunächst eine in der Literatur für einen bekannten Rezeptor beschriebene Solubilisierungsmethode reproduziert werden. Anschließend sollte eine Methode entwickelt werden, welche das Uracil-Bindeprotein der Membranpräparation des *Achromobacter xylosoxidans* unter Erhalt seiner Bindungseigenschaften für Uracil in eine lösliche Form überführt. Das gewonnene Solubilisat sollte einer proteinanalytischen Methode unterzogen werden.

3.3.1 Solubilisierung des Adenosin-A_1-Rezeptors

In Anlehung an die von Klotz et al. im Jahr 1986 beschriebene Vorgehensweise, den Adenosin-A_1-Rezeptor durch Einsatz des zwitterionischen Detergenzes CHAPS (Struktur: siehe **Abb. 33**) in eine lösliche Form zu überführen, wurde in dieser Arbeit zunächst der Adenosin-A_1-Rezeptor aus einer Rattencortex-Membranpräparation solubilisiert.[202] Das experimentelle Vorgehen ist unter **6.9.1** beschrieben. Gegenüber der von Klotz geschilderten Vorgehensweise wurde die Vorbehandlung der Membranpräparation mit Ethylendiamintetraacetat (EDTA) zur Entfernung endogener Magnesiumionen nicht durchgeführt, da dies zu unbefriedigenden Ausbeuten führte (Daten hier nicht gezeigt). Bis zum Einsatz in den Radioligand-Bindungsstudien wurde das Solubilisat unverdünnt bei –80 °C gelagert. **Abb. 31** verdeutlicht die Bindung des selektiven hochaffinen Adenosin-A_1-Rezeptor-Agonist-Radioliganden [^{3}H]2-Chlor-N^6-cyclopentyladenosin ([^{3}H]CCPA) an die Solubilisate, die eingesetzte Rattencortex-Membranpräparation und das Pellet nach erfolgter Solubilisierung. Die unspezifische Bindung wurde mit dem A_1-selektiven Adenosinrezeptor-Agonisten 2-Chloradenosin (CADO) bestimmt. Zum Pellet nach erfolgter Solubilisierung sei gesagt, dass die im Assay einzusetzende Proteinkonzentration auf Basis der Annahme, dass 40% der Ausgangsproteinmenge in das Solubilisat übergegangen sind, berechnet wurde.[202] Dies bedeutet, dass zur Berechnung der einzusetzenden Menge des Pellets von einer Konzentration ausgegangen wurde, die 60% der ursprünglichen Proteinkonzentration der Präparation entsprach. Von den Solubilisaten konnte keine Proteinbestimmung nach den unter **6.6** beschriebenen

Methoden durchgeführt werden, da das Protein vom Detergenz in Mizellen eingeschlossen wird und somit unzugänglich für die Umsetzung mit den jeweiligen Reagenzien ist. Darüber hinaus kann die zu messende UV-Absorption gestört werden, indem das Detergenz selbst UV-Licht absorbiert. Um die zum Assay zuzusetzende Adenosindesaminase- (ADA-) Konzentration dennoch sinnvoll zu berechnen, wurde angenommen, dass bei der Solubilisierung die maximale von Klotz et al. beschriebene Rezeptor-Ausbeute von 40% erreicht wurde.[202] Die ADA-Konzentration wurde wie unter **6.8.4** beschrieben für eine Proteinkonzentration berechnet, die 40% der Konzentration der Membranpräparation, aus welcher solubilisiert wurde, beträgt. Vor der Solubilisierung wurde gemäß **6.9.1** eine halbstündige Inkubation aller Proben mit ADA vorgenommen.

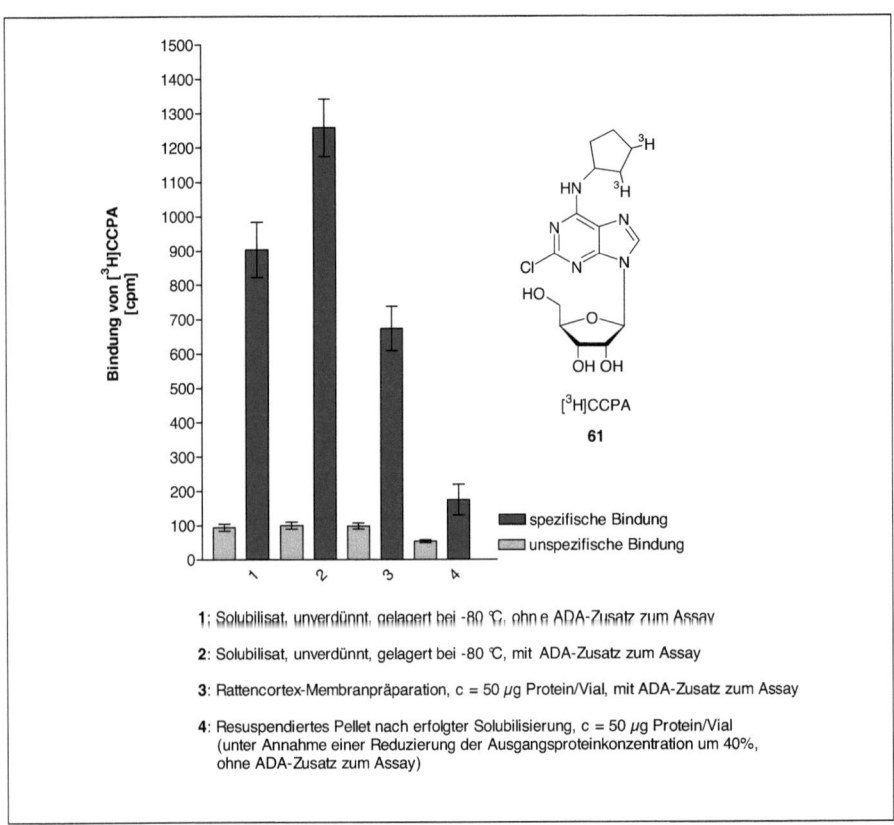

Abb. 31. Bindung des Radioliganden [^{3}H]CCPA an Solubilisate des Adenosin-A_1-Rezeptors aus einer Rattencortex-Membranpräparation sowie an die Membranpräparation und das nach Solubilisierung erhaltene Pellet. Dargestellt sind die Mittelwerte ± SEM aus drei voneinander unabhängigen Experimenten in Dreifachbestimmung.

Das Säulendiagramm verdeutlicht, dass [^{3}H]CCPA zu den unverdünnten Solubilisaten eine höhere spezifische Bindung aufweist als zur Rattencortex-Membranpräparation in einer für Bindungsstudien üblichen Konzentration von 50 µg pro Vial. Für die Rattencortex-Membranpräparation werden rund 680 cpm für die spezifische Bindung gemessen. Die Bindung an das Solubilisat, dem vor dem Assay kein ADA zugesetzt wurde, zeigt einen Zuwachs dieser spezifischen Bindung um rund 32%. Das Solubilisat, dem vor dem Assay nochmals ADA zugesetzt wurde, ergibt gegenüber der Rattencortex-Membranpräparation eine Bindungszunahme um rund 85%. Die spezifische Bindung wird also fast verdoppelt. Das Phänomen, dass zweimalige Inkubation mit ADA die Bindung von [^{3}H]CCPA maximiert, lässt darauf schließen, dass in der ersten Inkubation mit ADA nicht das gesamte frei vorliegende endogene Adenosin umgesetzt werden konnte oder während bzw. nach der Solubilisierung weiteres Adenosin freigesetzt wurde. Die gute Ausbeute an Adenosin-A_1-Rezeptoren wird durch die mit rund 180 cpm sehr gering ausfallende spezifische Bindung an das Pellet, welches nach der Solubilisierung erhalten wird, bestätigt. Die unspezifische Bindung fällt mit maximal rund 100 cpm in allen Proben erwartungsgemäß niedrig aus. Zusammenfassend lässt sich festhalten, dass die Solubilisierung des Adenosin-A_1-Rezeptors mit CHAPS erfolgreich durchgeführt werden konnte. Sie führt zu einer Anreicherung an Adenosin-A_1-Rezeptoren in löslicher Form.

Anschließend wurde zur Kontrolle, ob die für Antagonisten bekannten Bindungseigenschaften an den extrahierten Adenosin-A_1-Rezeptoren erhalten werden konnten, eine heterologe Kompetition des Adenosin-A_1-Rezeptor-Antagonisten 8-Cyclopentyl-1,3-dipropylxanthin (DPCPX) gegen [^{3}H]CCPA durchgeführt. Die aufgenomme Inhibitionskurve und der daraus resultierende IC_{50}-Wert sind nachfolgend abgebildet.

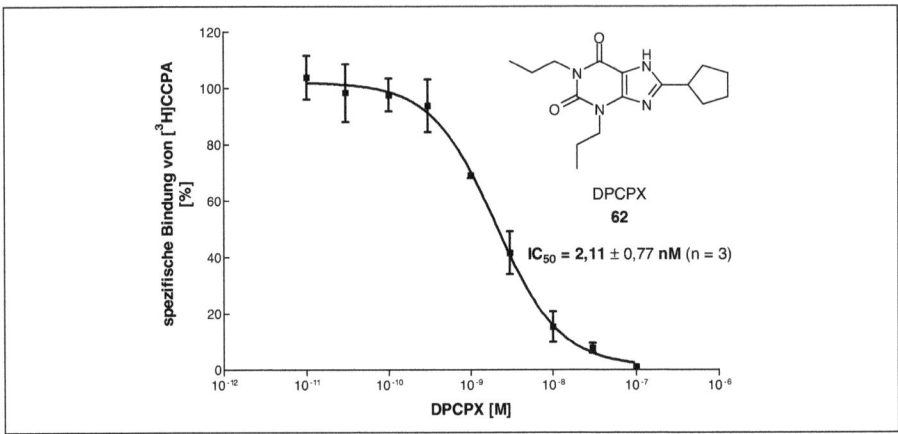

Abb. 32. Inhibitionskurve von DPCPX vs. 1 nM [^{3}H]CCPA am solubilisierten Adenosin-A_1-Rezeptor. Dargestellt sind die Mittelwerte ± SEM aus drei voneinander unabhängigen Experimenten in Dreifachbestimmung. Für manche Werte ist der SEM durch das Symbol überdeckt.

In der Annahme, dass der für [^{3}H]CCPA am Ratten-Adenosin-A_1-Rezeptor beschriebene K_D-Wert von 0,2 nM auch an den solubilisierten Rezeptoren gilt, lässt sich der IC_{50}-Wert in den K_i-Wert umrechnen (siehe *Gl. 18*).[213] Der anhand der durchgeführten Experimente erhaltene mittlere IC_{50}-Wert von 2,11 ± 0,77 nM entspricht bei einer freien Radioligandkonzentration von 1 nM und einem K_D-Wert von 0,2 nM einem K_i-Wert von 0,341 ± 0,126 nM. Dieser stimmt gut mit dem in der Literatur für den Ratten-Adenosin-A_1-Rezeptor beschriebenen von 0,5 ± 0,2 nM überein.[214] Der Adenosin-A_1-Rezeptor konnte demnach erfolgreich unter Erhalt seiner Bindungseigenschaften für Agonisten wie [^{3}H]CCPA und Antagonisten wie DPCPX aus der Membranpräparation solubilisiert werden.

Im folgenden Kapitel wird die Vorgehensweise zur Entwicklung einer Solubilisierung des Uracil-Bindeproteins aus der Membranpräparation des *Achromobacter xylosoxidans* erörtert.

3.3.2 Solubilisierung des Uracil-Bindeproteins

Zunächst galt es, ein geeignetes Detergenz für die Extraktion des Bindeproteins zu finden, welches kompatibel mit der anschließend durchzuführenden BN-PAGE ist. Mit unterschiedlichen Konzentrationen dieses Detergenzes wurden Solubilisierungen durchgeführt. Die Solubilisate wurden in Radioligand-Bindungsstudien auf ihre Bindungsfähigkeit für [^{3}H]Uracil geprüft mit dem Ziel, das optimale Protein-Detergenz-Verhältnis zu finden, welches zur maximalen Ausbeute an Bindeproteinen führen sollte. Für die Solubilisierung membrangebundener Proteine finden vor allem Detergenzien wie CHAPS, Triton X-100, β-Dodecylmaltosid, Digitonin, Natriumdodecylsulfat (SDS), Natriumdesoxycholat, Dodecyltrimethylammoniumbromid (DTAB, C_{12}TAB) oder Mischungen aus Dextranen und β-Octylglucosid Verwendung.[191] Detergenzien lassen sich aufgrund ihrer Strukturen in vier Klassen einteilen:[160,194]

- anionische Detergenzien
- kationische Detergenzien
- zwitterionische Detergenzien
- nicht-ionische Detergenzien.

Ionische Detergenzien zeichnen sich dadurch aus, dass sie eine hydrophile Kopfgruppe tragen, die mit einer positiven (kationische Detergenzien) oder negativen (anionische Detergenzien) Ladung besetzt sein kann. Eine Kohlenwasserstoffkette oder ein Steroidgrundgerüst bildet den hydrophoben Rest. Sie bilden sphärische Mizellen. Allgemein lässt sich sagen, dass ein Detergenz umso milder, d. h. weniger denaturierend, wirkt, je länger seine Alkylkette und je größer seine Kopfgruppe ist. Umgekehrt führen kurze Alkylketten und kleine Kopfgruppen zu stärker denaturierendem Verhalten.[215,216] **Kationische Detergenzien** bestehen aus quartären Ammoniumverbindungen. Zu diesen zählen beispielsweise Tetraalkylammoniumchloride, sogenannte Invertseifen, und Cetyltrimethylammoniumbromid. Letzteres findet durch seine bakteriostatische Wirkung Anwendung in der Desinfektion und Desodoration.[160,217] Kationische Detergenzien werden in der Pharmazie zur Konservierung und Desinfektion eingesetzt.[217] Das kationische Detergenz Dodecyltrimethylammoniumbromid (DTAB) wurde erfolgreich zur Solubilisierung des intakten Rhodopsins aus boviner Retina verwendet.[218] Seifen, Natriumsalze von Fett- und Gallensäuren, Fettalkoholsulfate, Alkylsulfonate, Alkylbenzolsulfonate und Fettsäure-acylierte Aminoethylsulfonate bilden die Klasse der **anionischen Detergenzien**. Anionische Detergenzien wie SDS werden zwar aufgrund ihrer hohen Effektivität häufig zur Solubilisierung eingesetzt, bringen aber den Nachteil mit sich, dass sie das Protein praktisch immer denaturieren. Zwar lassen sich einige Proteine nach dieser Prozedur wieder renaturieren, dennoch wurde SDS in der vorliegenden Arbeit nicht zur Solubilisierung des Uracil-Bindeproteins herangezogen, wohl aber in den anschließenden Gelelektrophoresen eingesetzt (siehe **3.4.2**).[219,220] **Zwitterionische Detergenzien** tragen eine positive und eine negative Ladung im Molekül, welche in beiden Fällen nicht durch ein einzelnes Ion wie Na^+ oder Cl^- vermittelt wird. Häufig findet man einen quartären Stickstoff als kationische und eine Sulfonatgruppe als anionische Struktur. Zu den zwitterionischen Detergenzien, auch amphotere Tenside genannt, zählen beispielsweise CHAPS, Alkyldimethylammoniumpropylsulfonate (Zwittergents®), Phospholipide wie Lecithin, Ampholytseifen, manche Proteine und *N*-Alkylbetain. Ihr denaturierender Effekt ist schwächer als der von ionischen Detergenzien und stärker als der von nicht-ionischen Detergenzien, auf die im folgenden eingegangen wird. Zwitterionische Detergenzien werden oft zur Solubilisierung membranständiger Proteine eingesetzt.[202] **Nicht-ionische Detergenzien** tragen keine Ladung, wirken mild und wenig denaturierend. So können Membranproteine häufig ohne Verlust ihrer strukturellen Eigenschaften solubilisiert werden. Dabei interagieren nicht-ionische Detergenzien eher mit Lipid-Lipid- und Lipid-Protein-Wechselwirkungen als mit Protein-Protein-Wechselwirkungen. Je kürzer die Alkylkette des Detergenzes ($< C_{10}$), desto höher ist die denaturierende Wirkung. Die hydrophilen Kopfgruppen bestehen aus Polyoxyethylen (Triton X-100), Glykosiden (n-Dodecyl-β-D-maltosid, n-Octyl-β-D-glucopyranosid) oder Polysorbaten (Tweens®). Letztere finden vor allem als O/W-Emulgatoren in der pharmazeutischen Technologie Anwendung. Häufig eingesetzt werden auch die Fettsäureglyceride (Macrogole), Fettsäureester oder Fettalkoholether (Polyoxyle) der Polyoxyethylene. Daneben zählen auch Fettalkohole wie Cetyl-, Stearyl- und Cetylstearylalkohol, Cholesterol- und Sorbitan-Fettsäureester (Spans®), welche überwiegend als W/O-Emulgatoren eingesetzt werden, zu den nicht-ionischen Detergenzien.

Neben dieser Klassifizierung von Detergenzien lässt sich die Amphiphilie durch den **HLB-Wert** (hydrophilic-liphophilic balance) charakterisieren. Er wird ausgedrückt als ein Fünftel des Anteils polarer Molekülteile an der Gesamtmolekülmasse in Prozent. Ursprünglich für nicht-ionische Tenside entwickelt, reichte die Skala der HLB-Werte von 0 für sehr hydrophobe Tenside bis 20 für hydrophile Tenside.[217] Ionischen Tensiden werden jedoch HLB-Werte von mehr als 20 zugeschrieben. Somit ist die HLB-Skala nützlich für die Klassifizierung nicht-ionischer Detergenzien, erlaubt aber keinen direkten Vergleich ionischer oder zwitterionischer Detergenzien mit nicht-ionischen.[194]

Neben diesen klassischen Detergenzien gibt es seit einigen Jahren zwei neue Gruppen von Detergenzien, die sich durch ihre weniger stabilisierenden Eigenschaften auszeichnen: **Tripod-Amphiphile** und **Amphipole**. Die Tripod-Amphiphile bestehen aus einem tetrasubstituerten Kohlenstoffatom, das drei hydrophobe und einen hydrophilen Substituenten trägt. Der hydrophile Substituent zeichnet sich durch eine Amid-Struktur oder ein Aminoxid aus. Tripod-Amphiphile wie die in **Abb. 33** dargestellten Verbindungen wurden zur Solubilisierung von Bakteriorhodopsin und Kalbsrhodopsin herangezogen.[221] Chae et al. veröffentlichten im Januar 2010 erstmals Untersuchungen zur Kristallstruktur von *N*-Oxid-haltigen Tripod-Amphiphilen.[222] Charakteristisch für Amphipole ist ihr stark hydrophiles Rückgrat, welches durch Verbindung mit hydrohoben Ketten zu amphiphilen Eigenschaften führt (siehe **Abb. 33**). Sie wirken selbst kaum oder nur schwach als Detergenzien, können Detergenzien in wässrigen Lösungen aber ersetzen, um transmembranäre Proteine zu stabilisieren.[223-226] Tribet et al. beschrieben 1996, dass Amphipole in der Lage sind, integrale Membranproteine wie Bakteriorhodopsin, das photosynthetische

Reaktionszentrum von *Rhodobacter sphaeroides* R-26, den Cytochrom b_6f-Komplex von *Chlamydomonas reinhardtii* und das Matrix-Porin OmpF aus *Escherichia coli* in nativer Form in Lösung halten zu können.[223] Duarte et al. veröffentlichten 2007 die Solubilisierung der V-ATPase aus *Saccharomyces cerevisiae* als Komplex mit dem Amphipol A8-35, einem Derivat der Polyacrylsäure.[227]

Abb. 33 zeigt für jede der vorgestellten Klassen an Detergenzien einen Vertreter.

kationisch: DTAB (15 mM) **63**

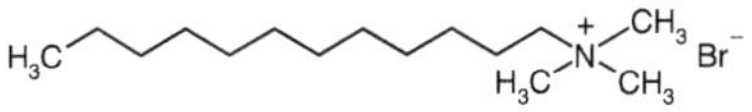

anionisch: SDS (1,57 - 7 mM) **64**

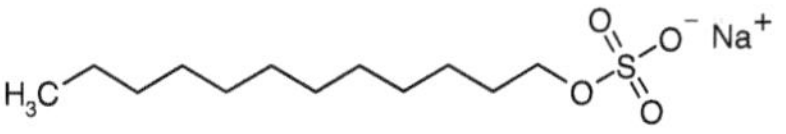

zwitterionisch: CHAPS (6,41 mM) **65**

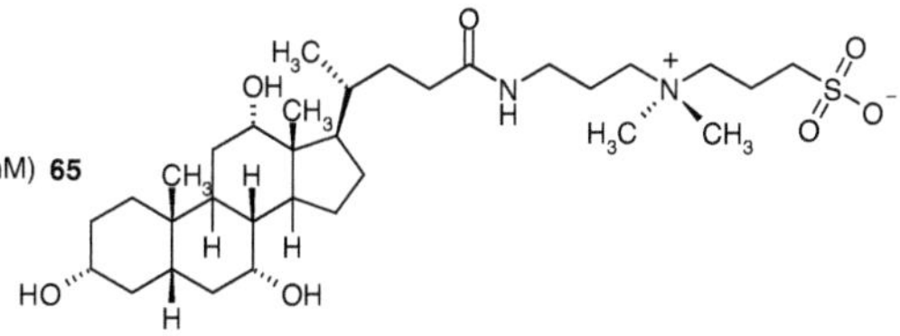

nicht-ionisch: DDM (0,15 mM) **66**

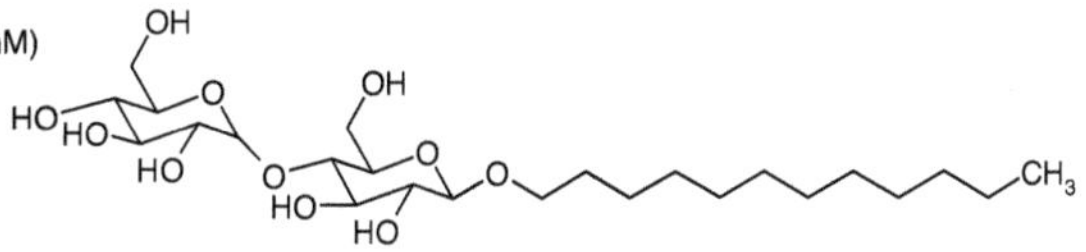

Tripod-Amphiphil (4,5 mM) **67**

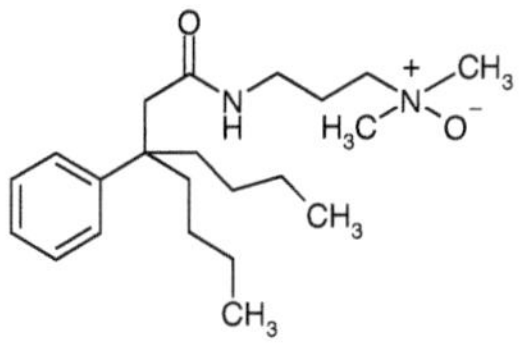

Amphipol (7-20 mM) **68**

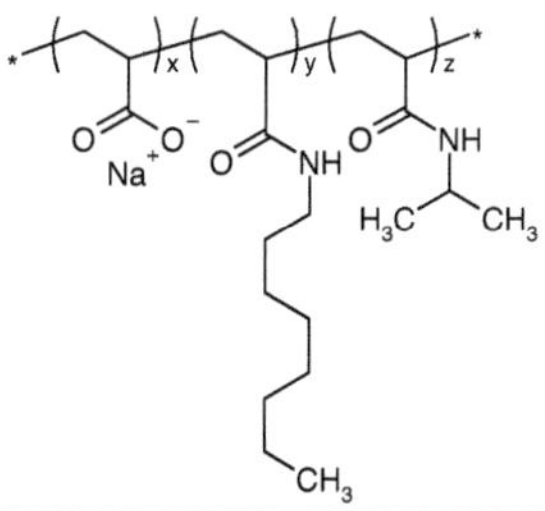

Abb. 33. Strukturen ausgewählter Detergenzien mit Angabe der CMC (in Klammern).[191,192,221,223,228-230]

Der erste Versuch, das Uracil-Bindeprotein aus der Membranpräparation des *Achromobacter xylosoxidans* zu solubilisieren, wurde in Anlehnung an das Protokoll für die Solubilisierung des Adenosin-A_1-Rezeptors (siehe **6.9.1**) unter Verwendung einer 1%igen Lösung des zwitterionischen Detergenzes CHAPS (**65**) durchgeführt. Abweichend vom Protokoll wurde die Inkubation mit dem Detergenz jedoch nicht unter Eiskühlung bei 4 C° sondern bei Raumtemperatur durchgeführt, da im Umgang mit der *Achromobacter xylosoxidans*-Membranpräparation festgestellt worden war, dass die Bindung von Uracil stark abnimmt, wenn die Präparation Temperaturschwankungen ausgesetzt ist. Es wurde vermieden, einmal aufgetaute Membranpräparation wieder bei –80 °C einzufrieren und ein zweites Mal im Assay einzusetzen. Das nachfolgende Säulendiagramm veranschaulicht das Ausmaß der Bindung von [^{3}H]Uracil an das erhaltene Solubilisat sowie diverse Kontrollen.

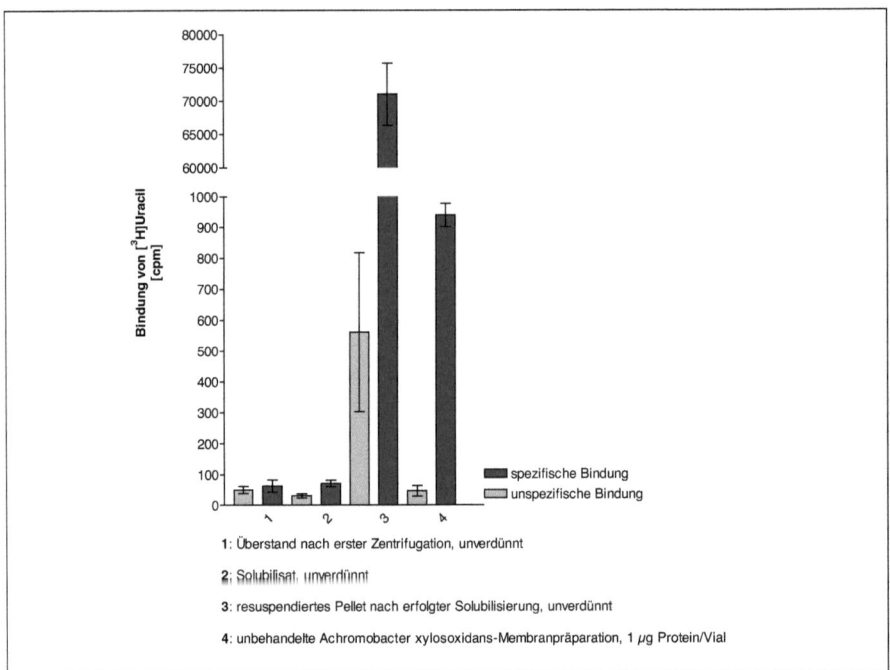

Abb. 34. Bindung von [^{3}H]Uracil an das durch Inkubation mit 1%iger CHAPS-Lösung erhaltene Solubilisat der *Achromobacter xylosoxidans*-Membranpräparation, den Überstand nach der ersten Zentrifugation, das nach Solubilisierung erhaltene Pellet, sowie die unbehandelte Membranpräparation. Dargestellt sind die Mittelwerte ± SEM aus einem Einzelexperiment, durchgeführt in Dreifachbestimmung.

Wie im obigen Säulendiagramm zu erkennen, zeigt [^{3}H]Uracil praktisch keine spezifische Bindung an das aus der *Achromobacter xylosoxidans*-Membranpräparation mit dieser Methode gewonnene Solubilisat. Die spezifische Bindung fällt mit weniger als 100 cpm so gering aus wie die an den

Überstand nach 30-minütiger Zentrifugation bei 20000 × g und 4 °C, in dem keine Membranfragmente zu erwarten sind. Die Uracil-Bindeproteine befinden sich nach der Solubilisierung noch im Pellet, wie Säule 3 der Abbildung belegt. Hier kommt es bei unverdünntem Einsatz des resuspendierten Pellets zu einer hohen spezifischen Bindung mit erhöhter unspezifischer Bindung. Gegenüber der unbehandelten Membranpräparation (1 µg Protein/Vial) mit einer spezifischen Bindung von rund 950 cpm weist das resuspendierte Pellet etwa 76-fach höhere cpm auf. Diese hohe Bindung beruht darauf, dass das Pellet nach der Solubilisierung mit Tris-Inkubationspuffer auf das Ausgangsvolumen resuspendiert und unverdünnt in den Versuch eingesetzt wurde. Hintergrund dessen war, bei erfolgreicher Solubilisierung über das Verhältnis von spezifischer [^{3}H]Uracil-Bindung an das Solubilisat und das resuspendierte Pellet den Anteil solubilisierter Bindungsstellen an den Gesamtanzahl an Bindungsstellen abzuschätzen.

Diese Solubilisierung mit CHAPS (**65**) führte nicht zum gewünschten Ergebnis. Im Hinblick auf Detergenzien, die, wie unter **3.3** angesprochen, eine der Solubilisierung folgende BN-PAGE erlauben, wurde das nicht-ionische Detergenz n-Dodecyl-β-D-maltosid (DDM, **66**) getestet. Die kritische Mizellbildungskonzentration (CMC) dieses Detergenzes beträgt 0,15 mM bei einer Temperatur von 25 °C. Bei einer molaren Masse von 510,63 g/mol entspricht dies einer CMC von rund 0,008% (m/V). Unterhalb einer Konzentration von 0,008% liegen die DDM-Moleküle als Monomere gelöst vor und können Membranproteine nicht extrahieren. Bei Detergenz-Konzentrationen von 0,008% und höher bilden sich Mizellen, die in der Lage sind, Membranproteine in ihr Inneres einzuschließen. DDM besitzt eine Aggragationszahl von 98.[194] Der sogenannte Trübungspunkt liegt bei 0 °C und weniger. Dies bedeutet, dass die Mizellen unterhalb von 0 °C aggregieren und unmischbar mit Wasser werden, so dass es zu einer Phasentrennung kommt.[194] Die Mizellbildung wird stark durch die Detergenzkonzentration, die Temperatur, den pH-Wert, die Ionenstärke der Lösung und das Vorhandensein weiterer Additive im Solubilisierungspuffer beeinflusst. Somit wurde im ersten Solubilisierungsversuch mit DDM versucht, diese Einflüsse so minimal wie möglich zu halten. Entgegen den Empfehlungen der Literatur, einen Solubilisierungspuffer zu verwenden, der stabilisierende Zusätze wie Glycerol, Komplexbildner wie EDTA oder EGTA und Protease-Inhibitoren wie Leupeptin oder Pepstatin A enthält, diente hier der aus Radioligand-Bindungsstudien bekannte Tris-Inkubationspuffer mit einem pH-Wert von 7,4 als Medium.[231,232] Diese Entscheidung wurde aufgrund der Empfindlichkeit des Uracil-Bindeproteins gegenüber verschiedensten Substanzen sowie aufgrund deren Einflüsse auf die Mizellbildung getroffen. Um das Uracil-Bindeprotein nicht unnötigen Temperatur-schwankungen auszusetzen und oberhalb des Trübungspunktes von DDM zu arbeiten, wurde die Solubilisierung bei Raumtemperatur vorgenommen. Die DDM-Konzentrationen betrugen 0,125%,

0,25%, 0,5% und 2,5% (m/V) und damit das rund 16- bis 313-Fache der CMC. Die Durchführung der Solubilisierung ist unter **6.9.2** beschrieben. Dabei wurde die Solubilisierungszeit von 40 min willkürlich gewählt. Die Proben wurden alle 5 min für etwa 3 s auf dem Vortexer durchmischt. Um eine Abtrennung nicht-solubilisierter Membranfragmente zu gewährleisten, fand die abschließende Zentrifugation für eine Dauer von 2 h bei 20000 × g und 4 °C statt. Gebräuchlich sind für diesen Schritt Zentrifugationszeiten von 10–15 min bei 100000 × g bis 20 min bei 20000 × g.[233] Rezeptor-Proteine werden häufig durch einstündige Zentrifugation bei 50000–100000 × g separiert.[192,202,204,206]

Abb. 35 zeigt die Bindung von [^{3}H]Uracil an die Solubilisate und die korrespondierenden resuspendierten Pellets.

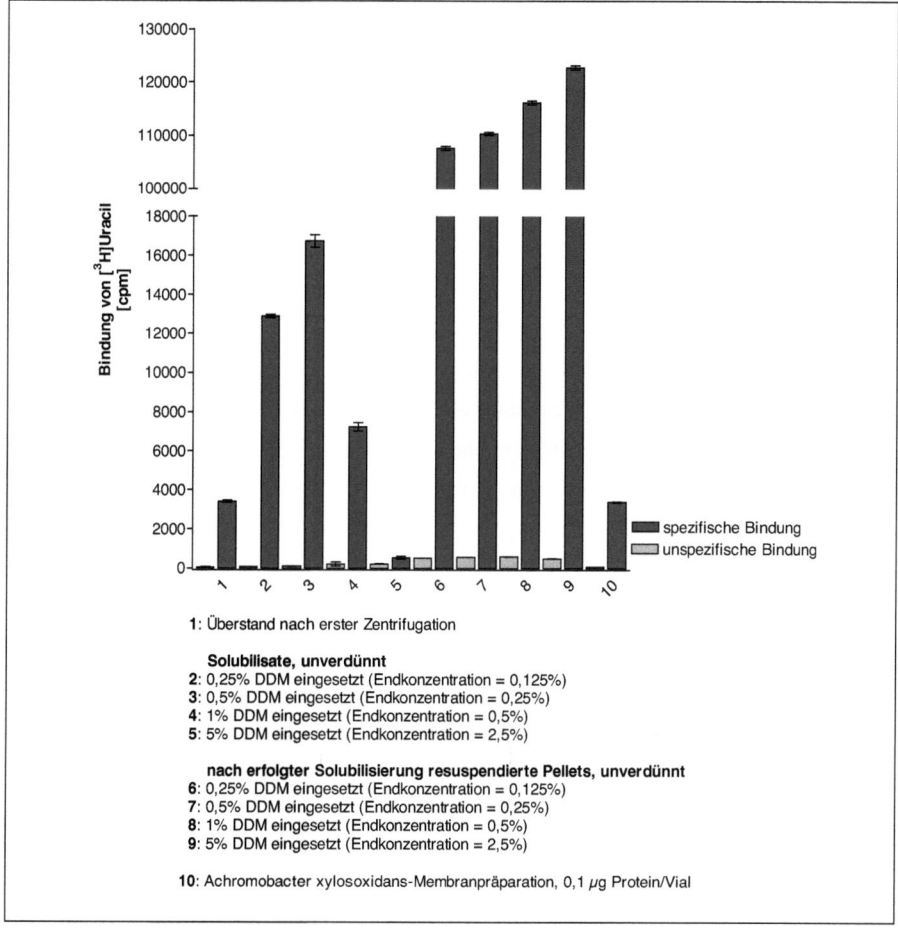

Abb. 35. Bindung von [³H]Uracil an die mit DDM aus der *Achromobacter xylosoxidans*-Membranpräparation solubilisierten Bindungsstellen, die korrespondierenden resuspendierten Pellets sowie die unbehandelte Membranpräparation. Dargestellt sind die Mittelwerte ± SEM eines Einzelexperimentes in Zweifachbestimmung.

Aus dem Säulendiagramm geht hervor, dass die Solubilisierung mit DDM erfolgreich war. Es konnte eine hohe spezifische Bindung gegenüber einer geringen unspezifischen Bindung gemessen werden. Die höchste spezifische Bindung von rund 17000 cpm lässt sich am Solubilisat, welches durch eine DDM-Konzentration von 0,25% gewonnen werden konnte, verzeichnen (Säule 3). Halbierung (Säule 2) wie Verdopplung (Säule 4) dieser Konzentration führen zu einer niedrigeren spezifischen Bindung und damit zu einer geringeren Ausbeute an solubilisierten Bindungsstellen. Wird eine hohe Detergenz-Konzentration von 2,5% eingesetzt, lässt sich praktisch keine spezifische Bindung mehr messen (Säule 5). Die entsprechenden resuspendierten Pellets zeigen erwartungsgemäß überwiegend umgekehrtes Verhalten. Je höher die Bindung an das Solubilisat, desto niedriger die Bindung an das korrespondierende Pellet. Lediglich die in Säule 6 oder 7 dargestellte Bindung folgt dieser Annahme nicht ganz. Zu erwarten gewesen wäre eine etwas niedrigere spezifische Bindung in Säule 7 oder eine höhere in Säule 6. Die resuspendierten Pellets wurden wiederum unverdünnt eingesetzt, um über die Höhe der spezifischen Bindung den Anteil solubilisierter Bindungsstellen an der Gesamtzahl an Bindungsstellen in der Proteinprobe abzuschätzen. Die Summe aus spezifischer Bindung für Säule 3 (17000 cpm) und Säule 7 (114000 cpm) beträgt 131000 cpm. Der Anteil spezifischer Bindungsstellen im Solubilisat gemessen an der Gesamtzahl spezifischer Bindungsstellen für Uracil beträgt somit 15%. An die unbehandelte Membranpräparation bindet der Radioligand ebenso wie an den Überstand nach der ersten Zentrifugation. Dies deutet darauf hin, dass nach 30-minütiger Zentrifugation bei 20000 × g noch Membranfragmente suspendiert bleiben, die rund 1 µg Protein pro ml entsprechen. In Bezug auf die Solubilisierung stellt sich daher die Frage, ob die hier gewählte Beschleunigung und die Zentrifugationszeit ausreichend sind, um nur solubilisierte Proteine im Solubilisat vorzufinden. Auf diese Frage wird später näher eingegangen. Zunächst wurden jedoch drei unabhängige Solubilisierungen mit Einsatz der 0,5%igen (Endkonzentration = 0,25%) DDM-Lösung durchgeführt und an diesen Solubilisaten Inhibitionskurven von Uracil gegen [^{3}H]Uracil aufgenommen (siehe **Abb. 36**). Die Solubilisate wurden dafür jeweils 1:5 (V:V) mit Tris-Inkubationspuffer verdünnt in den Assay eingesetzt.

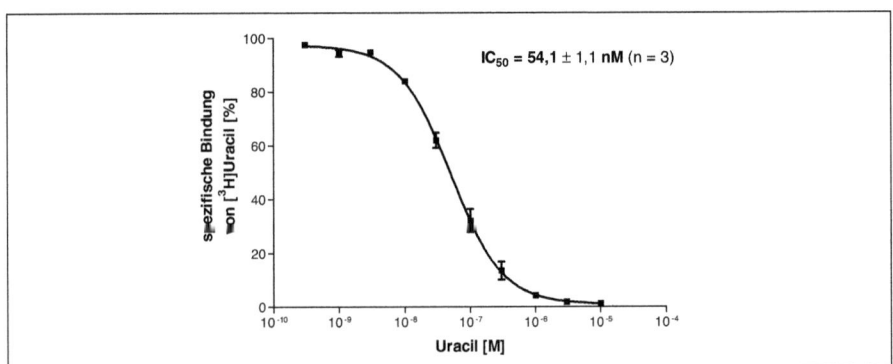

Abb. 36. Homologe Kompetition von Uracil vs. [^{3}H]Uracil an das aus der *Achromobacter xylosoxidans*-Membranpräparation mit 0,25%iger DDM-Lösung gewonnene Solubilisat. Dargestellt sind die Mittelwerte ± SEM dreier voneinander unabhängiger Experimente in Dreifachbestimmung. Für einige Werte ist der SEM durch das Symbol überdeckt.

Der IC_{50}-Wert der Inhibitionskurve beträgt **54,1 ± 1,1 nM** und liegt in der gleichen Größenordnung wie der an der Membranpräparation mit **23,4 ± 2,3 nM** ermittelte. Der gering ausfallende Standardfehler SEM belegt die gute Reproduzierbarkeit der Methode. Gemäß *Gl. 1* lässt sich aus dieser homologen Kompetition ein K_D- bzw. K_i-Wert von 49,1 nM berechnen. Dass der Wert für die halbmaximale Inhibition (IC_{50}) und die Konstanten für die Gleichgewichtsdissoziation (K_D) bzw. -inhibition (K_i) für die solubilisierten Bindeproteine etwas höher ausfallen als für die Membranpräparation, liegt möglicherweise daran, dass sich die Konformation der Bindungsstellen im Solubilisat nicht direkt mit der in der Membranpräparation vergleichen lässt. Es kann dennoch davon ausgegangen werden, dass es sich bei den hier solubilisierten Bindungsstellen um die Uracil-Bindeproteine handelt.

Im folgenden wird auf die oben angesprochene Abhängigkeit zwischen Beschleunigung und Zentrifugationszeit näher eingegangen.

Die Beschleunigung oder Zentrifugationskraft und die Zentrifugationszeit lassen sich gemäß *Gl. 7* ins Verhältnis setzen:[234]

$$t = \frac{18\,\eta \cdot \ln\frac{r}{r_0}}{(\rho_s - \rho_l) \cdot \omega^2 \cdot d^2} \qquad Gl.\ 7$$

t: Zeit zum Absinken des Partikels [s]
η: Viskosität der Flüssigkeit [Pa · s = kg · s^{-1} · m^{-1}]
r: Ziel-Radius (Gefäßboden) [m]
r_0:   axiale Zentrifugenposition [m]
ρ_s: Dichte des Partikels [kg · m^{-3}]
ρ_l: Dichte der Flüssigkeit [kg · m^{-3}]
ω: Winkelgeschwindigkeit [s^{-1}]
d: Partikeldurchmesser [m]

Wie verändert sich die Zeit t, wenn die Winkelgeschwindigkeit ω erhöht oder erniedrigt wird? Betrachtet man den Fall für eine spezielle Zentrifuge, die mit einem Rotor (hier: r_0) betrieben wird, der alle erforderlichen Beschleunigungen (hier: ω) erreicht, und führt die Solubilisierung in einer definierten Flüssigkeit (hier: η und ρ_l) in definierten Gefäßen (hier: r) durch und geht davon aus, dass die Solubilisat-Mizellen eine definierte Größe und Dichte besitzen (hier: d und ρ_s), können alle Parameter außer t und ω als konstant angenommen werden. Die Variable a stellt die versuchs- und gerätespezifische Konstante für diesen Fall dar. Die Gleichung lässt sich dadurch reduzieren auf:

$$t = \frac{a}{\omega^2} \Leftrightarrow a = t \cdot \omega^2 \qquad Gl.\ 8$$

Die Zentrifugationszeit t verhält sich umgekehrt proportional zum Quadrat der Winkelgeschwindigkeit ω. Bisher wurde die Solubilisierung durch zweistündige Zentrifugation bei 20000 × g durchgeführt. In der Literatur ist meist eine Zentrifugationszeit von 30 min bei

100000 × g beschrieben, die eine Sedimentation von nicht solubilisierten Partikeln gewährleisten soll.[233] Betrachtet man in dieser Gleichung vereinfacht die relative Zentrifugalbeschleunigung (RZB) in g als Winkelgeschwindigkeit ω und drückt die Zeit t in Minuten aus, so ergibt sich für a ein Wert von $3 \cdot 10^{11}$, wenn t = 30 min und ω = 100000. Um ein vergleichbares Zentrifugationsergebnis mit einer relativen Zentrifugalbeschleunigung von nur 20000 × g zu erreichen, müsste demnach 750 min = 12,5 h lang zentrifugiert werden. Dies ist praktisch kaum durchführbar, da die Kühlungseinrichtung der Zentrifuge nicht für derart lange Zentrifugationszeiten ausgelegt ist. Aus diesem Grund wurde die Solubilisierung des Uracil-Bindeproteins an einer Ultrazentrifuge bei einer Beschleunigung von 100000 × g und einer Temperatur von 4 °C für eine Dauer von 30 min durchgeführt. Anschließend wurde das Solubilisat (1:5 (V:V) in Tris-Inkubationspuffer verdünnt) einer homologen Kompetition von Uracil gegen [^{3}H]Uracil unterworfen, deren Ergebnis **Abb. 37** zeigt.

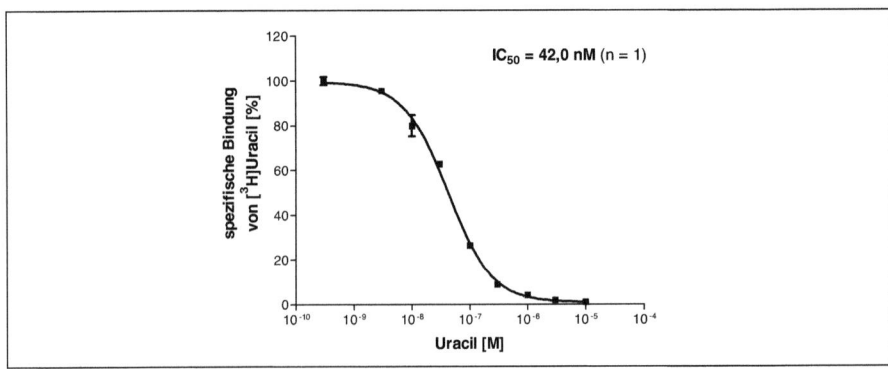

Abb. 37. Homologe Kompetition von Uracil vs. [^{3}H]Uracil an das aus der *Achromobacter xylosoxidans*-Membranpräparation mittels **Ultrazentrifugation** gewonnene Solubilisat. Dargestellt sind die Mittelwerte ± SEM eines Einzelexperimentes in Dreifachbestimmung. Für einige Werte ist der SEM durch das Symbol überdeckt.

Der erhaltene IC$_{50}$-Wert von **42,0 nM** stimmt gut mit dem der Membranpräparation von **23,4 nM** und des Solubilisates der 20000 × g-Zentrifugation von **54,1 nM** überein. Die nach der Zentrifugation bei 100000 × g im Überstand vorliegenden Bindungsstellen sind somit durch das Detergenz DDM solubilisiert. Die spezifische Bindung fiel für das unverdünnte Solubilisat bei Verwendung der Ultrazentrifuge mit rund 12000 cpm etwas niedriger aus als für das unverdünnte Solubilisat der 20000 × g-Zentrifugation (rund 17000 cpm). Dies ist darauf zurückzuführen, dass bei einer relativen Zentrifugalbeschleunigung von 100000 × g mehr kleinere, leichtere Partikel sedimentieren als bei 20000 × g, zumal für einen direkten Vergleich nicht lange genug bei 20000 × g zentrifugiert wurde. Die unspezifische Bindung fiel für das Solubilisat der Ultrazentrifuge mit rund 100 cpm gewohnt niedrig aus.

3.3.3 Zusammenfassung und Diskussion

Die in der Literatur von Klotz et al. beschriebene Methode zur Solubilisierung des Adenosin-A_1-Rezeptors aus Rattencortex konnte reproduziert werden.[202] Der solubilisierte Rezeptor zeigte die erwarteten Bindungseigenschaften für den bekannten A_1-Rezeptor-Agonisten [^{3}H]CCPA und den A_1-Rezeptor-Antagonisten DPCPX.

Es ist gelungen, das Uracil-Bindeprotein unter Erhalt ihrer Bindungseigenschaften für Uracil aus der Membranpräparation des *Achromobacter xylosoxidans* zu solubilisieren. Dazu wurden Wirkkonzentrationen von 0,125%, 0,25%, 0,5% und 2,5% des nicht-ionischen Detergenzes n-Dodecyl-β-D-maltosid (DDM) getestet, entsprechend Protein-Detergenz-Verhältnissen (m:m) von 1:1, 1:2, 1:4 und 1:21. Das beste Ergebnis wurde durch eine Endkonzentration von 0,25% (m/V) DDM erzielt. Da 2,5 mg DDM zur Solubilisierung von 1,21 mg Protein eingesetzt wurden, ergibt sich daraus ein **Protein-Detergenz-Verhältnis von 1:2** (m:m). Dieses dient als Basis, die Solubilisierungen zukünftig in größerem Maßstab durchzuführen. Die Solubilisierung fand in Tris-Inkubationspuffer bei einem pH-Wert von 7,4 statt. Darüber hinaus konnte gezeigt werden, dass sich die Solubilisierung sowohl an der Tischzentrifuge bei einer relativen Zentrifugalbeschleunigung von 20000 × g und einer Zentrifugationszeit von 2 h wie auch an der Ultrazentrifuge bei 100000 × g und 30 min, in beiden Fällen bei einer Temperatur von 4 °C, durchführen lässt und zu vergleichbaren Ergebnissen führt. Die in einer homologen Kompetition von Uracil gegen [^{3}H]Uracil an den Solubilisaten ermittelten IC_{50}-Werte betragen **54,1 ± 1,1 nM** (Zentrifugation bei 20000 × g, n = 3) und **42,0 nM** (Zentrifugation bei 100000 × g, n = 1) und stimmen gut mit dem an der Membranpräparation des *Achromobacter xylosoxidans* bestimmten IC_{50}-Wert von **23,4 ± 2,3 nM** überein. Da für die Solubilisate prinzipiell ein gegenüber der Membranpräparation abweichender K_D-Wert angenommen werden muss, kann die Berechnung des K_i-Wertes auf Basis des K_D-Wertes von 28,5 nM nur unter Vorbehalt erfolgen. Eine Berechnung gemäß *Gl. 1* liefert für die Solubilisate K_i-Werte von **49,1 nM** (Zentrifugation bei 20000 × g, n = 3) und **37,0 nM** (Zentrifugation bei 100000 × g, n = 1). Diese liegen ebenfalls in der gleichen Größenordnung wie der an der Membranpräparation ermittelte K_i-Wert von **19,8 nM**. Es kann festgehalten werden, dass es sich bei den solubilisierten Bindungsstellen um die intakten, in der Membranpräparation detektierten Uracil-Bindeproteine handelt.

In einem ersten homologen Kompetitionsexperiment der Nucleobase Adenin gegen [^{3}H]Adenin – durchgeführt von Dominik Thimm (Ak Müller) – wurde am Solubilisat ein IC_{50}-Wert von 93,5 nM ermittelt. Dieser liegt deutlich höher als der mit 13,8 ± 2,7 nM am lebenden *Achromobacter xylosoxidans* von Heiko Meyer (Ak Müller) mit gleichen Methoden bestimmte IC_{50}-Wert.[146] Dies lässt darauf schließen, dass sich im hier gewonnenen Solubilisat spezifische Bindungsstellen für Adenin befinden, welche aber durch die Herauslösung aus der Membran durch die Solubilisierung in ihrer Konformation so verändert sind, dass ihre Affinität zu Adenin um etwa den Faktor 7 verringert ist.

3.4 Auftrennung des Solubilisates und Proteinanalytik

Wie eingangs unter 3.3 erläutert, schließt sich an eine erfolgreiche Solubilisierung eine elektrophoretische Auftrennung der gewonnenen Proteine an, bevor diese mit massenspektrometrischen Methoden analysiert und durch Abgleich mit bestehenden Proteindatenbanken identifiziert werden. In dieser Arbeit wurden zwei elektrophoretische Techniken angewandt: die nicht-denaturierende Blau-native Polyacrylamid-Gelelektrophorese (BN-PAGE) und die denaturierende Natriumdodecylsulfat-Polyacrylamid-Gelelektrophorese (SDS-PAGE). Beide Methoden werden im folgenden mit den hier erarbeiteten Ergebnissen näher vorgestellt.

3.4.1 Blau-native Polyacrylamid-Gelelektrophorese

Die BN-PAGE wurde im Jahr 1991 zur Untersuchung Membran-gebundener Proteinkomplexe von Schägger und von Jagow entwickelt.[190] Dabei werden Proteine nach ihrer Größe bzw. ihrem Molekulargewicht in einem Acrylamid-Gradientengel aufgetrennt. Je nach Acrylamidgehalt und daraus resultierender Porengröße des Gels können Proteine mit Molekulargewichten von 10 kDa–10 MDa separiert werden. Das in dieser Arbeit verwendete 4–16% Bis-Tris-Gel ermöglicht eine gute Trennung von Proteinen mit Molekulargewichten zwischen 15 und 1000 kDa.[235] Das Molekulargewicht bakterieller Transportproteine liegt bei 10–100 kDa.[236,237] Aufgrund der Hypothese, dass es sich beim Uracil-Bindeprotein um eine Art Transporter handeln könnte, wurde ein Gradientengel mit Porengrößen gewählt, welche in der Lage sind, die Molekulargewichte von Transportern zu erfassen. Die Proteine des Solubilisates werden zunächst mit dem anionischen Farbstoff Coomassie Brillantblau G-250 beladen, was zu einer Ladungsumverteilung in den Proteinen führt. Diese Ladungsumverteilung bewirkt, dass sich selbst basische Proteine bei einem während der Elektrophorese herrschenden pH-Wert von 7,5 zur Anode hin bewegen.[233] Erreichen die Proteine Poren des Gels, die zu klein sind, um sie passieren zu lassen, wandern sie ab diesem Punkt nicht mehr weiter. Bei einer konstanten angelegten Spannung und Abführung der entstehenden Wärme durch Eiskühlung der Elektrophoresekammer besteht eine direkte Abhängigkeit zwischen der Größe bzw. dem Molekulargewicht der Proteine und ihrer Wanderungsstrecke im Gradientengel. Der Kathodenpuffer ist mit Coomassie Brillantblau G-250 versetzt, um durch diesen Farbstoffüberschuss eine konstante Bindung von Coomassie an die

Proteine sicherzustellen.[196] Zur Abschwächung des daraus entstehenden blauen Gel-Hintergrundes wird der dunkelblaue Kathodenpuffer nach der Hälfte des Laufes durch den hellblauen Kathodenpuffer ersetzt. Die genaue Durchführung der Elektrophorese ist unter **6.10.1** beschrieben. Mit den erhaltenen Banden kann auf verschiedene Weise weitergearbeitet werden. So lässt sich beispielsweise eine Elektrophorese zweiter Dimension anschließen (BN-PAGE wird hierbei als erste Dimension betrachtet). Dazu werden die Banden der BN-PAGE ausgeschnitten und beispielsweise mit SDS und 2-Mercaptoethanol aufgelöst, bevor sie einer SDS-PAGE unterzogen werden.[238] Durch diese wird eine Auftrennung von Polypeptiden im Molekulargewichtsbereich von 1–200 kDa erreicht. Alternativ kann ein Western-Blot durchgeführt werden. Dazu sei jedoch gesagt, dass Immunodetektion von eindimensionalen Gelen oft zu unbefriedigenden Ergebnissen führt und die Auflösung durch vorhergehende SDS-PAGE wesentlich erhöht werden kann.[238] Darüber hinaus können die Proteine mittels Elektroelution und anschließender Entfernung von Coomassie Brilliantblau G-250 aus der BN-PAGE gewonnen werden. Ebenso ist ein Elektroblotting möglich, bei dem die Proteine vom Gel auf eine PVDF (Polyvinylidenfluorid)-Membran übertragen werden.[239] Nicht zuletzt besteht die Möglichkeit, die ausgeschnittenen Banden direkt in Bindungsassays einzusetzen oder Methoden der Proteinanalytik zu unterziehen.

In dieser Arbeit wurde zunächst eine BN-PAGE des Solubilisates (20000 × g- und 100000 × g-Zentrifugation) des Uracil-Bindeproteins aus der *Achromobacter xylosoxidans*-Membranpräparation angefertigt. Die Probenvorbereitung ist unter **6.10.1** erläutert. Als Proteinstandard zur Verfolgung der Molekulargewichtsauftrennung im Gel diente Mark12™ der Firma Invitrogen. Es ist nicht gelungen, die Proteine anhand der BN-PAGE aufzutrennen. In allen Spuren war lediglich eine Farbvertiefung im unteren Drittel des Gels ab einem Molekulargewicht von etwa 60 kDa zu sehen. Eine Auftrennung in einzelne Banden blieb aus. Möglicherweise ist bei diesem Molekulargewicht eine Stauung der Proteine eingetreten. Es ist wahrscheinlich, dass sich unter dieser „Bande" mehrere Proteine verbergen, einschließlich des gesuchten Uracil-Bindeproteins. Um dies zu überprüfen, wurden diese Banden aus dem Gel ausgeschnitten und einem Bindungsassay mit [^{3}H]Uracil unterworfen. Die Vials wurden gemäß der unter **6.8.3** beschriebenen Kompetitions-experimente beschickt. Einzige Änderung war, dass anstelle 100 µl Proteinsuspension ein Gelstück (0,1 × 0,5 × 0,8 cm), welches die Bande bei rund 60 kDa enthält, eingesetzt wurde. Zum Erhalt des Flüssigkeitvolumens von 1 ml wurden die 790 µl Tris-Inkubationspuffer im Vial auf 890 µl erhöht. Inkubiert wurde für die Dauer von 1 h im Schüttelwasserbad bei 37 °C. Um ein Verstopfen des Zellharvesters durch die Gelstücke zu vermeiden, mussten diese von Hand über GF/B-Glasfaserfilter (imprägniert mit 0,3%iger PEI-Lösung) unter Anlegen eines Vakuums filtriert werden. Dazu wurden sie mit einem Spatel aus dem Probenvial entnommen, auf einen GF/B-Filter gelegt und mit Tris-Inkubationpufffer gespült. In der Praxis gestaltete sich dies als schwierig, da es kaum möglich war, die Gelstücke auf den Filtern akkurat mit Tris-Inkubationspuffer abzuspülen. Dadurch war nicht auszuschließen, dass sich nach der Filtration noch freie Radioligandmoleküle in Lösung auf den Gelstücken befanden. Außerdem konnten nicht alle Gelstücke gleichzeitig von der radioligandhaltigen Lösung getrennt werden, woraus Abweichungen in der Inkubationszeit resultierten. Die Lösung der Probenvials wurde nach Entnahme der Gelstücke mit dem Zellharvester über GF/B-Filter (imprägniert mit 0,3%iger PEI-Lösung) filtriert. Schließlich wurde die in bzw. an die Gelstücke, die GF/B-Filter der manuellen Filtration sowie der Separation über den Zellharvester gebundene Radioaktivität im LSC gemessen. Aus praktischen Gründen konnte nur eine Einfachbestimmung vorgenommen werden. Der Radioligand zeigte an keine der untersuchten Proben spezifische Bindung. In allen Fällen entfiel der Großteil der Bindung von [^{3}H]Uracil auf unspezifische Bindungsstellen. Das Experiment war somit nicht auswertbar. Die Gründe für das erhaltene Ergebnis mögen vielfältig sein. Es liegt nahe, dass das Uracil-Bindeprotein durch Verankerung in der Gel-Matrix für [^{3}H]Uracil nicht mehr zugänglich war. Denkbar ist auch, dass die Konformation der Bindungsstelle im Gel verändert war und ein Andocken von [^{3}H]Uracil erschwert oder überhaupt nicht mehr zuließ. Diesen Überlegungen nachzugehen, ist kompliziert, und so galt es zunächst, einen empirischen Ansatz zu verfolgen, der darin bestand, die Parameter, die diesen Versuch beeinflussen könnten, genauer zu untersuchen. In einem Bindungsassay am Solubilisat der *Achromobacter xylosoxidans*-Membranpräparation wurden dem Tris-Inkubationspuffer das im Laufpuffer (Native PAGE™ Running Buffer) der BN-PAGE enthaltene Tricin und Bis-TRIS sowie das im Proben-Additiv (Sample-Additive) enthaltene Coomassie Brilliantblau G-250 zugesetzt. Der Probenpuffer (Native PAGE™ Sample Buffer) wurde bei der hier durchgeführten Elektrophorese nicht eingesetzt, dennoch wurde der Einfluss seiner Bestandteile NaCl und Glycerol auf die Uracil-Bindung an dieser Stelle untersucht. Das nachfolgende Säulendiagramm veranschaulicht die Bindung von [^{3}H]Uracil an das Solubilisat in Gegenwart der genannten Substanzen.

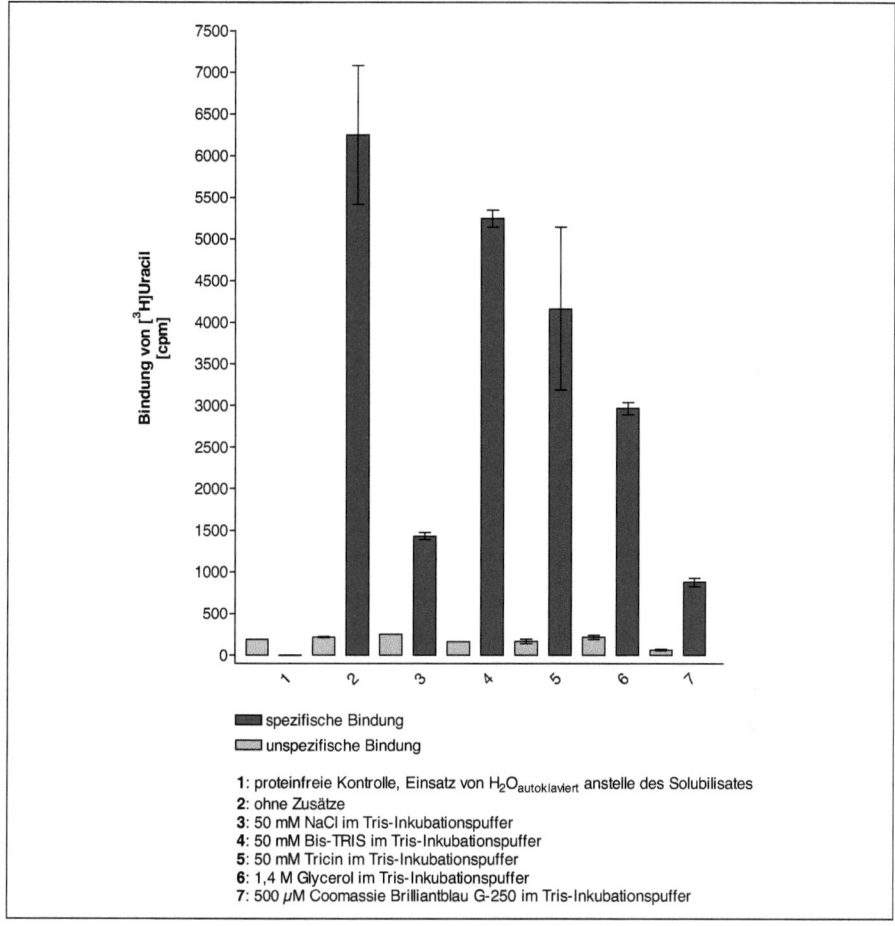

Abb. 38. Bindung von [³H]Uracil an das Solubilisat der *Achromobacter xylosoxidans*-Membranpräparation in Gegenwart verschiedener in der BN-PAGE gebräuchlicher Reagenzien. Dargestellt sind die Mittelwerte ± SEM eines Einzelexperimentes in Zweifachbestimmung (für Probe 1 nur in Einfachbestimmung).

Es fällt auf, dass alle getesteten Reagenzien die spezifische Bindung von [³H]Uracil reduzieren. Während 50 mM Bis-TRIS und 50 mM Tricin mit einer Erniedrigung der spezifischen Bindung auf rund 85 bzw. 70% des Ausgangswertes einen vergleichsweise geringen Einfluss ausüben, nimmt die Radioligandbindung durch Glycerol-Zusatz bereits um rund 50% ab. 50 mM NaCl lassen die spezifische Bindung auf etwa 23% ihres Ausgangswertes sinken. Die spezifische Bindung wird durch den Zusatz von 500 µM Coomassie Brilliantblau G-250 am stärksten beeinflusst, was sich in der Abnahme der cpm von etwa 6250 ohne Zusätze auf 900 cpm unter Coomassie-Einsatz wiederspiegelt. Coomassie Brilliantblau G-250 ist für die Durchführung der BN-PAGE unerlässlich, wie eingangs unter **3.4.1** erläutert wurde. Zwar bestünde die Möglichkeit, eine sogenannte farblose native Polyacrylamidgelelektrophorese (CN-PAGE, Colorless Native PAGE) durchzuführen, bei der kein Coomassie-Farbstoff verwendet wird, jedoch lässt sich diese Methode nur bei sauren Proteinen anwenden, die bei einem pH-Wert von 7,5 überwiegend deprotoniert vorliegen. Da bei dieser Technik die gleichen Puffer und Reagenzien zum Einsatz kommen wie in der BN-PAGE, ist ein Gelingen an dieser Stelle fraglich.[239] Im vorgestellten Bindungsassay wurden die Reagenzien, welche Einfluss auf die Radioligandbindung nehmen, einzeln untersucht. Es ist nicht auszuschließen, dass sich die Auswirkungen auf die Radioligandbindung additiv verhalten. Aus diesen Gründen wurde die BN-PAGE nicht weiter verfolgt, sondern versucht, der Identität des Uracil-Bindeproteins mit Hilfe der SDS-PAGE näherzukommen.

3.4.2 Natriumdodecylsulfat-Polyacrylamid-Gelelektrophorese

Diese Elektrophoresetechnik ermöglicht es, Proteine mit einem Molekulargewicht von 1–500 kDa aufzutrennen. Dazu dienen Gele aus polymerisiertem Acrylamid, die je nach Gehalt des Acrylamids eine spezielle Porengröße besitzen. Das anionische Detergenz SDS entfaltet und denaturiert die zu untersuchenden Proteine und bildet mit diesen Fragmenten Komplex, welche über ein einheitliches Verhältnis von Ladung zu Masse im elektrischen Feld aufgetrennt werden können. Dabei binden 1,4 g SDS an 1 g Protein.[240,241] Anhand der im Laufpuffer vorhandenen Ionen unterscheidet man zwischen der Glycin-SDS-PAGE (auch bekannt als Lämmli-SDS-PAGE) und der Tricin-SDS-PAGE. Proteine mit einem Molekulargewicht von < 30 kDa lassen sich gut mit der Tricin-SDS-PAGE auftrennen, während Proteine mit höherem Molekulargewicht besser mit der Glycin-SDS-PAGE zu erfassen sind.[242] Die Gelbanden werden mit Coomassie Brilliantblau G-250 oder einer Silbernitratlösung angefärbt. Für die Silberfärbung reichen Proteinmengen von 2–10 ng pro Bande aus, während für eine aussagekräftige Coomassie-Färbung etwa die 100-fache Proteinmenge pro Bande vorliegen muss.[242] Die erhaltenen Banden können entweder ausgeschnitten und einer massenspektrometrischen Ananlyse unterzogen oder mittels Elektroblotting auf eine PVDF-Membran überführt werden, woraufhin eine N-terminale Proteinsequenzierung (Edman-Abbau) möglich ist. Die SDS-PAGE kommt als Teil einer zweimensionalen Elektrophorese in mehreren Varianten vor. Die konventionelle 2-D-Elektrophorese sieht in der ersten Dimension eine isoelektrische Fokussierung vor, bei der die Proteine in einem Acrylamidgel mit kontinuierlichem pH-Gradienten gemäß ihres isoelektrischen Punktes IP getrennt werden. Als isoelektrischen Punkt wird der pH-Wert bezeichnet, bei dem die Nettoladung des Proteinmoleküls 0 beträgt. In der zweiten Dimension werden die ausgeschnittenen Gelbanden der ersten Dimension einer SDS-PAGE unterzogen.[243] Eine andere zweidimensionale Elektrophoresetechnik basiert auf einer Detergenzhaltigen Elektrophorese in der ersten und einer SDS-PAGE in der zweiten Dimension. In der ersten Dimension wird als anionisches Detergenz am häufigsten SDS eingesetzt, 16-Benzyldimethyl-n-hexadecylammoniumchlorid (BAC) und Cetyltrimethylammoniumbromid (CTAB) sind die gängigsten kationischen Detergenzien für diese Elektrophorese. Schließlich kann, wie unter **3.4.1** erläutert, eine native Elektrophorese in Form der BN- oder CN-PAGE als erste und eine SDS-PAGE als zweite Dimension dienen.[244] In der vorliegenden Arbeit wurde mit dem aus der *Achromobacter xylosoxidans*-Membranpräparation gewonnenen Solubilisat zum einen direkt eine SDS-PAGE wie auch eine zweidimensionale Elektrophorese des Typs BN/SDS-PAGE (siehe **Abb. 40, Abb. 39**) durchgeführt. Die praktische Vorgehensweise ist unter **6.10.2** beschrieben.

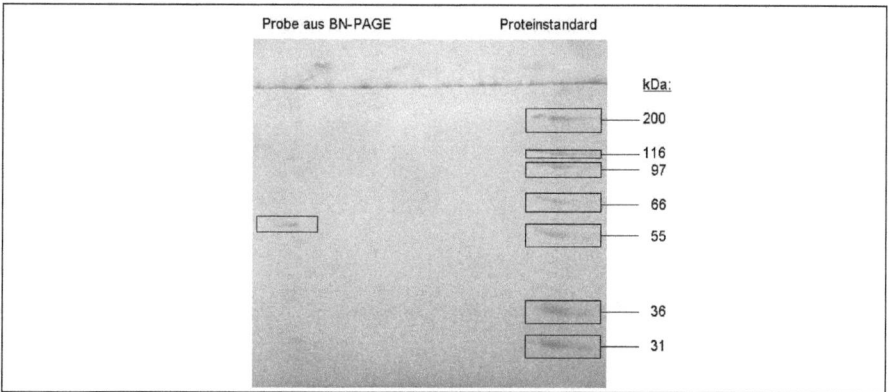

Abb. 39. SDS-PAGE des Solubilisates der *Achromobacter xylosoxidans*-Membranpräparation nach vorangegangener BN-PAGE. Als Proteinstandard wurde Mark12™ eingesetzt.

Die in der BN-PAGE bei rund 60 kDa angenommene Bande wurde ausgeschnitten und in die SDS-PAGE eingesetzt. Die Banden des angefertigten Gels sind nur schwach zu erkennen, doch ein Vergleich mit dem Proteinstandard zeigt, dass die Probe eine Bande bei einem Molekulargewicht von etwa 60 kDa aufweist. In diesem Gel sind keine weiteren Banden der Probe zu erkennen. Da es unwahrscheinlich ist, dass das Solubilisat nur Proteine mit einem Molekulargewicht von 60 kDa enthält, muss davon ausgegangen werden, dass eine Reihe von Proteinen in der BN-PAGE nicht sichtbar war. Folglich zeigte die anschließende SDS-PAGE nur die bekannte Bande bei etwa 60 kDa (siehe **Abb. 39**). Um weitere Proteine des Solubilisates aufzuspüren, wurde dieses nachfolgend direkt in einer denaturierenden SDS-PAGE eingesetzt.

114 Charakterisierung des Uracil-Bindeproteins des Bakteriums Achromobacter xylosoxidans

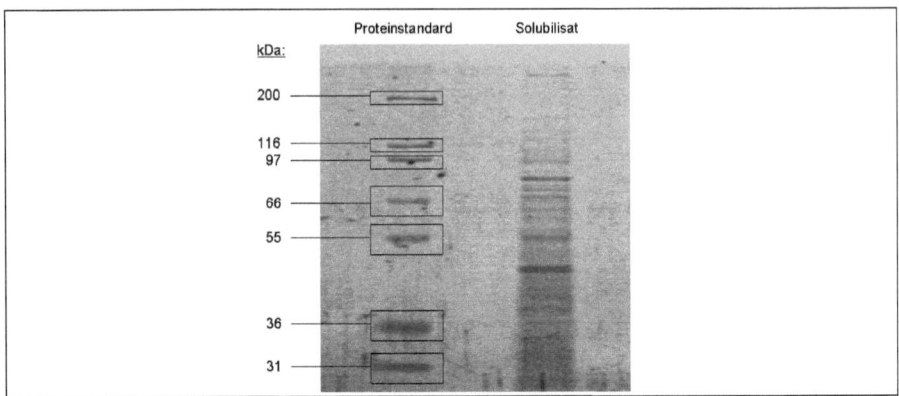

Abb. 40. SDS-PAGE des Solubilisates (20 µl) der *Achromobacter xylosoxidans*-Membranpräparation und des Proteinstandards Mark12™.

Durch die direkte SDS-PAGE wird eine deutliche Auftrennung der Proteine erreicht, die sich in zahlreichen Banden wiederspiegelt. Besonders intensive Banden sind bei Molekulargewichten von rund 40 kDa, 55 kDa und etwa 70–80 kDa zu sehen. Diese Größenordnung könnte sich durchaus bakteriellen Transportproteinen zuschreiben lassen. Da die Proteine dieser Banden durch das SDS denaturiert sind, ist es nicht mehr möglich, Radioligandbindung an ihnen zu messen. Die ursprüngliche Idee, anhand der BN-PAGE die im Solubilisat enthaltenen Proteine in funktioneller Form aufzutrennen und das Uracil-Bindeprotein über einen Radioligandbindungsversuch zu identifizieren, kann nach der SDS-PAGE nicht weiter verfolgt werden. Somit wurden alle Banden einer neu angefertigten BN/SDS-PAGE, der SDS-PAGE und, um jeglichen Proteinverlust zu vermeiden, zusätzlich die Gelflächen zwischen den Banden ausgeschnitten und zur massenspektrometrischen Analyse ans California Institute of Technology (Caltech) in Pasadena, Kalifornien, USA (Dr. Sonja Hess) geschickt.

3.4.3 Massenspektrometrische Analyse der Aminosäuresequenz

Die zu analysierenden Proben der Banden und Banden-Zwischenräume der SDS-PAGE wurden, wie in **Abb. 41** dargestellt, nummeriert, einzeln ausgeschnitten und in 0,5 ml-Eppendorfgefäßen ungekühlt zu Dr. Hess geschickt. Zusätzlich wurden drei unbehandelte Solubilisatproben à 100 µl übersendet.

Charakterisierung des Uracil-Bindeproteins des Bakteriums Achromobacter xylosoxidans 115

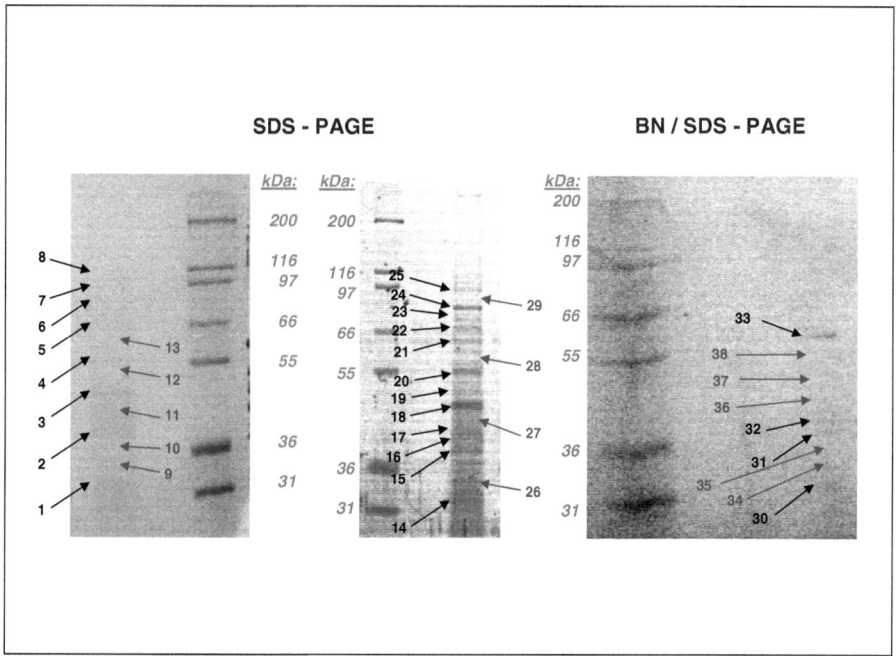

Abb. 41. Bezeichnung der Banden (dunkel) und Banden-Zwischenräume (hell) aus der SDS-PAGE (1–29) und BN/SDS-PAGE (30–38) zur massenspektrometrischen Analyse. Grüne Schrift kennzeichnet die Banden des Proteinstandards Mark12™.

Im Proteome Exploration Laboratory am California Institute of Technology unter Leitung von Frau Dr. Sonja Hess wurden zunächst die Banden 4–8 und 14–25 mit Trypsin verdaut. Das Enzym Trypsin ist eine Endopeptidase, was bedeutet, dass es Polypeptide in Oligopeptide zerlegt.[160] Dabei spaltet Trypsin C-terminal nach den Aminosäuren Arginin und Lysin. Seine maximale enzymatische Aktivität entfaltet es bei einem pH-Wert von 8. Daneben wurden die unbehandelten Solubilisate auf zwei Arten verdaut: eine Probe wurde mit einer Mischung aus LysC und Trypsin umgesetzt, eine weitere Probe mit Chymotrypsin. LysC ist eine Endopeptidase aus *Lysobacter enzymogenes* und spaltet Polypeptide nach Lysin. Die Serinprotease Chymotrypsin zerlegt Polypeptide nach aromatischen Aminosäuren wie Phenylalanin, Tryptophan und Tyrosin, darüberhinaus nach Methioninresten. Auf die genaue Durchführung der Proteolysen wird in dieser Arbeit nicht näher eingegangen, da diese Schritte im Rahmen einer Kooperation ausschließlich von Mitarbeitern von Dr. Hess durchgeführt wurden. Ziel des enzymatisches Verdaus war es, die Proteine der Gelbanden und des Solubilisates in Peptidfragmente von möglichst weniger als 100 Aminosäuren zu zerlegen, welche massenspektrometrisch erfasst werden können. Die Fraktionen des proteolytischen Verdaus wurden am Caltech in LC-MS/MS-Experimenten analysiert. Nach

Elektrosprayionisation (ESI) der intakten Peptide wurden diese in einer Linear trap quadrupole (LTQ)-Ionenfalle mit zweidimensionalem Quadrupolfeld analysiert. Das Verhältnis von Masse zu Ladung (m/z) der Ionen wurde mittels Fourier transform ion cyclotron resonance (FTICR) bestimmt. Durch Exzitation der Ionen in einem magnetischen Feld und der daraus resultierenden Änderung der Cyclotronfrequenz konnten Signale in Form von Sinuswellen detektiert werden. Sie werden als free induction decay (FID, freier Induktionszerfall) bezeichnet und mittels Fourier-Transformation in Massenspektren umgewandelt.[245] Jede Gelbande sowie das Solubilisat wurden in einem 45-minütigen Lauf analysiert. Die massenspektrometrischen Daten wurden mit Sequenzen der Proteindatenbank für Proteobakterien des Mascot Servers (Version 2.2) verglichen. Zwar ist das Proteom des *Achromobacter xylosoxidans* zum jetzigen Zeitpunkt noch nicht vollständig entschlüsselt, doch konnten die Daten mit bekannten Sequenzen für phylogenetisch verwandte Gattungen wie *Bordetella* und *Burkholderia* verglichen werden. Die Gattung *Bordetella* ist sehr eng verwandt mit der Gattung *Achromobacter*.[246] Gemeinsam mit der Gattung *Alcaligenes* bilden sie die Familie der *Alcaligenaceae*.[246] Diese Relation erhöht die Wahrscheinlichkeit, dass die in den Proben gefundenen Peptidsequenzen tatsächlich Teil der anhand der Datenbank identifizierten und analog im *Achromobacter xylosoxidans* vorkommenden Proteine sind. In der Peptidanalytik wurde eine Carbamidomethylsubstitution von Cysteinen als fixe Modifikation vorgegeben, während Acetylierung von Lysinen und am N-Terminus, Carbamoylierung am N-Terminus und Oxidation von Methioninen als variable Modifikationen zugelassen wurden. Die Proteine der Datenbank für Proteobakterien, die übereinstimmende Sequenzen mit den Proben aufwiesen, wurden mit dem Programm Scaffold 1.7 nach statistischer Aufbereitung gelistet. Dabei wurde die korrekte Proteinidentifikation durch das Programm Scaffold mit einer Wahrscheinlichkeit von 90% angenommen. Die minimale Anzahl an Peptiden, die vorliegen musste, um ein Protein als identifiziert anzusehen, betrug 1. Die Peptididentifikation musste zu 90% sicher sein, damit ein Peptid als identifiziert galt. **Tab. 12** listet die Suchergebnisse für die Analyse des Solubilisates, **Tab. 13** für die Untersuchung der gemäß **Abb. 41** übersendeten Gelbanden auf.

Tab. 12. Im Solubilisat der *Achromobacter xylosoxidans*-Membranpräparation mit massenspektrometrischen Methoden identifizierte Proteine.

	Protein	MW [kDa]	Anzahl einmalig gefundener Peptide[a] (identifizierter Spektren) nach Verdau mit:	
			Chymotrypsin	Trypsin
1	Aconitate hydratase (*Bordetalla pertussis* Tohama I)	97,7	0	2 (3)
2	Chain A, M168l Mutant of nitrite reductase from *Alcaligenes xylosoxidans*	36,5	0	3 (4)
3	Co-chaperonin GroES (*Bordetella petrii* DSM 12804)	10,2	0	1 (1)
4	Cold-shock-like protein (*Bordetella petrii* DSM 12804)	7,32	2 (2)	0
5	Cold-shock protein (*Bordetella petrii* DSM 12804)	8,62	0	1 (1)
6	Cpn60 (*Achromobacter denitrificans*)	19,8	0	2 (2)
7	Electron transfer flavoprotein beta-subunit (*Bordetella avium* 197N)	26,8	0	2 (2)
8	Electron transfer flavoprotein, alpha subunit (*Polaromonas naphthalenivorans* CJ2)	31,3	1 (1)	0
9	Elongation factor G (*Bordetella avium* 197N)	77,1	3 (3)	0
10	Elongation factor G (*Bordetella petrii* DSM 12804)	77,1	0	12 (14)
11	Elongation factor Ts (*Bordetella petrii* DSM 12804)	30,8	1 (1)	5 (6)
12	Elongation factor Tu (*Bordetella pertussis* Tohama I)	42,9	8 (9)	8 (14)
13	FOF1 ATP synthase subunit beta (*Bordetella pertussis* Tohama I)	50,5	0	1 (1)
14	Glyceraldehyde 3-phosphate dehydrogenase (*Bordetella petrii* DSM 12804)	36,2	0	2 (2)
15	Glycerol-3-phosphate-bindung periplasmic protein precursor (*Bordetella pertussis* Tohama I)	47,7	0	3 (3)
16	Hypothetical protein Ajs_1949 (*Acidovorax sp.* JS42)	33,6	0	2 (2)
17	Hypothetical protein BB0229 (*Bordetella bronchiseptica* RB50)	48,9	0	2 (2)
18	Hypothetical protein BP0250 (*Bordetella pertussis* Tohama I)	34,5	0	2 (2)
19	Hypothetical protein BP3440 (*Bordetella pertussis* Tohama I)	34,6	0	1 (1)
20	Hypothetical protein BP3441 (*Bordetella pertussis* Tohama I)	19,8	0	2 (2)
21	Hypothetical protein Bpet2667 (*Bordetella petrii* DSM 12804)	21,2	0	2 (2)

	Protein	MW [kDa]	Anzahl einmalig gefundener Peptide[a] (identifizierter Spektren) nach Verdau mit:	
			Chymotrypsin	Trypsin
22	Isocitrate dehydrogenase (NADP) (*Bordetella avium* 197N)	79,7	0	2 (2)
23	2-Isopropylmalate synthase (*Bordetella petrii* DSM 12804)	63,1	0	2 (2)
24	Leu/ile/val-binding protein precursor (*Bordetella petrii* DSM 12804)	39,4	0	2 (2)
25	Leu/ile/val-binding protein precursor (*Bordetella petrii* DSM 12804)	39,4	0	3 (3)
26	Malate dehydrogenase (*Bordetella petrii* DSM 12804)	35,4	1 (2)	2 (2)
27	2-Methylisocitrate lyase (*Bordetella petrii* DSM 12804)	31,9	0	2 (2)
28	Molecular chaperone DnaK (*Bordetella petrii* DSM 12804)	69,3	0	3 (3)
29	Nucleoside diphosphate kinase (*Bordetella avium* 197N)	15,4	1 (1)	3 (3)
30	3-Oxoacyl-(acyl-carrier-protein)synthase II (*Bordetella avium* 197N)	43,4	0	2 (2)
31	Phenylacetic acid degradation aldehyde dehydrogenase (*Bordetella avium* 197N)	59,2	0	1 (1)
32	Phosphoenolpyruvate synthase (*Bordetella petrii* DSM 12804)	86,3	1 (1)	0
33	Phosphoglycerate kinase (*Bordetella pertussis* Tohama I)	41,0	1 (1)	0
34	Putative ABC transport solute-binding protein (*Bordetella pertussis* Tohama I)	40,7	0	2 (2)
35	Putative outer membrane protein (*Bordetella pertussis* Tohama I)	20,9	0	1 (1)
36	Putative universal stress protein (*Bordetella pertussis* Tohama I)	16,3	1 (1)	0
37	Ribosomal protein S2 (*Polaromonas naphthalenivorans* CJ2)	27,6	0	1 (1)
38	30S Ribosomal protein S1 (*Bordetella petrii* DSM 12804)	62,9	0	5 (7)
39	50S Ribosomal protein L7/L12 (*Bordetella petrii* DSM 12804)	12,6	0	2 (6)
40	S-Adenosyl-L-homocysteine hydrolase (*Bordetella pertussis* Tohama I)	51,6	0	2 (2)
41	S-Adenosylmethionine synthetase (*Bordetella parapertussis*)	46,8	0	2 (2)
42	Succinyl-CoA-synthetase subunit alpha (*Bordetella petrii* DSM 12804)	30,7	1 (1)	0
43	Succinyl-CoA synthetase subunit beta (*Bordetella petrii* DSM 12804)	41,1	1 (1)	7 (8)
44	Trigger factor (*Bordetella petrii* DSM 12804)	47,6	0	5 (6)

[a] Beträgt die Anzahl einmalig gefundener Peptide 0, ist auch die Anzahl an identifizierten Spektren 0 und wird hier nicht mehr angegeben.

Die in **Abb. 41** mit 4–8 und 14–25 bezeichneten Banden wurden tryptisch verdaut und wie beschrieben massenspektrometrisch analysiert. In den Banden 6, 14, 15, 17, 18, 19, 20, 22 und 23 konnten im Abgleich mit der Datenbank für Proteobakterien die in der folgenden Tabelle gelisteten Proteine identifiziert werden.

Tab. 13. In den Gelbanden mit massenspektrometrischen Methoden identifizierte Proteine.

	Proteinname	MW [kDa]	Anzahl einmalig gefundener Peptide[a] (identifizierter Spektren) in Bande							
			6	14	15	17	18	19	20	22	23
1	ABC transporter substrate binding protein (*Bordetella avium* 197N)	n. b.	0	0	0	2 (2)	0	0	0	0	0
2	Adenylosuccinate synthetase (*Bordetella petrii* DSM 12804)	46,1	0	0	0	0	1 (1)	0	0	0	0
3	Amidase (*Burkholderia pseudomallei* 668)	52,9	0	0	0	0	0	0	1 (1)	0	0
4	AMP-dependent synthetase and ligase (*Geobacter metallireducens* GS-15)	56,8	0	0	0	0	1 (1)	0	0	0	0
5	Ana (*Achromobacter xylosoxidans*)	52,8	0	0	0	0	0	0	2 (2)	0	0
6	ArgG (*Bordetella petrii* DSM 12804)	49,3	0	0	0	0	0	0	1 (1)	0	0
7	Aspartokinase (*Bordetella petrii* DSM 12804)	45,2	0	0	0	0	0	1 (1)	0	0	0
8	ATP synthase alpha chain (*Bordetella petrii* DSM 12804)	55,5	0	0	0	0	0	0	1 (1)	0	0
9	Chaperone protein (*Bordetella avium* 197N)	n. b.	2 (4)	0	0	0	0	0	0	0	5 (6)
10	Cysteinyl-tRNA synthetase (*Bordetella pertussis* Tohama I)	53,2	0	0	0	0	0	0	1 (1)	0	0
11	DNA ligase, NAD dependent (*Sulfurovum sp.* NBC37-1)	73,3	0	0	0	0	1 (1)	0	0	0	0
12	Electron transfer flavoprotein beta-subunit (*Bordetella avium* 197N)	n. b.	0	5 (6)	0	0	0	0	0	0	0
13	Elongation factor Tu (*Bordetella petrii* DSM 12804)	42,9	0	0	0	0	4 (4)	0	0	0	0
14	Elongation factor Tu (*Halorhodospira halophila* SL1)	43,1	0	0	0	0	1 (1)	0	0	0	0
15	Elongation factor Ti (*Polaromonas sp.* JS666)	42,9	0	0	0	0	1 (1)	0	0	0	0
16	Eno (*Bordetella petrii* DSM 12804)	45,9	0	0	0	0	1 (1)	0	0	0	0
17	FOF1 ATP synthase subunit beta (*Bordetella pertussis* Tohama I)	50,5	0	0	0	0	0	0	4 (4)	0	0

	Proteinname	MW [kDa]	Anzahl einmalig gefundener Peptide[a] (identifizierter Spektren) in Bande							
			6	14	15	17	18	19	20	22	23
18	FabH (*Bordetella petrii* DSM 12804)	34,3	0	0	1 (1)	0	0	0	0	0	0
19	Fructose-1,6-bisphosphatase (*Bordetella avium* 197N)	n. b.	0	0	1 (1)	0	0	0	0	0	0
20	Gluconate utilization system Gnt-I transcriptional repressor (*Vibrio splendidus* 12B01)	36,5	0	0	0	1 (1)	0	0	0	0	0
21	Glucosamine-1-phosphate N-acetyltransferase/UDP-N-acetylglucosamine pyrophosphorylase (*Bordetella petrii* DSM 12804)	48,7	0	0	0	0	0	0	1 (1)	0	0
22	Glutaminyl-tRNA synthetase (*Bordetella pertussis* Tohama I)	66,6	0	0	0	0	0	0	0	1 (1)	0
23	Glutamyl-tRNA (GLN) amidotransferase subunit B (*Bordetella petrii* DSM 12804)	52,7	0	0	0	0	0	0	1 (1)	0	0
24	Glycerol kinase (*Salmonella enterica subsp. enterica serovar Typhi* str. CT18)	55,9	0	0	0	0	0	0	1 (1)	0	0
25	GMP synthase, C-terminal domain: GMP synthase, N-terminal domain (*Geobacter sp.* FRC-32)	57,0	0	0	0	0	0	0	1 (1)	0	0
26	GTP-binding elongation factor (*Bordetella petrii* DSM 12804)	67,4	0	0	0	0	0	0	0	1 (1)	0
27	Heat shock protein (*Bordetella petrii* DSM 12804)	71,4	0	0	0	0	0	0	0	2 (2)	0
28	Hypothetical protein AZC_3383 (*Azorhizobium caulinodans* ORS 571)	21,3	0	0	0	0	0	0	0	1 (2)	0
29	Hypothetical protein BAV0693 (*Bordetella avium* 197N)	n. b.	0	0	0	1 (1)	0	0	0	0	0
30	Hypthetical protein BP3440 (*Bordetella pertussis* Tohama I)	34,6	0	0	1 (1)	0	0	0	0	0	0
31	Leu/ile/val-binding protein precursor (*Bordetella petrii* DSM 12804)	39,4	0	0	0	1 (1)	0	0	0	0	0
32	Malate dehydrogenase (*Bordetella petrii* DSM 12804)	35,4	0	0	1 (2)	0	0	0	0	0	0
33	Methylmalonate-semialdehyde dehydrogenase (*Bordetella petrii* DSM 12804)	53,1	0	0	0	0	0	0	2 (2)	0	0
34	Mg-dependent DNase (*Pelobacter carbinolicus* DSM 2380)	51,9	0	0	0	0	0	0	0	1 (1)	0
35	Nitrous oxide reductase (*Achromobacter xylosoxidans*)	17,4	0	0	0	0	0	0	0	1 (1)	0
36	Ornithine cyclodeaminase (*Pseudomonas entomophila* L48)	37,9	0	0	0	1 (1)	0	0	0	0	0
37	3-Oxoacyl-(acyl-carrier-protein) synthase II (*Bordetella petrii* DSM 12804)	43,5	0	0	0	0	1 (1)	0	0	0	0
38	Peptide chain release factor 2 (*Bordetella petrii* DSM 12804)	37,6	0	0	0	0	1 (1)	0	0	0	0

	Proteinname	MW [kDa]	Anzahl einmalig gefundener Peptide[a] (identifizierter Spektren) in Bande							
			6	14	15	17	18	19	20	22	23
39	Polysaccharide biosynthesis protein (*Bordetella avium* 197N)	n. b.	0	0	0	0	0	0	2 (2)	0	0
40	ProS (*Bordetella petrii* DSM 12804)	63,6	0	0	0	0	0	0	0	1 (1)	0
41	Putative ABC transporter periplasmic amino acid-binding protein (*Bordetella pertussis* Tohama I)	36,7	0	0	0	1 (1)	2 (2)	0	0	0	0
42	Putative aminotransferase (*Bordetella petrii* DSM 12804)	44,2	0	0	0	0	1 (1)	0	0	0	0
43	Putative propionyl-CoA synthetase (*Bordetella petrii* DSM 12804)	69,0	0	0	0	0	0	0	0	1 (1)	0
44	RecA (*Burkholderia cepacia*)	37,2	0	0	0	1 (1)	0	0	0	0	0
45	Serine protein kinase (*Bordetella avium* 197N)	n. b.	0	0	0	0	0	0	0	1 (1)	0
46	Trigger factor (*Bordetella avium* 197N)	n. b.	0	0	0	0	0	0	3 (3)	0	0
47	Tyrosyl-tRNA synthetase (*Bordetella pertussis* Tohama I)	45,0	0	0	0	0	1 (1)	0	0	0	0

[a] Beträgt die Anzahl einmalig gefundener Peptide 0, ist auch die Anzahl an identifizierten Spektren 0 und wird hier nicht mehr angegeben.
n. b.: nicht bekannt

Im Solubilisat wurden im Vergleich mit der Datenbank für Proteobakterien insgesamt 44 verschiedene Proteine gefunden. In der mit Trypsin verdauten Probe wurden 37 verschiedene Proteine identifiziert, 12 verschiedene Proteine wurden nach Proteolyse mit LysC/Chymotrypsin detektiert. Eine Schnittmenge von 5 Proteinen konnte in beiden Proben gefunden werden. Das Molekulargewicht der identifizierten Proteine liegt im Bereich von 7–100 kDa. Ein Großteil der Proteine entfällt auf Enzyme der Nucleinsäure- oder Proteinsynthese. Aufgrund der in Bindungsstudien am lebenden *Achromobacter xylosoxidans* erhaltenen Ergebnisse können alle Proteine, die ausschließlich im Zellinneren vorkommen, für die Uracilbindung ausgeschlossen werden. Unter den hier als „hypothetical protein" bezeichneten Proteinen wurden Strukturen mit Transportfunktion gefunden. So zeigt Protein 20 aus **Tab. 12** Ähnlichkeit zum Colicin-Aufnahme-Protein in *Escherichia coli*, Protein 21 stellt einen anorganischen Ionentransporter dar (siehe **Tab. 12**).[247,248] Im Hinblick auf die Eigenschaft, die Nucleobase Uracil zu binden, fallen die Proteine 35 (Putative outer membrane protein) und 34 (Putative ABC transport solute-binding protein) aus **Tab. 12** auf, die beide im Proteom des Bakteriums *Bordetella pertussis* Tohama I vorkommen. Protein 35 liegt in der äußeren Membran des gram-negativen Bakteriums *Bordetella pertussis* Tohama I, seine Funktion ist noch nicht bekannt, was eine Bindungsfähigkeit der Nucleobase Uracil prinzipiell nicht ausschließt. Protein 34 stellt ein ABC-Transporter-assoziiertes

Bindeprotein dar. Die Familie der ABC-Transporter (ATP-binding cassette transporter) wurde unter **1.1** bereits vorgestellt. Wie dort erwähnt, dienen die im periplasmatischen Raum gelösten Bindeproteine als Substratfänger für die mittels ABC-Transporter über die Cytoplasmamembran zu befördernden Moleküle.[35] Die hohe Affinität für ihr Substrat, welche diese Bindeproteine auszeichnet, legt die Vermutung nahe, dass das Uracil-Bindeprotein solch eine Art von Protein sein könnte. Dies wirft jedoch die Frage auf, wie die Uracilmoleküle ins Periplasma gelangen. Prinzipiell wird der Durchtritt chemischer Verbindungen bis zu einem Molekulargewicht von etwa 600 Da durch wassergefüllte Poren, sogenannte Porine, in der äußeren Membran nach dem Prinzip der erleichterten Diffusion gemäß eines Konzentrationsgefälles ermöglicht.[35] Somit könnte Uracil die Barriere der äußeren Membran des lebenden *Achromobacter xylosoxidans* über Porine überwinden, im periplasmatischen Raum von selektiven, hochaffinen ABC-Transporter-Bindeproteinen „gefangen" und schließlich über einen assoziierten ABC-Transporter ins Zellinnere geschleust werden. Da das periplasmatische Bindeprotein im Solubilisat gefunden wurde, muss es auch in der Membranpräparation des *Achromobacter xylosoxidans* vorgelegen haben und könnte hier für die Uracilbindung verantwortlich gewesen sein.

Die massenspektrometrische Analyse der in **Abb. 41** gekennzeichneten Gelbanden der SDS-PAGE und BN/SDS-PAGE des Solubilisates lieferte 47 verschiedene identifizierte Proteine, die auf die Banden 6, 14, 15, 17, 18, 19, 20, 22 und 23 zurückzuführen sind. Bei Betrachtung der in **Tab. 13** dargestellten Ergebnisliste lässt sich erkennen, dass zwei verschiedene ABC-Transporter-Bindeproteine identifiziert werden konnten. In Bande 17 wurden Protein 1 (ABC transporter substrate binding protein aus *Bordetella avium* 197N) und 41 (putative ABC transporter periplasmatic amino acid-binding protein aus *Bordetella pertussis* Tohama I) detektiert. Protein 41 wurde darüber hinaus in Bande 18 gefunden. Protein 41 liegt im Periplasma vor und bindet Aminosäuren.[249] Es wäre denkbar, dass Varianten dieser ABC-Transporter-assoziierten Bindeproteine die am *Achromobacter xylosoxidans* gefundene hohe Affinität zu Uracil verursachen. Daneben wurden auch hier zahlreiche an der Nucleinsäure- und Proteinsynthese beteiligte Enzyme, sowie Enzyme des allgemeinen Stoffwechsels gefunden. Da diese jedoch im Cytoplasma vorliegen, können sie als Zielstruktur der Uracilbindung ausgeschlossen werden.

Die per Massenspektrometrie identifizierten Aminosäuresequenzen der angesprochenen **Proteine 34 und 35** aus **Tab. 12** und **1 und 41** aus **Tab. 13** wurden mit bereits veröffentlichten Sequenzen vierer funktionell ähnlicher Proteine des *Achromobacter xylosoxidans*-Proteoms unter Benutzung des im Internet zugänglichen Programms BLAST (Protein Alignment) verglichen.[250-254] **Tab. 14** fasst die Aminosäuresequenzen der Massenspektrometrie (b-Ionen) zusammen.

Tab. 14. Ausgewählte, durch LC/MS-MS identifizierte Aminosäuresequenzen im Vergleich zu publizierten Proteinen des *Achromobacter xylosoxidans*.

Protein	AS-Sequenz nach MS (b-Ionen)[a]	Anzahl identischer Aminosäuren zu postulierten Proteinen des *Achromobacter xylosoxidans*			
		ABC-Transporter-Substrat-Bindeprotein	ABC-Transporter-ATP-Bindeprotein	Membranübergreifendes Protein 1	Membranübergreifendes Protein 2
34, Tab. 12 mögliches ABC-Transporter-Substrat-Bindeprotein	TAYGQGLADEVEK	5	3	3	2
35, Tab. 12 mögliches äußeres Membranprotein	RIAEQENYDLIIQDAVT VNPR	7	6	4	6
1, Tab. 13 ABC-Transporter-Substrat-Bindeprotein	LVAAKPDAILIAG AGTPSALPQKELK	12, davon 7 in Serie	7	9	12 (nicht in Serie)
41, Tab. 13 mögliches periplasmatisches AS-Bindeprotein eines ABC-Transporters	FTALQSGEVDVLTR	5	2	7	4

[a] Eine Liste des internationalen Ein-Buchstaben-Codes für Aminosäuren befindet sich in Kapitel **8**.

Im Vergleich der Aminosäuresequenzen aus der Massenspektrometrie mit publizierten Sequenzen für Proteine des *Achromobacter xylosoxidans* wurden nur vereinzelt übereinstimmende Aminosäuren gefunden. Eine Homologie mehrerer aufeinanderfolgender Aminosäuren lässt sich lediglich zwischen Protein 1, **Tab. 13** und der Sequenz eines ABC-Transporter-Bindeproteins finden. Zwölf der insgesamt 26 identifizierten Aminosäuren stimmen mit den 386 Aminosäuren des ABC-Transporter-Substrat-Bindeproteins des *Achromobacter xylosoxidans* überein, davon kommen sieben aufeinanderfolgend vor. Momentan liegt lediglich die Sequenz des Plasmids pA81 des Stammes *Achromobacter xylosoxidans* A8 vor.[255,256] Falls das gesuchte Uracil-Bindeprotein für das Bakterium essentiell ist, liegt die entsprechende genetische Information mit hoher Wahrscheinlichkeit nicht auf einem Plasmid. Ein vollständiger Sequenzvergleich kann jedoch erst erfolgen, wenn das Genom bzw. Proteom des *Achromobacter xylosoxidans* vollständig entschlüsselt ist.

Aufgrund der Tatsache, dass die Auswertung der massenspektrometrischen Daten zu einem Großteil auf der Anwendung von Statistiken und Wahrscheinlichkeiten basiert, kann ein Endergebnis nur unter Vorsicht geäußert werden. Es besteht die Möglichkeit, dass das in dieser Arbeit identifizierte und isolierte Uracil-Bindeprotein des Bakteriums *Achromobacter xylosoxidans* ein für Uracil selektives und hochaffines ABC-Transporter-assoziiertes Substrat-Bindeprotein sein könnte.

3.4.4 Zusammenfassung und Diskussion

Das Solubilisat der *Achromobacter xylosoxidans*-Membranpräparation wurde zunächst einer nicht-denaturierenden Gelelektrophorese, der BN-PAGE unterzogen. Dabei gelang es nicht, die enthaltenen Proteine in einzelne Gelbanden aufzutrennen, es konnte lediglich eine große Bande bei einem Molekulargewicht von etwa 60 kDa detektiert werden. In einem anschließenden Bindungsversuch mit [^{3}H]Uracil an die ausgeschnittene Bande wurde keine spezifische Bindung des Radioliganden gemessen, was sich in erster Linie auf einen störenden Einfluss des Farbstoffes Coomassie Brilliantblau G-250 zurückführen lässt. Um die Proteine des Solubilisates dennoch in nativer Form elektrophoretisch aufzutrennen, könnte in Zukunft eine farblose, nicht-denaturierende Gelelektrophorese, die sogenannte CN-PAGE, durchgeführt werden. Diese gelingt jedoch nur dann, wenn die zu untersuchenden Proteine, wie unter **3.4.1** beschrieben, bei einem pH-Wert von 7,5 deprotoniert vorliegen. Die Bande der BN-PAGE wurde alternativ in eine denaturierende SDS-PAGE eingesetzt. Die dabei erhaltenen Banden wurden zur massenspektrometrischen Untersuchung ans California Institute of Technology (Caltech) in Pasadena, Kalifornien, USA (Arbeitsgruppe von Dr. Sonja Hess) geschickt. Ebenso wurde vom Solubilisat eine denaturierende SDS-PAGE angefertigt. Dabei wurde eine gute Auftrennung der Proteine in einzelne Banden erreicht. Eine Prüfung auf Uracilbindung ist an den denaturierten Proteinen nicht mehr möglich, so dass die Banden direkt ausgeschnitten und massenspektrometrisch analysiert wurden. Das Solubilisat und die ausgeschnittenen Banden der SDS-PAGE und der BN/SDS-PAGE wurden nach proteolytischem Verdau in LC-MS/MS-Experimenten in Peptidfragmente zerlegt, welche mit der Datenbank für Proetobakterien des Mascot Servers (Version 2.2) verglichen wurden. Dabei konnten im Solubilisat 44 verschiedene Proteine gefunden werden. In 9 der 24 ausgeschnittenen Gel-Banden konnten insgesamt 47 verschiedene Proteine identifiziert werden. Ein Großteil der Proteine stellt Enzyme der Nucleinsäure- und Proteinsynthese sowie des bakteriellen Stoffwechsels dar. Alle im Cytoplasma vorkommenden Proteine können bezüglich der Uracilbindung ausgeschlossen werden. Da Uracil mit ebenso hoher Affinität wie an die Membranpräparation und das Solubilisat auch an die lebenden Bakterien bindet, muss das Uracil-Bindeprotein in der äußeren Membran des gram-negativen *Achromobacter xylosoxidans*, im Periplasma oder in der Cytoplasmamembran liegen, wobei die beiden letztgenannten Fälle einen Durchtritt von Uracil durch die äußere Membran erfordern. Unter diesen Voraussetzungen fällt das Augenmerk auf die per Massenspektrometrie identifizierten Transportproteine wie die hypothetischen Proteine 17–21 (**Tab. 12**) sowie ABC-

Transporter-assoziierte Substrat-Bindeproteine 34 (**Tab. 12**), 1 und 41 (**Tab. 13**). Es sei an dieser Stelle nochmals darauf hingewiesen, dass die durchgeführte Proteomanalyse zu einem großen Teil auf Gesetzmäßigkeiten der Statistik und Stochastik basiert. Zwar lässt sich die Hypothese aufstellen, dass das Uracil-Bindeprotein des *Achromobacter xylosoxidans* ein für Uracil selektives und hochaffines ABC-Transporter-Substrat-Bindeprotein ist, doch muss der Beweis durch weiterführenden Versuche erbracht werden.

Zukünftig soll in einem hierauf aufbauenden Projekt versucht werden, die angesprochenen Proteine aus dem Bakterium *Achromobacter xylosoxidans* zu klonieren. Nach Überexpression in einem Modellorganismus soll schließlich auf Uracilbindung geprüft werden. Parallel dazu sollen Sequenzvergleiche der hier proteomanalytisch gefundenen Peptide mit neu veröffentlichten Sequenzen des *Achromobacter xylosoxidans*-Proteoms durchgeführt werden. Ein weiterer Ansatz könnte darin bestehen, sukzessive solche Gene, die Informationen für die angesprochenen ABC-Transporter-Substrat-Bindeproteine oder für in Frage kommende Transportproteine beinhalten, auszuschalten oder herunter zu regulieren (sogenannter knock-out oder knock-down) und daraufhin auf Uracil-Bindung zu prüfen.

4 Charakterisierung neuer P2Y-Rezeptor-Liganden

4.1 Einleitung

Die G-Protein-gekoppelten P2Y-Rezeptoren stellen wichtige Zielstrukturen für die Entwicklung neuartiger Arzneistoffe dar. Der Focus der vorliegenden Arbeit wurde auf die P2Y-Rezeptor-Subtypen 2, 4 und 6 gerichtet, welche durch Uracilnucleotide (UTP bzw. UDP) aktiviert werden. Die Gewebeverteilung dieser Rezeptoren sowie deren physiologische und pathophysiologische Rollen, aber auch Möglichkeiten, mit selektiven Liganden in diese Vorgänge einzugreifen, wurden unter **1.2.1** vorgestellt. Ebenso wurde auf die Problematik eingegangen, dass zum heutigen Zeitpunkt für viele Rezeptor-Subtypen keine selektiven und zugleich hochaffinen Liganden verfügbar sind. Derartige Liganden zu entwickeln, dient nicht nur der Arzneistofffindung, sondern auch pharmakologischen In-vitro-Experimenten, in welchen beispielsweise die Interaktion eines Rezeptors mit einem oder mehr Liganden und deren Auswirkung auf nachgeschaltete Signaltransduktionswege verfolgt wird. In diesen Studien ist es in der Regel erforderlich, bekannte Rezeptor-Agonisten oder -Antagonisten einzusetzen: als Positiv- oder Negativ-Kontrolle bezüglich des Effektes bzw. zur Rezeptor-Stimulation oder -Blockade oder zur Kompetition mit einer Testsubstanz. Sofern der endogene Ligand eines Rezeptors bekannt ist, liegt es nahe, diesen zu verwenden. Meist bringt er jedoch nicht die optimalen Voraussetzungen für die praktische Durchführbarkeit mit sich, da er enzymatisch instabil ist oder einer schnellen Wiederaufnahme unterliegt. Aus diesem Grunde besteht für einige pharmakologische In-vitro-Experimente und unter diesen auch für die Studien an P2Y-Rezeptoren ein Bedarf an sogenannten „pharmakologischen Werkzeugen" (pharmacological tools). Konkret bedeutet dies, dass aus einem Liganden, der hochaffin für einen P2Y-Rezeptor-Subtyp ist, beispielsweise ein radioaktiv markierter Ligand (sogenannter Radioligand) entwickelt werden könnte. Dadurch würde der entsprechende P2Y-Rezeptor zugänglich für reine Bindungsstudien, die sich im Hochdurchsatzscreening (high throughput screening, HTS) an Membranpräparationen durchführen ließen. Ähnliches gilt für Fluoreszenz-markierte Liganden. Bisher sind lediglich Radioligand-Bindungsstudien für den $P2Y_1$-, $P2Y_{12}$- und $P2Y_{13}$-Rezeptor entwickelt worden.[72] Die pharmakologischen Studien dieser Arbeit, am humanen $P2Y_2$- und $P2Y_4$-Rezeptor sowie am Ratten-$P2Y_6$-Rezeptor, wurden mittels Techniken der Fluoreszenzmessung durchgeführt. Diese werden im folgenden vorgestellt.

4.1.1 Prinzip der intrazellulären Calciummessungen

Wie unter 1.2 bereits beschrieben wurde, führt die Aktivierung G_q-Protein-gekoppelter Rezeptoren zu einer Freisetzung von Ca^{2+}-Ionen aus intrazellulären Speichern und damit einem Anstieg der Calciumkonzentration in der Zelle. Funktionelle Studien an solchen Rezeptoren nutzen diesen Effekt unter Anwendung einer Fluoreszenzmessung aus. Dazu wird ein besonderer Fluoreszenzfarbstoff, in dieser Arbeit **Fura-2/AM** und **Oregon Green BAPTA1/AM**, als membrangängiger Ester in die Zellen aufgenommen (Strukturen, siehe **Abb. 42**). Ein Einsatz des nicht denaturierenden Detergenzes Pluronic® F-127 erhöht dabei die Permeabilität der Zellmembran. In der Zelle wird der Farbstoff-Ester zur Carbonsäure hydrolysiert. Diese liegt unter physiologischen Bedingungen in deprotonierter und somit negativ geladener Form vor, was ein Verlassen der Zelle durch Diffusion unmöglich macht. Lediglich über aktive Transportmechanismen kann die Säure exportiert werden. Der Farbstoff ist jedoch zunächst im Cytosol gefangen („Ion-Trap-Mechanismus") und bildet einen Chelatkomplex mit den freien Ca^{2+}-Ionen. Dieser Komplex aus Fluoreszenzfarbstoff und Ca^{2+}-Ionen emittiert nach Anregung Licht einer bestimmten Wellenlänge, was mit Hilfe eines Fluorimeters gemessen werden kann. Dieser Effekt ist konzentrationsabhängig, d. h. je mehr Rezeptoren auf der Zelloberfläche aktiviert werden, desto mehr Calcium wird freigesetzt und desto intensiver ist die gemessene Fluoreszenz des Chelatkomplexes. Dies ermöglicht die Messung direkter Konzentrations-Wirkungs-Beziehungen und inhibitorischer Einflüsse auf diese. Für agonistische Verbindungen können auf diese Weise Dosis-Wirkungs-Kurven mit Berechnung eines EC_{50}-Wertes und Bestimmung der intrinsischen Aktivität, für antagonistische Verbindungen Inhibitionskurven mit Ermittlung eines IC_{50}-Wertes aufgenommen werden. In der vorliegenden Arbeit wurden die Versuche an Suspensionen transfizierter 1321N1-Astrocytomzellen im 96-Well-Format durchgeführt. Auf die physikalischen Grundlagen der Fluorimetrie und den Aufbau eines Fluorimeters wird hier nicht näher eingegangen. An dieser Stelle sei auf die Dissertation von Marko Kaulich verwiesen, in welcher diese Aspekte ausführlich thematisiert werden.[257]

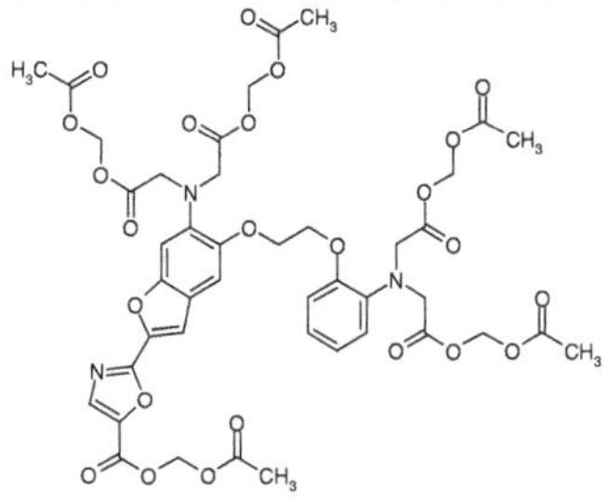

Abb. 42. Strukturen der Fluoreszenzfarbstoffe Fura-2 und Oregon Green.

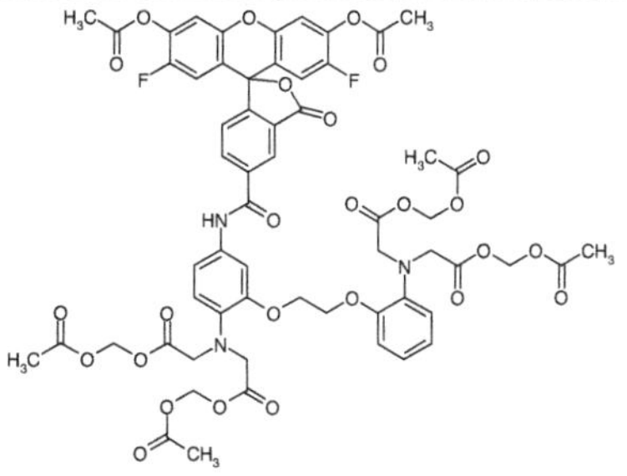

Bei der Durchführung von Fluoreszenzmessungen ist darauf zu achten, dass Interferenzen der zu untersuchenden Testverbindungen mit dem eingesetzten Fluoreszenzfarbstoff vermieden werden. **Fura-2** wird mit Licht einer Wellenlänge von 320 nm angeregt, die Fluoreszenz wird bei 520 nm gemessen. Die Exzitation von **Oregon Green** wird bei 485 nm vorgenommen, während ebenfalls bei 520 nm die Emission des Lichts gemessen wird. Für alle Wellenlängen gilt eine Bandbreite von 20 nm. Für die untersuchten grün bis tiefblau gefärbten Anthrachinon-Derivate (MG-, SW- und YB-Verbindungen) sind UV-Absorptionsmaxima von 420–480 nm beschrieben, die mit der Exzitation von Oregon Green interferieren.[258] Das bedeutet, diese Verbindungen absorbieren das eingestrahlte Licht, was in einem Quenching der Fluoreszenz resultiert. Aus diesem Grund wurden alle Anthrachinon-Derivate in dieser Arbeit unter Verwendung des Fluoreszenzfarbstoffes Fura-2 vermessen. Zur Untersuchung der Tetrazole wurde ebenfalls Fura-2 eingesetzt, da bei der Messung mit Oregon Green eine mit der Testkonzentration der Substanz steigende Eigenfluoreszenz beobachtet wurde. Die Adenosin-5'- und Uridin-5'-amide und -ether zeigten keine Auswirkung auf die Fluoreszenz, so dass hier die Messung mit Fura-2 und Oregon Green möglich war.

Generell ist Oregon Green dem Farbstoff Fura-2 vorzuziehen, da er durch seine längerwellige und damit energieärmere Exzitation weniger phototoxisch auf Zellen wirkt und seine Esterform im Gegensatz zum Acetoxymethylester des Fura-2 keine Autofluoreszenz zeigt.[259] Versuche mit Fura-2 können als allgemein störanfälliger bewertet werden als solche mit Oregon Green. Genaue Geräte-Einstellungen bezüglich der Fluoreszenzfarbstoffe sind in **Tab. 44** und **Tab. 45** unter **6.12.3** und **6.12.4** zu finden.

4.1.2 Dosis-Wirkungs-Verhalten nativer Agonisten

Die funktionellen Studien dieser Arbeit wurden am humanen $P2Y_2$ und $P2Y_4$-Rezeptor sowie am Ratten-$P2Y_6$-Rezeptor durchgeführt, welche jeweils stabil in 1321N1-Astrocytomzellen transfiziert vorlagen (siehe **6.1.6**). Während die Wirkung einer agonistischen Testsubstanz direkt durch Bindung an den Rezeptor mit Auslösen des Effektes in Form eines Calciumkonzentrationsanstieges verfolgt werden kann, muss das Verhalten antagonistischer Liganden indirekt gemessen werden. Hier wird die hemmende Wirkung eines Antagonisten auf den agonistischen Effekt beobachtet, indem dem Antagonisten zunächst Gelegenheit gegeben wird, an den Rezeptor zu binden und anschließend der natürliche Agonist in die Zellsuspension injiziert wird. Zur Überprüfung, ob die eingesetzte Zelllinie in der erwarteten Weise auf den nativen Rezeptor-Agonisten reagiert, wurden zunächst Dosis-Wirkungs-Kurven der Agonisten an ihrem jeweiligen P2Y-Rezeptor-Subtyp aufgenommen, was in den folgenden Abbildungen dargestellt ist.

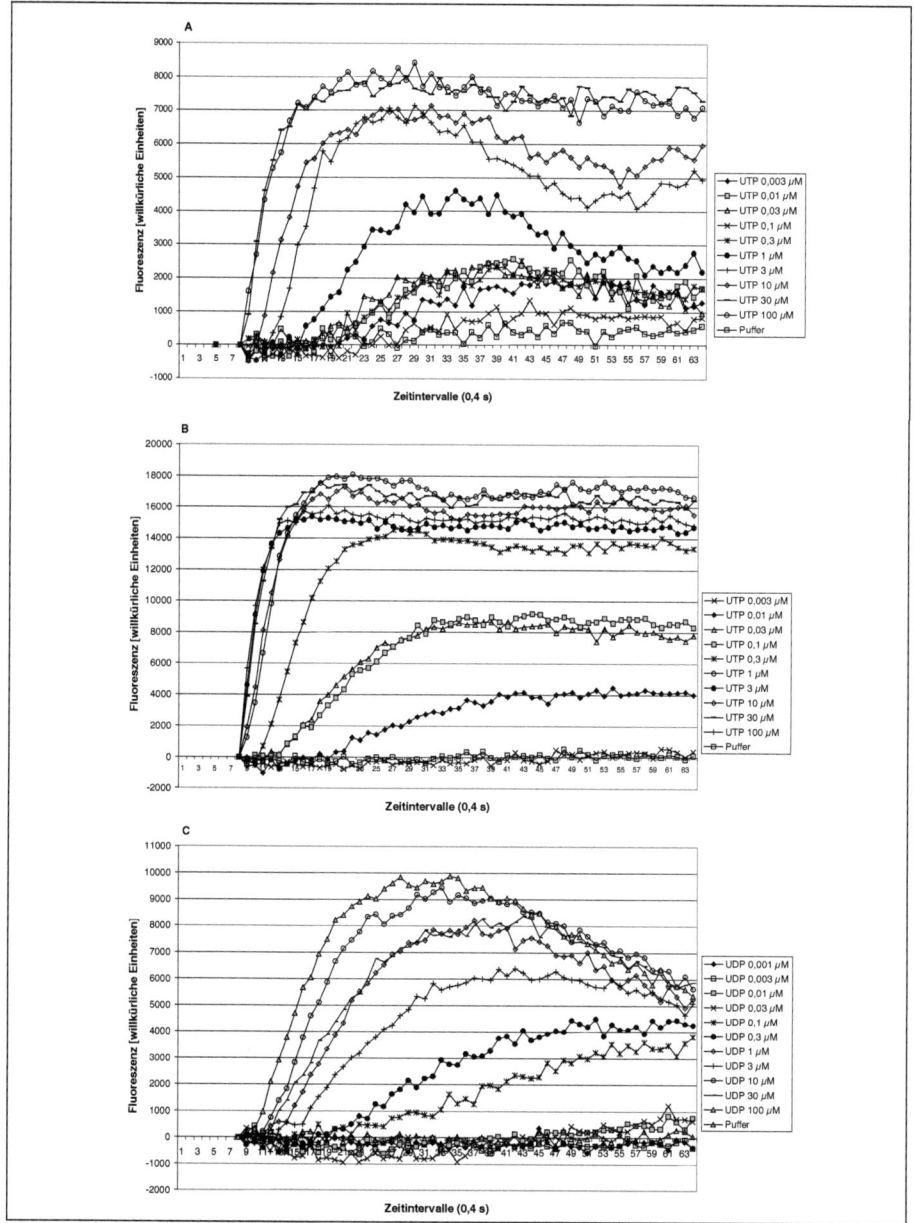

Abb. 43. Fluoreszenzanstiege, gemessen mit Fura-2. **A**: Stimulation des hP2Y$_2$-Rezeptors durch UTP, **B**: Stimulation des hP2Y$_4$-Rezeptors durch UTP und **C**: Stimulation des rP2Y$_6$-Rezeptors durch UDP, jeweils exprimiert in 1321N1-Astrocytomzellen. Dargestellt ist stets ein Einzelexperiment in Dreifachbestimmung.

In der obigen Abbildung sind die durch den jeweiligen Rezeptor-Agonisten ausgelösten Fluoreszenzanstiege über die Zeit graphisch dargestellt. Um daraus eine Dosis-Wirkungs-Kurve zu erhalten, wurden die gemessenen Fluoreszenzeinheiten jeder einzelnen Agonist-Konzentration sowie des Puffers innerhalb eines Rezeptor-spezifischen Zeitintervalls gemittelt und gegen die Agonist-Konzentration aufgetragen (siehe **6.12.5**). Eine Normalisierung führt zu den nachfolgend abgebildeten Graphen.

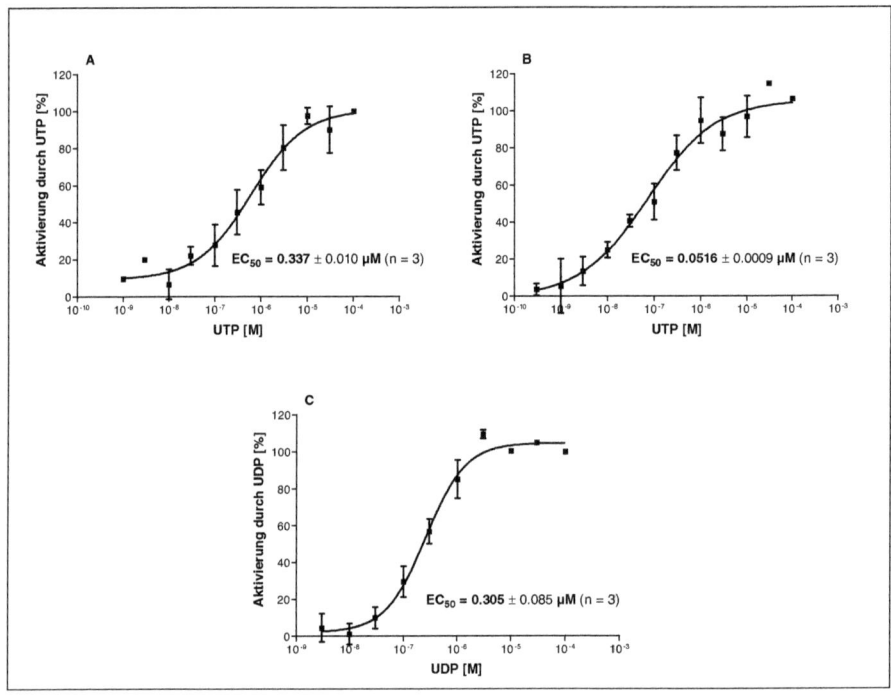

Abb. 44. Dosis-Wirkungs-Kurven der nativen Agonisten an Uracilnucleotid-sensitiven P2Y-Rezeptor-Subtypen. **A.** UTP am hP2Y$_2$-Rezeptor, **B.** UTP am hP2Y$_4$-Rezeptor, **C.** UDP am rP2Y$_6$-Rezeptor, jeweils exprimiert in 1321N1-Astrocytomzellen. Dargestellt sind die Mittelwerte + SEM von drei unabhängigen Experimenten in Dreifachbestimmung. Für einige Werte ist der SEM durch das Symbol überdeckt.

Wie erwartet zeigen alle natürlichen Agonisten eine hohe Affinität zu ihrem Rezeptor-Subtyp. Für **UTP (2, Abb. 6)** wurde ein EC$_{50}$-Wert von **0,337 ± 0,010 µM** am **humanen P2Y$_2$**-Rezeptor ermittelt, welcher leicht über den in der Literatur beschriebenen Werten von 0,008–0,14 µM liegt.[128,129,260,261] Zum **humanen P2Y$_4$-Rezeptor** weist UTP (**2**) mit einem EC$_{50}$-Wert von **0,0516 ± 0,0009 µM** nahezu identische Affinität auf wie in der Literatur beschrieben (0,05– 0,8 µM).[262] Für den **Ratten-P2Y$_6$**-Rezeptor sind EC$_{50}$-Werte des **UDP (3, Abb. 6)** von 0,19–0,23 µM veröffentlicht, welche ebenso mit dem hier ermittelten von **0,305 ± 0,085 µM** vergleichbar sind.[263,264]

In Antagonismus-Versuchen wurde zur Kompetition mit der antagonistischen Testsubstanz eine Konzentration des nativen Agonisten eingesetzt, die zu einer etwa 60–70%igen Aktivierung des Rezeptors führte. Diese Agonist-Konzentration wurde stets aus den zuvor aufgenommenen Dosis-Wirkungs-Kurven ermittelt und betrug je nach Zelllinie und Passage 1–3 µM UTP am $hP2Y_2$-Rezeptor, 0,3–3 µM am $hP2Y_4$-Rezeptor und 1–3 µM am $rP2Y_6$-Rezeptor.

4.1.3 Lösemitteleinfluss auf die Fluoreszenzmessung

Während die Stammlösungen der eingesetzten Nucleotide in bidestilliertem Wasser vorlagen, ließ die teilweise schlechte Löslichkeit der Testsubstanzen dies nicht zu. Als universelles Lösemittel der Testsubstanzen wurde in der Regel Dimethylsulfoxid (DMSO) eingesetzt. Es konnte jedoch beobachtet werden, dass dieses einen Einfluss auf den Fluoreszenzanstieg während der Messung nimmt. Dieser Effekt kam zustande, wenn die Testsubstanz in Versuchen auf agonistisches Verhalten in die Zellsuspension injiziert wurde. Den Fluoreszenzverlauf aufgrund der Injektion von DMSO-Lösungen verschiedener Konzentrationen verdeutlicht die nachfolgende Abbildung.

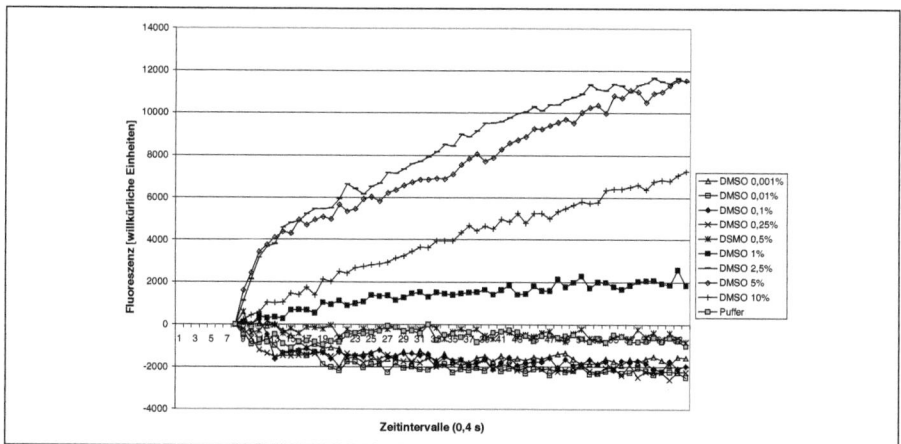

Abb. 45. DMSO-induzierte Calciumanstiege in 1321N1-Astrocytomzellen, die den $rP2Y_6$-Rezeptor rekombinant exprimieren, gemessen mit Fura-2. Angegeben ist die DMSO-Konzentration im Well; injiziert wurden wasserfreies DMSO (als 100% DMSO angenommen) und entsprechende Verdünnungen in bidestilliertem Wasser. Dargestellt ist ein Einzelexperiment in Dreifachbestimmung.

Wie zu erkennen, führt DMSO in einer Endkonzentration oberhalb 0,5% zu einem **nicht-Rezeptor-vermittelten Anstieg der Fluoreszenz**. Ein Gehalt von 1% DMSO führt bereits zur Messung von bis zu 2000 Fluoreszenzeinheiten. Der Effekt gipfelt in diesem Experiment in Größenordnungen von bis zu 12000 Fluoreszenzeinheiten, die durch Injektion von unverdünntem DMSO entstehen. In diesem Bereich liegen durchaus die durch Agonisten ausgelösten Fluoreszenzanstiege. Gegenüber den in **Abb. 43** dargestellten Fluoreszenzverläufen, die durch Stimulation des Rezeptors mittels des nativen Agonisten entstehen, fällt auf, dass die DMSO-vermittelten Effekte einen annähernd linearen Verlauf zeigen. Während die Rezeptor-vermittelten Calciumsignale sättigbar sind, ist in den Kurvenverläufen aus **Abb. 45** kein Grenzwert zu erkennen, und es ist zu erwarten, dass die gemessene Fluoreszenz mit der Zeit weiter zunimmt. Es kommt demnach zu einer stetigen Komplexierung freier Ca^{2+}-Ionen durch den Fluoreszenzfarbstoff. Diese lässt sich nur durch eine Lyse der Zellen erklären, welche mit einem Austritt des Farbstoffes in das umliegende Medium, den Krebs-Hepes-Puffer (KHP), und Komplexierung der darin enthaltenen Ca^{2+}-Ionen einhergeht (Puffer-Zusammensetzung: siehe **6.2.5**). Während die Stimulation des Rezeptors zu einem Anstieg der intrazellulären Calciumkonzentration auf bis zu 1 µM im Cytosol führt, enthält der eingesetzte KHP 1,3 mM Calcium, eingesetzt als $CaCl_2$.[265]

Auf Basis dieses Versuches wurden die unter **6.12.2** beschriebenen Verdünnungsreihen der Testsubstanzen entwickelt, die eine maximale DMSO-Konzentration jeder Verdünnung von 10%, gemäß 1% im Well, vorsehen. Sofern es die Löslichkeit der Testverbindung erlaubt, sollte in Versuchen, in denen auf agonistisches Verhalten der Testsubstanz geprüft wird, auf DMSO-Zusatz verzichtet werden, um den oben beschriebenen artifiziellen Fluoreszenzeffekt zu vermeiden.

4.2 Untersuchung von Anthrachinon-Derivaten

Wie in Kapitel **1.2.1** bereits erwähnt wurde, sind momentan kaum selektive und zugleich hochaffine Liganden für einzelne P2Y-Rezeptor-Subtypen bekannt.[262,266] Im Rahmen ihrer Doktorarbeiten beschäftigten sich Markus Glänzel, Stefanie Weyler und Younis Baqi mit der Entwicklung neuartiger nicht von Nucleotiden abgeleiteter P2Y-Rezeptor-Antagonisten.[132,267-271] Als Leitstruktur dazu diente der schon vorgestellte unselektive P2-Rezeptor-Antagonist **Reactive Blue-2** (RB-2, **14**, **Abb. 7**). Neben seiner fehlenden Selektivität bezüglich der P2-Rezeptoren zeichnet er sich durch eine zusätzliche inhibitorische Wirkung auf Ectonucleotidasen aus.[72,117,267,272-274] Sein Molekulargewicht von 840 g/mol und die drei unter physiologischen Bedingungen deprotoniert vorliegenden Sulfonatgruppen beeinflussen außerdem seine pharmakodynamischen Eigenschaften in so negativer Weise, dass er selbst bei ausreichender Selektivität und Affinität nicht als Arzneistoffkandidat in Frage käme. Auf Basis der Erkenntnis, dass das Substitutionsmuster am Anilin-Ring des RB-2 wichtigen Einfluss auf die Affinität und Selektivität für P2Y- gegenüber

P2X-Rezeptoren nimmt, wurden von Dr. Markus Glänzel, Dr. Stefanie Weyler und Dr. Younis Baqi Anthrachinon-Derivate synthetisiert, die als gemeinsames Strukturmerkmal ein 1,4-Diaminoanthrachinon-2-sulfonat-Gerüst tragen und an der 4-Amino-Gruppe unterschiedlich substituiert sind. Sie werden in dieser Arbeit nach den Initialen des jeweiligen Synthetikers bzw. der Synthetikerin als MG- (Markus Glänzel), SW- (Stefanie Weyler) bzw. YB- (Younis Baqi)-Substanzen bezeichnet. Einige der MG- und SW-Substanzen wurden von Dr. Younis Baqi resynthetisiert. Diese Verbindungen wurden funktionellen Studien in Form der intrazellulären fluorimetrischen Calciummessungen unterzogen mit dem Ziel, möglichst affine und für einen einzelnen Rezeptor-Subtyp selektive Verbindungen zu identifizieren. Die Studien wurden am humanen $P2Y_2$- und $P2Y_4$-Rezeptor sowie am Ratten-$P2Y_6$-Rezeptor durchgeführt, welche jeweils stabil in 1321N1-Astrocytomzellen transfiziert waren (siehe **6.1.6**). Die Testsubstanzen wurden zunächst einem Screening in Konzentrationen von 3, 10, 30 oder 100 µM unterworfen. Von Verbindungen, die den Effekt des natürlichen Agonisten in einer Testkonzentration von 10 oder 30 µM um mehr als 70% hemmten, wurden Inhibitionskurven aufgenommen und IC_{50}-Werte ermittelt. Die praktische Durchführung sowie die Auswertung dieser Versuche ist unter **6.12** detailliert beschrieben.

Im folgenden werden die Ergebnisse der MG-Substanzen gemeinsam mit denen der SW-Substanzen und anschließend die Ergebnisse der YB-Substanzen vorgestellt.

4.2.1 MG- und SW-Verbindungen

Die im Rahmen dieser Arbeit ermittelten Affinitäten der von Dr. Stefanie Weyler und Dr. Markus Glänzel synthetisierten Anthrachinon-Derivate an den genannten P2Y-Rezeptor-Subtypen sind in der nachfolgenden Tabelle dargestellt. Die Verbindungen sind nach Strukturmerkmalen, nicht nach Bezeichnung, sortiert.

Tab. 15. IC_{50}-Werte des RB-2 sowie ausgewählter MG- und SW-Verbindungen am $hP2Y_2$-, $hP2Y_4$- und $rP2Y_6$-Rezeptor. Gemessen wurde die Inhibition des durch Agonist-Injektion ausgelösten intrazellulären Calciumanstiegs.

Nr.	Verbindung	Struktur	$IC_{50} \pm$ SEM [µM] (Inhibition ± SEM [%] bei der angegebenen Konzentration), n = 3		
			$hP2Y_2^a$	$hP2Y_4^b$	$rP2Y_6^c$
14	RB-2		$1{,}85 \pm 0{,}39^{132}$	$9{,}79 \pm 3{,}91$	$4{,}34 \pm 0{,}89$
71	RB-2 para		$3{,}28 \pm 0{,}56$	$2{,}00 \pm 0{,}00$	$11{,}0 \pm 1{,}3$
72	MG 36		$44{,}5 \pm 9{,}5$	$18{,}5 \pm 2{,}5$	>> 10 (-3 ± 7)
73	MG 38-1		$17{,}5 \pm 7{,}0$	$11{,}0 \pm 3{,}0$	$27{,}2 \pm 2{,}5$
74	MG 43-1		$10{,}8 \pm 2{,}5$	$9{,}04 \pm 1{,}20$	$28{,}6 \pm 2{,}7$
75	RB 19		$42{,}1 \pm 8{,}2$	$30{,}6 \pm 5{,}0$	ca. 100 (60 ± 8)
76	SW K30 (AB-25)		$10{,}9 \pm 1{,}0$	$25{,}8 \pm 14{,}3$	$84{,}6 \pm 9{,}0^e$
77	SW 126		$6{,}67 \pm 0{,}32^{275}$	$10{,}1 \pm 1{,}4$	$28{,}3 \pm 5{,}4^e$
78	SW K24		$11{,}9 \pm 2{,}4^{275}$	$48{,}1 \pm 5{,}0$	> 100 (39 ± 24)

Nr.	Verbindung	Struktur	IC$_{50}$ ± SEM [µM] (Inhibition ± SEM [%] bei der angegebenen Konzentration), n = 3		
			hP2Y$_2$[a]	hP2Y$_4$[b]	rP2Y$_6$[c]
79	SW K25		3,04 ± 0,58[132]	>> 3 (9 ± 10)	21,1 ± 8,3[e]
80	SW K21		1,19 ± 0,28	13,5 ± 3,1[e]	23,0 ± 2,0
81	SW K22		23,7 ± 9,6[275]	> 30 (36[d])	> 100 (33 ± 3)
82	SW K20		7,95 ± 1,05[132,275]	27,4 ± 9,1	>> 100 (6 ± 7)
83	SW K29		9,26 ± 2,76[132]	>> 10 (4 ± 9)	> 100 (33 ± 8)
84	SW K28 (PSB-716)		9,82 ± 0,43[132]	48,0 ± 6,0	>> 100 (20 ± 21)
85	SW K16 (PSB-416)		16,0 ± 3,6[275]	> 10 (32[d])	25,3 ± 3,6
86	SW K26		15,0 ± 6,0[132,275]	ca. 30 (58 ± 19)	ca. 100 (60 ± 17)
87	SW K27		3,48 ± 0,29	14,1 ± 1,3	> 100 (44 ± 7)
88	SW K19		> 30 (33 ± 4)[132,275]	21,8 ± 2,3	>> 100 (-1 ± 5)
89	SW K9		4,51 ± 0,09[275]	23,8 ± 3,1	>> 10 (17 ± 22)

Nr.	Verbindung	Struktur	IC$_{50}$ ± SEM [µM] (Inhibition ± SEM [%] bei der angegebenen Konzentration), n = 3		
			hP2Y$_2$[a]	hP2Y$_4$[b]	rP2Y$_6$[c]
90	SW W2K		5,81 ± 1,57[e132]	25,6 ± 7,6	79,6[d]
91	SW K17		7,42 ± 1,21	10,5 ± 1,6	16,0 ± 4,0
92	SW Cyclohexyl 2		16,7 ± 2,7	> 30 (35 ± 5)	ca. 10 (65[d])

[a] Stimulation mit 1 µM UTP, [b] Stimulation mit 3 µM UTP, [c] Stimulation mit 3 µM UDP, [d] n = 1, [e] n = 2

Zunächst lässt sich festhalten, dass alle in der Tabelle aufgeführten Substanzen an mindestens einem P2Y-Rezeptor-Subtyp einen IC$_{50}$-Wert im Bereich von 2–40 µM aufweisen. Einzig die Vorläufersubstanz **RB-2** (**14**) führt in Konzentrationen von unter 10 µM an allen hier untersuchten Rezeptor-Subtypen zu einer halbmaximalen Hemmung des agonistischen Effektes. Schenkt man der Selektivität keine Beachtung, ist sie die neben ihrem engen Verwandten **RB-2 para** (**71**) die aktivste Verbindung in dieser Testreihe. Die Sulfonatgruppe des an den Triazin-Ring gebundenen Anilin-Restes ist in **RB-2 para** (**71**) in der *para*-Position lokalisiert, während **RB-2** (**14**) ein Gemisch (1:2) des *meta*- und *para*- substituierten Derivates darstellt.[267] Das *ortho*-substituierte Isomer wird als Cibracon Blue 3GA bezeichnet.[262] Es wurde in dieser Arbeit nicht untersucht. Offensichtlich verändert die Sulfonatgruppe in *para*-Stellung die Affinität der Verbindung zugunsten der P2Y$_4$-Rezeptors und zulasten des P2Y$_2$- und P2Y$_6$-Rezeptors. Wird die Struktur von **RB-2** (**14**) „beschnitten", ohne größere Modifikationen vorzunehmen, sinkt die Affinität. **MG 43-1** (**74**) weist statt des raumerfüllenden Anilino-substituierten Triazin-Ringes im **RB-2** (**14**) lediglich einen Pyrimidin-Ring auf. Die Affinität zum hP2Y$_4$-Rezeptor bleibt erhalten, während die zum hP2Y$_2$-Rezeptor auf etwa ein Sechstel, die zum rP2Y$_6$-Rezeptor auf ein Siebtel reduziert wird. In **MG 38-1** (**73**) hingegen fehlt der gesamte Triazin-Substituent, lediglich die verbindende Aminofunktion wurde erhalten, in **MG 36** (**72**) wurde auch hierauf verzichtet. Dies nimmt deutlichen Einfluss auf die Affinität, innerhalb der Reihe **RB-2** (**14**), **MG 38-1** (**73**), **MG 36** (**72**) nehmen die IC$_{50}$-Werte zu. Ähnliche Affinitäten wie für **MG 36** (**72**) konnten für **RB 19** (**75**) ermittelt werden. Modifikation der Sulfonatgruppe des Anilino-Substituenten wirkt sich ungünstig auf die Aktivität aus, so dass in den weiteren Strukturen hiervon abgesehen wurde. Konserviertes

Strukturelement der übrigen Derivate ist somit ein 1-Amino-4-phenylamino-anthrachinon-2-sulfonat-Gerüst. Diese Struktur selbst (**SW K30, 76**) ist nur schwach affin mit IC_{50}-Werten von 10,9 µM am hP2Y$_2$-, 25,8 µM am hP2Y$_4$- und 84,6 µM am rP2Y$_6$-Rezeptor. Kondensation eines weiteren Benzen-Ringes an den Anilino-Rest führt ungefähr zu einer Verdopplung der Affinität zum P2Y$_2$- und P2Y$_4$-Rezeptor und einer Verdreifachung der Affinität zum P2Y$_6$-Rezeptor, wie **SW 126 (77)** zeigt. In der Folge wurde der 4-Phenylamino-Rest mit Methylgruppen mono- und disubstituiert (**78–82**). Alle diese Verbindungen präferieren den P2Y$_2$-Rezeptor, gefolgt vom P2Y$_4$- und P2Y$_6$-Rezeptor. Doch keiner dieser fünf Kandidaten sticht durch eine hohe Selektivität hervor. Als potenteste Verbindung innerhalb dieser Reihe kann **SW K21 (80)** angesehen werden. Der IC_{50}-Wert am hP2Y$_2$-Rezeptor fällt mit 1,19 µM ausgesprochen niedrig aus, und gegenüber dem hP2Y$_4$-Rezeptor besteht eine 11-fache, gegenüber dem rP2Y$_6$-Rezeptor eine 19-fache Selektivität. Monosubstution mit längeren Alkylketten (**83**) reduziert die Affinität, ebenso, wenn diese verethert sind (**84–86**). Ausnahme ist **SW K27 (87)**. *Para*-ethoxy-substituiert am 4-Phenylamino-Rest zeigt es eine gewisse Selektivität für den P2Y$_2$-Rezeptor (4-fach gegenüber P2Y$_4$, mehr als 29-fach gegenüber P2Y$_6$). Mono-Chlor-Substitution in *meta*-Stellung führt zu eher niedriger Affinität (**88**), in *para*-Stellung zu allgemein höherer Affinität bei geringer Selektivität (**89**). Wird durch *para*-Amino-Substitution am 4-Phenylamino-Rest ein Strukturmerkmal des **RB-2** wieder eingeführt (**90, 91**), lassen sich IC_{50}-Werte von unter 10 µM am hP2Y$_2$-Rezeptor, von 10–30 µM am hP2Y$_4$-Rezeptor und von mehr als 10 µM am rP2Y$_6$-Rezeptor ermitteln. Eine Ausnahme des erwähnten einheitlichen Strukturelementes ist die Amino-cyclohexyl-Substitution des Anthrachinon-Gerüstes in Verbindung **92**. Gegenüber den Anilino-Derivaten unterscheidet sich der Cyclohexyl-Rest vor allem dadurch, dass er in der Sessel- oder Wannenkonformation vorkommen kann und damit räumlich weniger fixiert ist als der Phenylring. Zudem ist er elektronenärmer. Die Affinitäten liegen jedoch in der gleichen Größenordnung wie die des Phenyl-Analogs (**76**).

Es lässt sich festhalten, dass es in dieser Substanzserie noch nicht gelungen ist, Verbindungen zu synthetisieren, die bessere Affinitäten aufweisen als **RB-2 (14)**. Zudem sind die Selektivitäten noch eher schwach ausgeprägt. Dennoch ist es gelungen, das Molekulargewicht von **RB-2 (14)** unter generellem Erhalt einer gewissen Affinität deutlich zu reduzieren. Die in **Tab. 15** dargestellten Verbindungen weisen mit Ausnahme von **RB-2 (14)** und **RB-2 para (71)** alle Molekulargewichte von rund 390–600 g/mol auf.

4.2.2 YB-Verbindungen

Der von Dr. Stefanie Weyler entwickelte Ansatz zum Aufbau einer Bibliothek von Anilinoanthrachinon-Derivaten durch kombinatorische Synthese wurde von Dr. Younis Baqi weiter verfolgt. Dabei wurde das Anthrachinon-Gerüst gemäß **Abb. 46** erhalten, die 4-Aminofunktion stand der Substitution offen. Vorrangig wurden Verbindungen mit Substitution durch einen Phenylrest (**76**), der wiederum mono- bis tetrasubstituiert ist, synthetisiert.[270,271] Untersucht werden sollte zum einen, welchen Einfluss der Charakter dieses Substituenten (polar, unpolar, raumerfüllend usw.) auf die Affinität und Selektivität des Liganden ausübt, zum anderen, in wie fern sich seine Position am Phenylring (*ortho*, *meta*, *para*) auf die Bindung auswirkt. So wurden in der vorliegenden Arbeit rund 130 YB-Substanzen zunächst einmalig am hP2Y$_2$-, hP2Y$_4$- und rP2Y$_6$-Rezeptor gescreent, wobei die Messungen am hP2Y$_2$-Rezeptor größtenteils von Karen Schmeling, technische Assistentin im Ak Müller, vorgenommen wurden. Kriterium für die Aufnahme von Inhibitionskurven war eine mehr als 70%ige Hemmung des Agonist-Effekts durch die Testsubstanz in einer Konzentration von 10 µM. Die Inhibitionskurven der potentesten Verbindungen sind in **Abb. 47** zusammengefasst. Da sich einige Kandidaten für Inhibitionskurven derzeit noch in der Testung befinden, können für diese in den folgenden Tabellen keine experimentell ermittelten IC$_{50}$-Werte angegeben werden, so dass hier ein IC$_{50}$-Wert von weniger als 10 µM angenommen wird. Im folgenden werden nur die affinsten Verbindungen bzw. interessante Serien ähnlicher Strukturen dargestellt. Zur besseren Übersicht werden die Verbindungen anhand ihrer Strukturen in sieben Gruppen eingeteilt:

Anthrachinone mit
- aliphatischer Substitution am N^4
- monosubstituierter 4-Anilinofunktion
- di-, tri- und tetrasubstituierter 4-Anilinofunktion
- Diphenylether-Struktur am N^4
- Diphenylamin-Struktur
- Alkyl-Aryl-Substitution am N^4
- Substitution durch kondensierte Ringsysteme am N^4

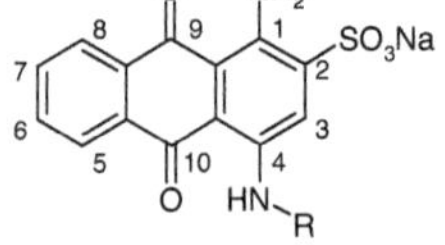

Abb. 46. Anthrachinon-Grundgerüst mit typischer Zählweise.

Einige dieser Substanzen sind bereits als Inhibitoren der humanen Ectonucleotidasen beschrieben.[273,274]

Derivate mit aliphatischer Substitution am N^4

Die nachfolgende Tabelle fasst die IC_{50}-Werte der affinsten getesteten Anthrachinon-Derivate mit aliphatischer Substitution am Stickstoff zusammen.

Tab. 16. IC_{50}-Werte aliphatisch substituierter YB-Verbindungen am $hP2Y_2$-, $hP2Y_4$- und $rP2Y_6$-Rezeptor. Gemessen wurde die Inhibition des durch Agonist-Injektion ausgelösten intrazellulären Calciumanstiegs.

Nr.	Verbindung	Struktur	$IC_{50} \pm SEM$ [µM] (Inhibition ± SEM [%] bei der angegebenen Konzentration), n = 3		
			$hP2Y_2^a$	$hP2Y_4^b$	$rP2Y_6^c$
94	YB 86		> 10 (37 ± 0)	>> 10 (12 ± 4)	8,01 ± 3,28
95	YB 33		> 10 (46 ± 10^d)	> 10 (45 ± 5^d)	3,92 ± 1,28
96	YB 50		5,10 ± 1,0	> 10 (25 ± 2)	>> 10 (10 ± 1)

[a] Stimulation mit 1 µM UTP, [b] Stimulation mit 0,3 µM, 1 µM oder 3 µM UTP, [c] Stimulation mit 1 µM oder 3 µM UDP, [d] n = 2

Es lässt sich erkennen, dass Verbindungen, die mit unpolaren Alkylresten substituiert sind, den $rP2Y_6$-Rezeptor bevorzugen, während eine Veresterung mit Schwefelsäure zu einer Präferenz des $hP2Y_2$-Rezeptors führt. Unter physiologischen Bedingungen liegt die Schwefelsäure praktisch vollständig dissoziiert vor und bildet damit einen starken Akzeptor für Wasserstoffbrücken. Die Flexibilität der Propylkette ermöglicht eine Ausrichtung dieses Substituenten in sämtliche Raumrichtungen. Dass kaum Affinität zum $hP2Y_4$- und $rP2Y_6$-Rezeptor besteht lässt darauf schließen, dass die Bindungstaschen dieser Rezeptoren nicht in der Lage sind, mit der ausgeprägten negativen Ladung der deprotonierten Schwefelsäure in Wechselwirkung zu treten. In Anbetracht der relativ niedrigen Inhibition, die **96** auf die Agonist-Bindung am $hP2Y_4$- und $rP2Y_6$-Rezeptor ausübt, kann sie gegenüber diesen Rezeptoren als einigermaßen selektiv für den $hP2Y_2$-Rezeptor betrachtet werden. **94** und **95** hingegen zeigen Selektivität für den $rP2Y_6$-Rezeptor. Dabei weist **95** höhere Affinität, aber geringere Selektivität auf. **94** zeigt zwar nur eine halb so hohe Affinität zum rP2Y$_6$-Rezeptor wie **95**, bewirkt dem gegenüber aber geringere Inhibition der Agonist-Bindung am hP2Y$_4$-Rezeptor.

Derivate mit monosubstituierter 4-Anilinofunktion

Die Verbindung **SW K 30** (**AB-25**, **76**) bildet das Grundgerüst der nun folgenden Derivate. Zunächst soll auf monosubstituierte Anilinofunktionen eingegangen werden. Tab. 17 fasst die ermittelten IC$_{50}$-Werte zusammen.

Tab. 17. IC$_{50}$-Werte der YB-Verbindungen mit monosubstituierter Anilinofunktion am hP2Y$_2$-, hP2Y$_4$- und rP2Y$_6$-Rezeptor. Gemessen wurde die Inhibition des durch Agonist-Injektion ausgelösten intrazellulären Calciumanstiegs.

Nr.	Verbindung	Struktur	IC$_{50}$ ± SEM [µM] (Inhibition ± SEM [%] bei der angegebenen Konzentration), n = 3		
			hP2Y$_2$[a]	hP2Y$_4$[b]	rP2Y$_6$[c]
97	YB 6		41,0 ± 12,0[e]	ca. 10 (53[d])	>> 100 (- 54[d])
98	YB 8		ca. 3 (56 ± 8)	>> 10 (5[d])	>> 100 (-53[d])
99	YB 45		> 10 (33 ± 2)	> 10 (35 ± 6)	ca. 10 (52 ± 10)
100	YB 10		3,73 ± 0,30	> 10 (28 ± 3[e])	>> 10 (-15 ± 4[e])
101	YB 11		4,63 ± 0,53	2,22 ± 1,12[e]	5,30 ± 1,00
102	YB 21		3,12 ± 1,75	2,32 ± 0,29[e]	>> 10 (19 ± 5)
103	YB 19		2,12 ± 0,66	1,66 ± 0,42	>> 10 (-17 ± 12[e])
104	YB 47		> 10 (29 ± 24[e])	8,02 ± 3,50[e]	4,03 ± 0,13

Nr.	Verbindung	Struktur	IC$_{50}$ ± SEM [µM] (Inhibition ± SEM [%] bei der angegebenen Konzentration), n = 3		
			hP2Y$_2$^{a}	hP2Y$_4$^{b}	rP2Y$_6$^{c}
105	YB 84		4,91 ± 0,01^e	ca. 10 (50^d)	6,50 ± 0,20
106	YB 130		16,2 ± 2,2	37,0 ± 3,0^e	ca. 100 (58 ± 9)
107	YB 74		4,20 ± 0,37	< 10 (63^d)	> 10 (28 ± 2)
108	YB 73		6,54 ± 1,08	< 10 (68^d)	>> 10 (-26 ± 16^e)
109	YB 17		8,21 ± 1,22	< 10 (70^d)	> 10 (44 ± 19^e)

^{a} Stimulation mit 1 µM UTP, ^{b} Stimulation mit 0,3 µM, 1 µM oder 3 µM UTP, ^{c} Stimulation mit 1 µM oder 3 µM UDP, ^{d} n = 1, ^{e} n = 2

Auf den ersten Blick ist zu erkennen, dass es in dieser Substanzreihe Verbindungen gibt, die ähnliche Affinität zu allen drei untersuchten Rezeptor-Subtypen aufweisen (**99, 101, 105, 109**), zwei Subtypen bevorzugen (**102, 103, 108**) oder sogar eine gewisse Selektivität für einen Subtyp aufweisen (**98, 100**).

Zunächst sollen die einzelnen Substituenten am Phenylring beleuchtet werden. Wie die Verbindungen **97** und **98** zeigen, führt eine Carboxylgruppe, die unter physiologischen Bedingungen deprotoniert vorliegt, zu einer gewissen Bevorzugung des hP2Y$_4$-Rezeptors gegenüber hP2Y$_2$ und rP2Y$_6$, wenn sie in der *meta*-Position vorkommt (**97**) und zu einer Präferenz des hP2Y$_2$-Rezeptors gegenüber hP2Y$_4$ und rP2Y$_6$ in der *para*-Position (**98**). Verbindung **98** zeigt somit eine gewisse Ähnlichkeit zum Verhalten der Verbindung **96**. Dass dieser Effekt durch eine Sulfonatgruppe (**99**) nicht erzielt werden kann, lässt sich unter anderem dadurch erklären, dass sie mehr Raum beansprucht als eine Carboxylgruppe und dieser Raum möglicherweise in der Bindungstasche des hP2Y$_2$-Rezeptors nicht zur Verfügung steht. **99** zeigt sich am ehesten zum rP2Y$_6$-Rezeptor affin. Die Substitution des Phenylringes mit kleinen polaren Gruppen wie einer Hydroxyl- oder Aminogruppe ist in den Verbindungen **100–103** dargestellt. Während die Position der Substitution im Falle der Aminofunktion die Affinitäten zu den einzelnen Rezeptor-Subtypen kaum beeinflusst, wirkt sich die Position der Hydroxylfunktion stark auf die Affinität bzw. Subtyp-Selektivität aus. **100** ist mit einer *ortho*-Hydroxyfunktion selektiv für den hP2Y$_2$-Rezeptor und mit einem IC$_{50}$-Wert von **3,73 µM** zudem affin. Verlagerung der Hydroxylgruppe in die *para*-Position (**101**) führt zum kompletten Verlust der Selektivität und IC$_{50}$-Werten an den untersuchten Subtypen im Bereich von 2–6 µM. Verbindung **100** ist in der Lage, intramolekulare Wasserstoffbrücken zwischen der Hydroxylgruppe und dem Anilino-Stickstoff auszubilden, was bei **101** nicht möglich ist. Dies kann als potentieller Selektivitäts-beeinflussender Faktor angenommen werden. Substitution mit einer unpolaren Gruppe linearer Geometrie ist in **104** realisiert. Diese Verbindung zeigt die ausgeprägteste Affinität zum rP2Y$_6$-Rezeptor, die Affinität zum hP2Y$_4$-Rezeptor ist halb so hoch, während die zum hP2Y$_2$-Rezeptor vernachlässigbar ist. In Anlehnung an die schon beschriebenen Verbindungen **94** und **95** könnte dies darauf hindeuten, dass unpolare Substituenten am N^4 die Affinität zum rP2Y$_6$-Rezeptor erhöhen. *Ortho*-Substitution mit einem großen unpolaren Chloratom (**105**) führt zu einer unselektiven Verbindung mit IC$_{50}$-Werten von maximal 10 µM an den drei untersuchten Rezeptor-Subtypen. Eine Methylgruppe in *ortho*-Stellung (**106**) zieht, wie eine Ethylgruppe in *meta*- oder *para*-Stellung (**107, 108**), eine Präferenz des hP2Y$_2$-Rezeptors bei etwa halb so hoher Affinität zum hP2Y$_4$-Rezeptor und schwächerer Affinität zum rP2Y$_6$-Rezeptor mit sich. Ein deutlich raumfüllender *para*-Benzylrest an der Anilino-Struktur (**109**) schwächt die Affinität und Selektivität ab, so dass Verbindung **109** zu allen drei Rezeptor-Subtypen IC$_{50}$-Werte von rund 10 µM aufweist.

Hervorzuheben ist in dieser Serie **YB 10** (**100**) mit einer hohen Affinität zum **hP2Y$_2$-Rezeptor** (IC$_{50}$ = **3,73 µM**) und deutlicher Selektivität gegenüber dem hP2Y$_4$- und dem rP2Y$_6$-Rezeptor. Das Ergebnis des Screenings von **YB 8** (**98**) deutet auf einen IC$_{50}$-Wert von rund 3 µM am hP2Y$_2$-Rezeptor hin. Zukünftig sollen von dieser Verbindung Inhibitionskurven aufgenommen werden. Angaben zur Inhibition des agonistischen Effektes, die stark im negativen Zahlenbereich liegen, wie für die Verbindungen **97, 98** und **108** am rP2Y$_6$-Rezeptor beobachtet werden konnte, deuten auf eine Interaktion dieser Verbindungen mit Ectonucleotidasen hin. Unter **4.3.1** wird auf diese Besonderheit näher eingegangen. Einzelne der im folgenden erwähnten Verbindungen zeigen dieses Phänomen.

Derivate mit di-, tri- und tetrasubstituierter 4-Anilinofunktion

Die Ergebnisse der Untersuchung verschiedener mehrfach substituierter Varianten der Vorläufersubstanz **SW K30** (**AB-25, 76**) sind nachfolgend aufgeführt.

Tab. 18. IC_{50}-Werte der YB-Verbindungen mit di-, tri- und tetrasubstituierter Anilinofunktion am $hP2Y_2$-, $hP2Y_4$- und $rP2Y_6$-Rezeptor. Gemessen wurde die Inhibition des durch Agonist-Injektion ausgelösten intrazellulären Calciumanstiegs.

Nr.	Verbindung	Struktur	$IC_{50} \pm SEM$ [µM] (Inhibition ± SEM [%] bei der angegebenen Konzentration), n = 3		
			$hP2Y_2^a$	$hP2Y_4^b$	$rP2Y_6^c$
110	YB 1	(Struktur)	46,9 ± 5,3	>> 10 (-7^d)	> 10 (42^d)
111	YB 37	(Struktur)	40,4 ± 9,8	> 10 (47^d)	> 10 (23^d)
112	YB 36	(Struktur)	ca. 10 (60 ± 5)	> 10 (29^d)	ca. 10 (57 ± 2)
113	YB 52	(Struktur)	29,9 ± 4,9	>> 10 (5 ± 4)	>> 10 (9 ± 0^e)
114	YB 51	(Struktur)	> 10 (44 ± 5)	> 10 (32^d)	4,86 ± 0,79
115	YB 4	(Struktur)	42,9 ± 4,2	>> 10 (-12^d)	>> 10 (-27^d)
116	YB 89	(Struktur)	13,6 ± 5,7	> 10 (36^d)	> 10 (26^d)
117	YB 28 (AB 129)	(Struktur)	7,36 ± 2,26	>> 10 (8 ± 4^e)	>> 10 (12 ± 4^e)
118	YB 23	(Struktur)	10,6 ± 4,5	>> 10 (18^d)	> 10 (23 ± 3^e)

[a] Stimulation mit 1 µM UTP, [b] Stimulation mit 0,3 µM, 1 µM oder 3 µM UTP, [c] Stimulation mit 1 µM oder 3 µM UDP, [d] n = 1, [e] n = 2

Zunächst fällt auf, dass die meisten der in **Tab. 18** dargestellten Verbindungen für einen der untersuchten P2Y-Rezeptor-Subtypen selektiv sind. Dies bedeutet, in den meisten Fällen inhibierten die Testverbindungen bevorzugt nur an einem Rezeptor-Subtyp den Effekt des nativen Agonisten, allerdings ist die Selektivität moderat. Die Verbindungen **113**, **115**, **116**, **117** und **118** weisen eine Selektivität für den hP2Y$_2$-Rezeptor auf. Gemeinsames Strukturmerkmal der Verbindungen **113** und **115** ist eine Carboxylgruppe in der *ortho*-Position des Anilinringes und als weiterer Substituent ein Halogenatom. Dabei führt das kleine Fluoratom in der *para*-Position zur Aminofunktion und *meta*-Stellung zur Carboxylfunktion zu einer höheren Affinität als das größere Chloratom in der *meta*-Position zur Aminofunktion und *para*-Position zur Carboxylgruppe. Interessanterweise führt Austausch des Fluoratoms gegen raumerfüllenderes Brom zu einer Verschiebung der Affinität in Richtung des rP2Y$_6$-Rezeptors, wie Verbindung **114** deutlich zeigt. Wird hingegen die Carboxylgruppe durch eine unpolare Methylgruppe ersetzt und das Bromatom gegen Chlor ausgetauscht wie in der Verbindung **116**, entsteht wieder eine für den hP2Y$_2$-Rezeptor selektive Substanz. Befindet sich die Carboxylgruppe in *meta*-Stellung zur Aminofunktion des Anilinringes, geht dies mit einer Reduktion der Affinität und Selektivität einher. So weisen **111** und **112** an den P2Y-Rezeptor-Subtypen 2, 4 und 6 IC$_{50}$-Werte von 10 µM und mehr auf. **111** verhält sich ähnlich wie **97** (**Tab. 17**), welches nur mit einer *meta*-Carboxyfunktion substituiert ist. Verbindungen mit diesem Strukturelement wurden aufgrund der relativ geringen Affinität und Selektivität nicht weiter verfolgt. In der gleichen Größenordnung wie der IC$_{50}$-Wert von **111** liegt auch der von **110**. Mit **46,9 µM** fällt der IC$_{50}$-Wert am hP2Y$_2$-Rezeptor vergleichsweise hoch aus, der am rP2Y$_6$-Rezeptor dürfte leicht über 10 µM liegen, während die Affinität zum hP2Y$_4$-Rezeptor vernachlässigbar ist. Verbindung **110** unterscheidet sich von **73** (**Tab. 15**) nur dadurch, dass die Positionen der Sulfonat- und Aminogruppe vertauscht sind. Wie zu erkennen, resultiert dies jedoch in einem drastischen Affinitätsverlust an allen untersuchten Rezeptor-Subtypen. Die tri- und tetrasubstituierte Verbindung dieser Serie sind selektiv für den hP2Y$_2$-Rezeptor, wobei die trisubstituierte Verbindung **117** mit einem IC$_{50}$-Wert von **7,36 µM** etwas affiner ist als die tetrasubstituierte Verbindung **118** (**10,6 µM**), die sich nur durch eine Aminofunktion von **117** unterscheidet. Als potenteste Verbindung in dieser Serie bleibt somit das hP2Y$_2$-selektive Anthrachinon-Derivat **YB 28** (**AB 129, 117**) festzuhalten. **YB 51** (**114**) zeigt zwar eine gute Affinität zum rP2Y$_6$-Rezeptor, ist aber kaum selektiv gegenüber dem hP2Y$_2$-Rezeptor.

Derivate mit Biphenylether-Struktur

Innerhalb der untersuchten Anthrachinon-Derivate fielen drei Biphenylether mit guter Affinität auf. Die Ergebnisse sind in der nachfolgenden Tabelle zusammengestellt.

Tab. 19. IC_{50}-Werte der YB-Verbindungen mit Biphenylether-Struktur am $hP2Y_2$-, $hP2Y_4$- und $rP2Y_6$-Rezeptor. Gemessen wurde die Inhibition des durch Agonist-Injektion ausgelösten intrazellulären Calciumanstiegs.

Nr.	Verbindung	Struktur	$IC_{50} \pm$ SEM [µM] (Inhibition ± SEM [%] bei der angegebenen Konzentration), n = 3		
			$hP2Y_2{}^a$	$hP2Y_4{}^b$	$rP2Y_6{}^c$
119	YB 129		< 10 (70 ± 4)	< 10 (90^d)	4,56 ± 0,18
120	YB 30		15,3 ± 2,5	ca. 10 (56^d)	7,85 ± 0,61
121	YB 60		6,24 ± 1,39	8,79 ± 2,11	7,30 ± 2,49

[a] Stimulation mit 1 µM UTP, [b] Stimulation mit 0,3 µM, 1 µM oder 3 µM UTP, [c] Stimulation mit 1 µM oder 3 µM UDP, [d] n = 1

Wie die IC_{50}-Werte in Tab. 19 verdeutlichen, weist keines der Anthrachinon-Derivate mit Biphenylether-Struktur Selektivität für einen der untersuchten P2Y-Rezeptor-Subtypen auf. Die gemessenen Affinitäten liegen alle zwischen etwa 4 und 16 µM, wobei die Bestimmung der IC_{50}-Werte von **119** am $hP2Y_2$- und $hP2Y_4$-Rezeptor noch aussteht.

Derivate mit Diphenylamin-Struktur

Ein Großteil der Anthrachinon-Substanzbibliothek besteht aus Verbindungen mit einem Diphenylamin-Strukturelement. Die zwölf potentesten Vertreter sind in der folgenden Tabelle dargestellt. Dabei ist die Nomenklatur der Ringsysteme in Verbindung **122** exemplarisch dargestellt.

Tab. 20. IC_{50}-Werte der YB-Verbindungen mit Diphenylamin-Struktur am $hP2Y_2$-, $hP2Y_4$- und $rP2Y_6$-Rezeptor. Gemessen wurde die Inhibition des durch Agonist-Injektion ausgelösten intrazellulären Calciumanstiegs.

Nr.	Verbindung	Struktur	$IC_{50} \pm SEM$ [µM] (Inhibition ± SEM [%] bei der angegebenen Konzentration), n = 3		
			$hP2Y_2$[a]	$hP2Y_4$[b]	$rP2Y_6$[c]
122	YB 43		6,81 ± 2,86	> 10 (34 ± 1)	> 10 (29 ± 4)
123	YB 39 (PSB-0739)		6,48 ± 1,72	ca. 10 (68[d])	> 10 (36[d])
124	YB 100		6,90 ± 2,10[e]	4,38 ± 1,23	> 10 (31[d])
125	YB 108		1,21 ± 0,20	6,06 ± 2,35	6,04 ± 3,90
126	YB 106		2,25 ± 0,65	< 10 (79[d])	8,47 ± 0,37
127	YB 115		12,4[d]	> 10 (36[d])	81,3 ± 7,1
128	YB 116		3,43 ± 0,68	ca. 10 (64 ± 21[e])	>> 10 (-16 ± 15)
129	YB 114		6,48[d]	ca. 10 (63 ± 32[e])	3,25 ± 0,52
130	YB 113		6,30 ± 2,03	< 10 (126[d])	2,41 ± 0,46

Nr.	Verbindung	Struktur	$IC_{50} \pm SEM$ [µM] (Inhibition ± SEM [%] bei der angegebenen Konzentration), n = 3		
			$hP2Y_2^a$	$hP2Y_4^b$	$rP2Y_6^c$
131	YB 111		$1{,}46 \pm 0{,}14$	$5{,}71 \pm 3{,}02^e$	>> 10 (6 ± 2^e)

[a] Stimulation mit 1 µM UTP, [b] Stimulation mit 0,3 µM, 1 µM oder 3 µM UTP, [c] Stimulation mit 1 µM oder 3 µM UDP, [d] n = 1, [e] n = 2

Allgemein fällt auf, dass die meisten Verbindungen zu mindestens einem Rezeptor-Subtyp eine hohe Affinität mit einem IC_{50}-Wert unter 7 µM aufweisen. Dies stellt eine deutliche Erhöhung der Affinität gegenüber der ersten Substanzserie aus **Tab. 15** dar. Insgesamt scheint die Diphenylamin-Struktur von allen untersuchten Rezeptor-Subtypen gut toleriert zu werden. Verbindungen ohne Carboxylfunktion wie **122** und **123** bevorzugen den $hP2Y_2$-Rezeptor, jedoch liegen die IC_{50}-Werte nur bei 6–7 µM. Alle anderen Substanzen besitzen eine Carboxylgruppe am C-3' des Ringes D. Einfachste Struktur ist **124** mit guter Affinität zum $hP2Y_2$- und $hP2Y_4$-Rezeptor, während die zum $rP2Y_6$-Rezeptor mit einem geschätzten IC_{50}-Wert von mehr als 10 µM schlechter ausfällt. Die Substitution am Ring E scheint bedeutenden Einfluss auf die Subtyp-Selektivität zu nehmen. So führen Substitutionen in der *para*-Position zu Verbindungen, die den $P2Y_2$-Rezeptor präferieren, wie **125** und **128** zeigen. Dabei übt **125** mit einem IC_{50}-Wert von 1,21 µM am $hP2Y_2$-Rezeptor eine 5-fache Selektivität gegenüber den Subtypen 4 und 6 aus. Ist die *ortho*- oder *meta*-Position substituiert (**126, 127**), nimmt die Selektivität ab. Ein Ethoxy-Substituent am Ring E führt zu einer Selektivität für den $hP2Y_2$-Rezeptor, wenn er in der *para*-Position gebunden ist (**128**), in der *ortho*-Position führt er zum Selektivitäts- und Affinitätsverlust (**127**). Die Verbindungen **129–131** sind jeweils mit zwei Methylgruppen am Ring E substituiert. Sind diese benachbart in der *ortho*- und *meta*-Position gebunden, präferiert die Verbindung den $rP2Y_6$-Rezeptor gegenüber dem $hP2Y_2$- und $hP2Y_4$-Rezeptor (**129**). *Ortho*- und *para*-ständige Methylgruppen bewirken eine hohe Affinität zum $rP2Y_6$-Rezeptor und eine schwächere zum $hP2Y_2$- und $hP2Y_4$-Repor (**130**). Gegenüberliegende Methylgruppen in der *ortho*- und *meta*-Position bezogen auf die Aminofunktion reduzieren die Affinität der Verbindung zu den einzelnen Rezeptor-Subtypen in der Reihenfolge $hP2Y_2 > hP2Y_4 >> rP2Y_6$ (**131**).

Hervorzuheben innerhalb dieser Substanzserie sind **YB 108 (125)** und **YB 116 (128)** mit gewissen Selektivitäten für den $hP2Y_2$-Rezeptor.

Derivate mit Alkyl-Aryl-Substitution

In einigen wenigen Verbindungen der Anthrachinon-Serie ist das aromatische Ringsystem nicht direkt mit dem 4-Amino-Stickstoff verbunden, sondern über eine Methylen- oder Ethylengruppe mit diesem verknüpft. Die Auswirkungen dieses kurzkettigen „Spacers" auf Affinität und Selektivität sind in **Tab. 21** zusammengefasst.

Tab. 21. IC_{50}-Werte der YB-Verbindungen mit Alkyl-Aryl-Substitution am $hP2Y_2$-, $hP2Y_4$- und $rP2Y_6$-Rezeptor. Gemessen wurde die Inhibition des durch Agonist-Injektion ausgelösten intrazellulären Calciumanstiegs.

Nr.	Verbindung	Struktur	$IC_{50} \pm SEM\ [\mu M]$ (Inhibition ± SEM [%] bei der angegebenen Konzentration), n = 3		
			$hP2Y_2^a$	$hP2Y_4^b$	$rP2Y_6^c$
132	YB 82		16,4 ± 4,4	> 10 (45^d)	7,62 ± 1,23
133	YB 88		3,93 ± 0,47	>> 10 (-7 ± 6^e)	>> 10 (2 ± 9)
134	YB 93		>> 10 (9^d)	38,2 ± 23,5^e	> 10 (31^d)
135	YB 87		> 100 (38^d)	>> 10 (0^d)	3,74 ± 0,34^e
136	YB 83		13,1 ± 3,5^e	> 10 (31^d)	>> 10 (-77 ± 28)

[a] Stimulation mit 1 µM UTP, [b] Stimulation mit 0,3 µM, 1 µM oder 3 µM UTP, [c] Stimulation mit 1 µM oder 3 µM UDP, [d] n = 1, [e] n = 2

Alle oben genannten Verbindungen zeigen in einer Konzentration von weniger als 40 µM an mindestens einem untersuchten Rezeptor-Subtyp eine 50%ige Inhibition der Agonist-vermittelten Calciumausschüttung. Je länger die Kohlenwasserstoffkette zwischen Anthrachinon-Grundgerüst und Arylfunktion ist, desto ausgeprägter ist die Selektivität der Verbindung. In Verbindung **132** besteht diese „Kette" lediglich aus einer Methylenfunktion, so dass Affinität und Selektivität schwach sind. Verbindung **133** beinhaltet einen unsubstituierten Benzolring und einen aliphatischen Alkohol. Diese Kombination scheint eine hohe Affinität für den $hP2Y_2$-Rezeptor gepaart mit ausgeprägter Selektivität gegenüber den Subtypen 4 und 6 zu bewirken. Auffällig ist der starke

Einfluss, den die Art und Größe eines Halogenatoms auf die Affinität und Selektivität nimmt, wie die beiden analogen Substanzen **134** und **135** zeigen. Beiden gemeinsam ist ein *para*-substituierter Phenethylrest. Das raumerfüllende Chloratom verleiht der Verbindung **135** eine hohe Affinität zum $rP2Y_6$-Rezeptor mit mehr als 26-facher Selektivität gegenüber dem $hP2Y_2$- und weit mehr als 3-facher Selektivität gegenüber dem $hP2Y_4$-Rezeptor. Das kleine, elektronegative Fluoratom reduziert die Affinitäten deutlich, wie **134** zeigt. Zudem ist keine Selektivität für einen Rezeptor-Subtyp mehr erkennbar. Substitution mit einem Thiophenethylrest scheint bevorzugt den $hP2Y_2$-Rezeptor zu adressieren, wobei über die genauen Affinitäten zum $hP2Y_4$- und $rP2Y_6$-Rezeptor anhand der einmaligen Screening keine gesicherte Aussage getroffen werden kann.

Affinste und zugleich selektivste Verbindungen dieser Reihe sind **YB 88** (**133**) mit Selektivität für den $hP2Y_2$-Rezeptor und **YB 87** (**135**) mit guter $P2Y_6$-Rezeptor-Selektivität.

Derivate mit kondensierten Ringsystemen

Kondensierte Ringsysteme stellen raumerfüllende unpolare Substituenten dar. Ihr Verhalten an den P2Y-Rezeptor-Subtypen 2, 4 und 6 wird im folgenden thematisiert.

Tab. 22. IC_{50}-Werte der YB-Verbindungen mit kondensierten Ringsystemen am $hP2Y_2$-, $hP2Y_4$- und $rP2Y_6$-Rezeptor. Gemessen wurde die Inhibition des durch Agonist-Injektion ausgelösten intrazellulären Calciumanstiegs.

Nr.	Verbindung	Struktur	$IC_{50} \pm$ SEM [µM] (Inhibition ± SEM [%] bei der angegebenen Konzentration), n = 3		
			$hP2Y_2$[a]	$hP2Y_4$[b]	$rP2Y_6$[c]
137	YB 55		10,3 ± 1,2	2,84[d]	ca. 10 (51[d])
138	YB 65		>> 10 (4[d])	ca. 10 (59 ± 15[e])	3,40 ± 0,81
139	YB 64		>> 10 (20[d])	>> 10 (28[d])	15,4 ± 2,9

[a] Stimulation mit 1 µM UTP, [b] Stimulation mit 0,3 µM, 1 µM oder 3 µM UTP, [c] Stimulation mit 1 µM oder 3 µM UDP, [d] n = 1, [e] n = 2

Verbindung **137**, substituiert mit einem Naphthalin-5-natriumsulfonat, zeigt mit einem IC_{50}-Wert von rund 3 µM am $hP2Y_4$-Rezeptor eine dreifache Selektivität gegenüber dem $hP2Y_2$- und $rP2Y_6$-Rezeptor. Verbindungen **138** und **139** sind schwach selektiv für den $rP2Y_6$-Rezeptor. Die Carboxylgruppe in Verbindung **138** liegt dabei unter physiologischen Bedingungen dissoziiert vor, so dass dieser Substituent eine negative Ladung trägt. Verglichen mit den ebenfalls moderat $P2Y_6$-selektiven Substanzen **135**, **129**, **119** und **95** fällt auf, dass Substituenten, die sich entlang der Längsachse des Anthrachinon-Gerüstes ausrichten, besonders gut vom $rP2Y_6$-Rezeptor toleriert werden.

In der nachfolgenden Abbildung sind die Inhibitionskurven der potentesten Verbindungen dargestellt.

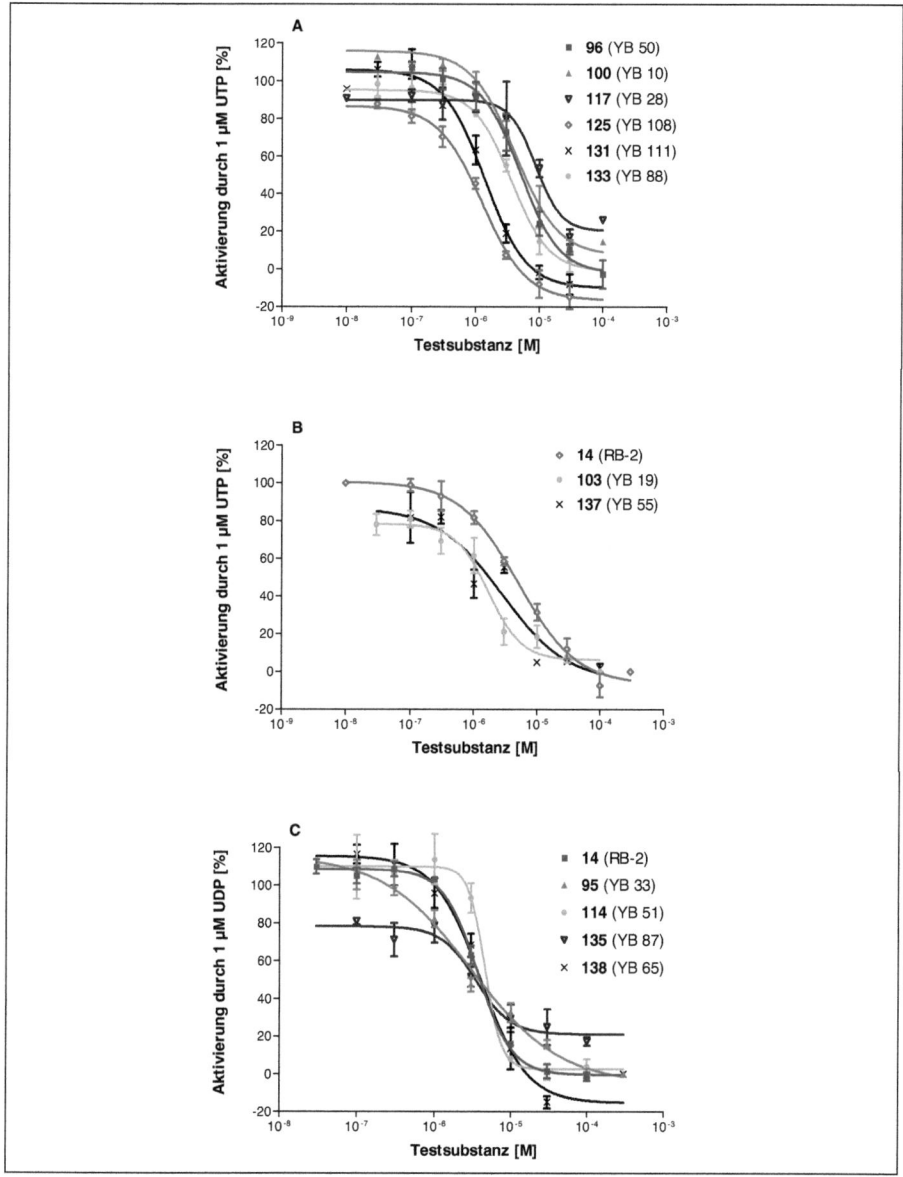

Abb. 47. Inhibition der Agonist-vermittelten Calciumanstiege durch ausgewählte YB-Verbindungen **A.** am humanen $P2Y_2$-Rezeptor, **B.** am humanen $P2Y_4$-Rezeptor und **C.** am Ratten-$P2Y_6$-Rezeptor, jeweils rekombinant exprimiert in 1321N1-Astrocytomzellen. Dargestellt sind die Mittelwerte ± SEM dreier unabhängiger Experimente in Dreifachbestimmung, für **137** ist ein Experiment in Dreifachbestimmung dargestellt, für **135** zwei Experimente in Dreifachbestimmung. Für einige Werte ist der SEM durch das Symbol überdeckt.

4.3 Untersuchung von Adenosin-5'- und Uridin-5'-amiden und -ethern

Im Rahmen dieser Arbeit wurden von Dr. Andreas Brunschweiger synthetisierte Adenosin-5'- und Uridin-5'-amide und -ether am hP2Y$_2$-, hP2Y$_4$- und rP2Y$_6$-Rezeptor auf antagonistisches und in einzelnen Fällen zusätzlich agonistisches Verhalten hin untersucht. Diese Verbindungen sind unter der Bezeichnung AMB geführt, und ihre Synthese ist von Dr. Andreas Brunschweiger beschrieben.[145,276] Einige weitere sogenannte AMB-Verbindungen wurden von Karen Schmeling, technische Assistentin, funktionellen Screenings an den genannten Rezeptoren unterworfen. Von diesen Verbindungen werden nur solche vorgestellt, die durch eine moderate oder gute Affinität auffielen. Ebenso von Karen Schmeling experimentell untersucht wurde eine Serie von N-3-substituierten Uridin-Derivaten der Bezeichnung SMA. Von diesen werden nur die potentesten bisher identifizierten Strukturen thematisiert.

4.3.1 AMB-Substanzen

Die unter der Bezeichnung AMB geführten Verbindungen lassen sich strukturell in vier Gruppen einteilen:

- Uridin- und Adenosin-5'-carboxamido-alkylamidoalkyl-bisphosphonsäure-tetraethylester
- Dihydrouridin-5'-dipeptide
- Uridin- und Adenosin-5'-carboxamido-alkylamido-methyl/benzyl-phosphonsäure-diethylester und
- Uridin-5'-ether.

Im folgenden soll auf die einzelnen Gruppen näher eingegangen werden.

Uridin- und Adenosin-5'-carboxamido-alkylamidoalkyl-bisphosphonsäure–tetraethylester

Zu dieser Gruppe zählen fünf Verbindungen, von denen drei die Carboxamido-alkylamidoalkyl-bisphosphonsäurete-traethylester des Uridins und zwei die des Adenosins darstellen. Die Kohlenstoffkette zwischen der Amidoalkylfunktion und dem Carbamoyl-bisphosphonsäure-tetraethylester variiert zwischen ein und drei C-Atomen für die Uridin- und zwischen zwei und drei C-Atomen für die Adenosin-Derivate. Das Verhalten dieser Verbindungen an den P2Y-Rezeptor-Subtypen 2, 4 und 6 im Test auf Antagonismus ist in der folgenden Tabelle dargestellt.

Tab. 23. IC_{50}-Werte der AMB-Verbindungen mit Uridin- und Adenosin-5'-carboxamido-alkylamidoalkyl-bisphosphonsäure-tetraethylester-Struktur am $hP2Y_2$-, $hP2Y_4$- und $rP2Y_6$-Rezeptor. Gemessen wurde die Inhibition des durch Agonist-Injektion ausgelösten intrazellulären Calciumanstiegs.

Nr.	Verbindung	Struktur	$IC_{50} \pm$ SEM [µM] (Inhibition ± SEM [%] bei der angegebenen Konzentration), n = 3		
			$hP2Y_2{}^a$	$hP2Y_4{}^b$	$rP2Y_6{}^c$
140	AMB 177.1		>> 100 (−38 ± 11)	> 100 (34 ± 15)	>> 100 (8 ± 14)
141	AMB 176.1		>> 100 (−12 ± 24)	>> 100 (7 ± 20)	>> 100 (14 ± 2)
142	AMB 175.1		>> 100 (−44 ± 20)	> 100 (27 ± 7)	>> 100 (18 ± 4)
143	AMB 271.1		n. d.	>> 100 (−8 ± 12)	>> 100 (5 ± 8)
144	AMB 273.1		n. d.	>> 100 (−15 ± 22)	>> 100 (−1 ± 6)

[a] Stimulation mit 1 µM oder 3 µM UTP, [b] Stimulation mit 1 µM oder 3 µM UTP, [c] Stimulation mit 1 µM oder 3 µM UDP, n. d. nicht bestimmt

Es lässt sich erkennen, dass keine der untersuchten Verbindungen in der Lage ist, in einer Konzentration von 100 µM den Effekt des natürlichen Rezeptor-Agonisten um 50% oder mehr zu inhibieren. Aus diesem Grund wurden von keiner Verbindung Dosis-Wirkungs-Kurven aufgenommen. Auffällig sind die Inhibitionswerte, die ein negatives Vorzeichen tragen. Diese kommen zustande, wenn für die gemessene Kontrolle des natürlichen Agonisten, indem dieser nur auf die Zellen in Pufferlösung injiziert wird, niedrigere Fluoreszenzanstiege gemessen werden als in Anwesenheit der als antagonistisch angenommenen Testsubstanz. Es konnte ausgeschlossen werden, dass dieses Phänomen durch versuchsspezifische Einflüsse zustande kam. So zeigte dieser Effekt keine Abhängigkeit zu der Zeit, in welcher die Zellen diesen Substanzen ausgesetzt waren. Ebenso war diese Beobachtung unabhängig vom Alter der Zellen. Je höher die Konzentration der Testsubstanz war, desto negativer wurde der „Inhibitionswert". Dies führt zu dem Schluss, dass ein physiologischer Vorgang für diesen Effekt verantwortlich sein könnte. Für ähnliche Verbindungen der AMB-Serie ist beschrieben, dass sie extrazelluläre Enzyme, die unter **1.2.1** bereits vorgestellten Ectonucleotidasen, hemmen.[276] Sollten die Verbindungen **140–144** ebenfalls diese Eigenschaft besitzen, wäre denkbar, dass sie während der Präinkubation mit den Zellen diese Enzyme hemmen. So könnte nicht – wie unter normalen Umständen – ein Teil der extrazellulären Nucleotide und hier ein Teil des injizierten natürlichen Agonisten durch Ectonucleotidasen zersetzt werden. Die wirkende Konzentration des natürlichen Agonisten wäre folglich in Anwesenheit der Testsubstanz höher als in der Kontrolle, in der ein Teil der Nucleotide enzymatisch lysiert wird. Diese höhere Konzentration am Wirkort in Anwesenheit eines Ectonucleotidase-Inhibitors führt folglich zu höheren Calciumanstiegen. Die hemmende Wirkung auf Ectonucleotidasen, die für einige AMB-Substanzen vermutet wird, wurde im Rahmen dieser Arbeit nicht experimentell untersucht, so dass auf diese Eigenschaft nicht näher eingegangen wird.

Dihydrouridin-5'-dipeptide
Merkmal dieser drei Verbindungen ist eine dipeptidische Verknüpfung vom Nucleosid zu den beiden Carbonsäure-Funktionen. Eine Besonderheit dieser drei Verbindungen stellt die modifizierte Nucleobase dar, die hier in 5,6-dihydrierter Form vorliegt. Die inhibitorischen Wirkungen am $hP2Y_2$-, $hP2Y_4$- und $rP2Y_6$-Rezeptor sind in **Tab. 24** zusammengefasst.

Tab. 24. IC_{50}-Werte der AMB-Verbindungen mit dipeptidischer Dicarbonsäurestruktur am $hP2Y_2$-, $hP2Y_4$- und $rP2Y_6$-Rezeptor. Gemessen wurde die Inhibition des durch Agonist-Injektion ausgelösten intrazellulären Calciumanstiegs.

Nr.	Verbindung	Struktur	$IC_{50} \pm$ SEM [µM] (Inhibition $\pm$ SEM [%] bei der angegebenen Konzentration), n = 3		
			$hP2Y_2^a$	$hP2Y_4^b$	$rP2Y_6^c$
145	AMB 197.1		>> 100 (13 ± 4)	> 100 (27 ± 8)	>> 100 (−3 ± 1)
146	AMB 193.1		>> 100 (7 ± 5)	>> 100 (10 ± 5)	>> 100 (15 ± 8)
147	AMB 198.1		>> 100 (11 ± 12)	> 100 (36 ± 25)	>> 100 (−8 ± 6)

Stimulation mit 1 µM oder 3 µM UTP, [b] Stimulation mit 1 µM oder 3 µM UTP, [c] Stimulation mit 1 µM oder 3 µM UDP

Auch hier konnte keine Verbindung identifiziert werden, die die Wirkung des natürlichen Agonisten in bedeutender Weise hemmte. Die Hydrierung der Doppelbindung im Uracil wirkt sich somit nicht förderlich auf die Affinität aus. Für die Verbindungen **145** und **147** lässt sich festhalten, dass die Potenzen in der Reihenfolge $hP2Y_4 > hP2Y_2 > rP2Y_6$ abnehmen. **146** kann als einigermaßen gleich wirksam an den untersuchten P2Y-Rezeptor-Subtypen betrachtet werden. Die beiden Carbonsäurefunktionen mit pK_a-Werten von 4–5 liegen unter physiologischen Bedingungen dissoziiert vor, so dass das Molekül zwei räumlich nah beieinander liegende negative Ladungen trägt. Wie die ermittelten Inhibitionen zeigen, wird dies nur vom $hP2Y_4$-Rezeptor mäßig toleriert, wobei sich die höchste Affinität abzeichnet, wenn die Alkylkette zwischen den Carboxylgruppen drei C-Atome lang ist. Allerdings sind die diskutierten Struktur-Wirkungsbeziehungen aufgrund der sehr geringen Wirksamkeit mit Vorsicht zu betrachten.

Uridin- und Adenosin-5'-carboxamido-alkylamido-methyl/benzyl-phosphonsäurediethylester
Die folgenden zehn Verbindungen enthalten alle eine Phosphonsäure-diethylester-Struktur. Diese ist über eine Methylen- oder Benzyl-Funktion mit dem Stickstoff einer Amidbindung verknüpft, welche wiederum direkt mit dem Nucleosid an Position 5 der Ribose verbunden ist oder der eine 1- bis 3-gliedrige Alkylkette und eine weitere Amidfunktion mit Bindung an die Ribose folgt. Verbindung **149** wurde von Brunschweiger et al. als potenter und selektiver Inhibitor der NTPDase2 (K_i = 8,2 µM) identifiziert.[276] In diesem Zusammenhang sind ebenso die Verbindungen **150, 151, 152, 153, 154, 155** und **157** publiziert. Die nachfolgende Tabelle zeigt die Effekte dieser Strukturen an den untersuchten P2Y-Rezeptoren.

Tab. 25. IC_{50}-Werte der AMB-Verbindungen mit Methyl- oder Benzyl-phosphonat-diethylester-Struktur am hP2Y$_2$-, hP2Y$_4$- und rP2Y$_6$-Rezeptor. Gemessen wurde die Inhibition des durch Agonist-Injektion ausgelösten intrazellulären Calciumanstiegs.

Nr.	Verbindung	Struktur	IC_{50} ± SEM [µM] (Inhibition ± SEM [%] bei der angegebenen Konzentration), n = 3		
			hP2Y$_2$[a]	hP2Y$_4$[b]	rP2Y$_6$[c]
148	AMB 244.1		n. d.	>> 100 (−2 ± 1)	>> 100 (−12 ± 3)
149	AMB 246.1 (PSB-6426)		>> 100 (−21 ± 19)	>> 100 (4 ± 3)	>> 100 (−10 ± 10)
150	AMB 252.1		>> 100 (6 ± 17)	>> 100 (14 ± 6)	>> 100 (7 ± 7)
151	AMB 245.1		ca. 100 (60 ± 11)	> 100 (38 ± 10)	>> 100 (17 ± 16)
152	AMB 250.1		n. d.	>> 100 (6 ± 3)	>> 100 (−3 ± 2)
153	AMB 255.1		>> 100 (−5 ± 9[d])	> 100 (21 ± 10)	>> 100 (−3 ± 11)
154	AMB 265.1		ca. 10 (71 ± 14)	>> 100 (7 ± 1)	>> 100 (6 ± 6)
155	AMB 270.1		n. d.	>> 100 (−18 ± 27)	n. d.

Nr.	Verbindung	Struktur	IC$_{50}$ ± SEM [µM] (Inhibition ± SEM [%] bei der angegebenen Konzentration), n = 3		
			hP2Y$_2$[a]	hP2Y$_4$[b]	rP2Y$_6$[c]
156	AMB 269.1		ca. 100 (47 ± 2[d])	>> 100 (15 ± 1[d])	n. d.
157	AMB 284.1		ca. 100 (61 ± 8)	n. d.	n. d.

[a] Stimulation mit 1 µM oder 3 µM UTP, [b] Stimulation mit 1 µM oder 3 µM UTP, [c] Stimulation mit 1 µM oder 3 µM UDP, [d] n = 2, n. d. nicht bestimmt

Neben dieser Untersuchung auf antagonistisches Verhalten wurden die Verbindungen **149**, **150**, **151**, **152**, **154**, **155** und **157** zusätzlich auf agonistisches Verhalten getestet. Sie wurden dazu direkt in die Zellsuspension injiziert. Der erfolgte Anstieg der Fluoreszenz infolge der Rezeptor-vermittelten intrazellulären Calciumausschüttung wurde in Relation zum maximalen Fluoreszenzanstieg, den der native Agonist auslöst, gesetzt. Dabei ließ sich der humane P2Y$_2$-Rezeptor lediglich durch die Verbindungen **151** und **157** in einer Konzentration von jeweils 100 µM aktivieren, was zu einem Effekt führte, der etwa der Hälfte des maximalen UTP-Effektes entsprach. **151** war auch in der Lage, den hP2Y$_4$-Rezeptor ähnlich stark zu stimulieren, ebenso wie **152**. Am rP2Y$_6$-Rezeptor konnte kein agonistisches Verhalten der genannten Verbindungen beobachtet werden. Die Verbindungen **151**, **152** und **157** besitzen also schwach agonistische Eigenschaften. Die der weiteren in Konzentrationen von jeweils 100 µM getesteten Substanzen waren mit Aktivierbarkeiten von weniger als 20%, bezogen auf den Maximaleffekt des nativen Agonisten, extrem schwach ausgeprägt. Dass die Verbindungen **151** und **157** dahingegen im Test auf antagonistisches Verhalten dieses auch zeigen, ist eine bekannte Eigenschaft, die Agonisten in diesen funktionellen Studien mit sich bringen. Durch die Inkubation der agonistisch wirkenden Verbindung mit der Zellsuspension vor der Messung wird der Rezeptor aktiviert und desensibilisiert daraufhin (siehe **1.2.1**). Injektion des natürlichen Agonisten im Zeitpunkt der Messung kann somit keinen Effekt und damit keinen Calciumanstieg auslösen, solange die Desensibilisierung anhält. Dies vermittelt den Eindruck, dass es sich bei der zu untersuchenden Verbindung um einen Rezeptor-Antagonisten handelt. Substanzen, deren Eigenschaften noch nicht bekannt sind, sollten aus diesem Grund immer einem Experiment auf Agonismus unterzogen werden, um diese Missinterpretation zu vermeiden.

Die Tabelle zeigt, dass die Verbindungen **151**, **154**, **156** und **157** moderate Affinität zum hP2Y$_2$-Rezeptor aufweisen. Während für **151** und **157** eine agonistische Aktivität mit Desensibilisierung nachgewiesen wurde, zeigte **154** keine Aktivierung des hP2Y$_2$-Rezeptors. Die Aufnahme einer

Inhibitionskurve gemäß der im Screening detektierten antagonistischen Eigenschaft führte zu keinem Ergebnis, d. h. es konnte kein Kurvenverlauf berechnet werden, da die gemessenen Fluoreszenzeinheiten für Konzentrationen von 0,3–300 µM an **154** alle in der gleichen Größenordnung lagen. Anders ausgedrückt bedeutet dies, Verbindung **154** führt in den genannten Konzentrationen stets zu einer Hemmung des Agonist-vermittelten Effektes von 60–70%, ohne dass eine Konzentrationsabhängigkeit erkennbar ist. Gründe für diese Beobachtung könnten in einer schlechten Löslichkeit der Substanz liegen, wodurch die angenommenen Konzentrationen nicht stimmen. Ausserdem könnten allosterische Effekte am Rezeptor in Betracht gezogen werden.

Uridin-5'-ether

Die folgenden 15 Verbindungen bilden eine heterogene Gruppe, die aus Phosphonat-Diethylestern, sowie Mono- und Dicarbonsäuren besteht. Verbindungen mit AMB-Bezeichnungen über 465.1 wurden von Frau Karen Schmeling experimentell untersucht. Mit den meisten Substanzen wurden Experimente auf antagonistisches Verhalten durchgeführt, einzelne wurden zudem oder ausschließlich einem direkten Test auf Agonismus an den P2Y-Rezeptor-Subtypen 2, 4 und 6 unterzogen. Die Ergebnisse sind in **Tab. 26** aufgeführt, in der die Verbindungen nach Strukturmerkmalen aufgelistet sind.

Tab. 26. IC$_{50}$-Werte verschiedener Uridin-5'-ether am hP2Y$_2$-, hP2Y$_4$- und rP2Y$_6$-Rezeptor, sowie die Aktivierbarkeit der Rezeptoren durch einzelne Testsubstanzen. Gemessen wurde die Inhibition des durch Agonist-Injektion ausgelösten intrazellulären Calciumanstiegs bzw. der durch Injektion der Testverbindung ausgelöste Calciumanstieg.

Nr.	Verbindung	Struktur	IC$_{50}$ ± SEM [µM] (Inhibition ± SEM [%] bei der angegebenen Konzentration) EC_{50} ± SEM [µM] oder Aktivierung ± SEM [%] in einer Konzentration von 100 µM, bezogen auf den Maximaleffekt des nativen Agonisten, n = 2		
			hP2Y$_2$[a]	hP2Y$_4$[b]	rP2Y$_6$[c]
158	AMB 364.1		>> 100 (−13[e]) 20 ± 2	>> 100 (13 ± 1) 16 ± 20	>> 100 (−20[e]) −3 ± 1
159	AMB 367.1		>> 100 (0[e]) 16 ± 8	>> 100 (5 ± 1[d])	>> 100 (4[e]) 10 ± 3
160	AMB 365.1		ca. 100 (59[e]) 25 ± 0	>> 100 (2 ± 1[d])	>> 100 (−10[e]) 9[e]

Nr.	Verbindung	Struktur	IC$_{50}$ ± SEM [µM] (Inhibition ± SEM [%] bei der angegebenen Konzentration) EC_{50} ± SEM [µM] oder Aktivierung ± SEM [%] in einer Konzentration von 100 µM, bezogen auf den Maximaleffekt des nativen Agonisten, n = 2		
			hP2Y$_2$[a]	hP2Y$_4$[b]	rP2Y$_6$[c]
161	AMB 379.1		>> 100 (3[e]) *12 ± 4*	>> 100 (16[e])	>> 100 (−3[e]) *16[e]*
162	AMB 363.1		>> 100 (12[e]) *23 ± 1*	>> 100 (18 ± 3[d])	*117[e]*
163	AMB 469.1		>> 100 (7 ± 1)	> 10 (32 ± 12)	> 100 (12 ± 1)
164	AMB 465.1		n. d. *65[e]*	n. d. *35[e]*	>> 100 (13[e]) *13[e]*
165	AMB 463.1		n. d. *21 ± 1*	n. d. *54[e]*	>> 100 (5[e]) *0[e]*
166	AMB 505.1		ca. 100 (58 ± 2)	>> 10 (−6 ± 1)	>> 10 (0 ± 8)
167	AMB 476.1		> 100 (36 ± 3)	ca. 10 (51 ± 1)	> 100 (26 ± 2)
168	AMB 470.1		>> 100 (10 ± 2)	>> 10 (19 ± 8)	>> 100 (−5 ± 3)
169	AMB 525.1		ca. 10 (59 ± 1)	>> 10 (−8 ± 6)	>> 10 (−9 ± 7)
170	AMB 523.1		ca. 10 (57 ± 3)	>> 10 (−8 ± 2)	>> 10 (0 ± 1)
171	AMB 475.1		> 100 (35 ± 1)	13,2 ± 2,2	> 100 (29 ± 3)
172	AMB 471.1		>> 100 (14 ± 1)	> 100 (22 ± 16)	> 100 (26 ± 1)

[a] Stimulation mit 1 µM oder 3 µM UTP, [b] Stimulation mit 1 µM oder 3 µM UTP, [c] Stimulation mit 1 µM oder 3 µM UDP, [d] n = 3, [e] n = 1, n. d. nicht bestimmt

Es ist zu erkennen, dass einige Verbindungen dieser Tabelle agonistisches, andere wiederum antagonistisches Potenzial besitzen.

Die potenteste antagonistische Verbindung dieser Serie ist **171** mit einem IC_{50}-Wert von **13,2 µM** am hP2Y$_4$-Rezeptor. Die IC_{50}-Werte am hP2Y$_2$- und rP2Y$_6$-Rezeptor dürften etwa 10-fach höher liegen, wie auf Basis des Screenings abgeschätzt werden kann. Im Experiment auf agonistisches Verhalten war **171** inaktiv. Verbindung **171** besteht aus einem unsubstituierten Uridin, welches am C-5' mit einer Methoxyisophthalsäure verknüpft ist. Die Anordnung der Carboxylgruppen an dieser Phenyletherstruktur beeinflusst die Affinitäten zu den einzelnen Rezeptor-Subtypen stark, wie ein direkter Vergleich von **171** und **172** zeigt. In **172** befinden sich die Carboxylgruppen in *ortho*- und *para*-Stellung zur Ether-Funktion, was eine deutliche Reduktion der Affinität zum hP2Y$_4$-Rezeptor mit sich zieht. Die Affinität zum hP2Y$_2$-Rezeptor gegenüber der von **171** nimmt auch ab, während die zum rP2Y$_6$-Rezeptor etwa gleich bleibt. Insgesamt zeigt **172** an allen untersuchten P2Y-Rezeptor-Subtypen eine schwache Affinität mit IC_{50}-Werten, die deutlich über 100 µM liegen dürften, wie die Screeningergebnisse verdeutlichen. Wird an Position N-3 des Uridins eine Substitution eingeführt und die Methoxyisophthalsäure-Struktur beibehalten, so ist ein Cycloalkylrest einem substituierten oder unsubstituierten Benzylrest in Bezug auf die inhibitorischen Eigenschaften am hP2Y$_2$-Rezeptor überlegen, wie Verbindungen **169** und **170** gegenüber **166** und **167** zeigen. Mit Ausnahme von **167** präferieren diese Verbindungen den hP2Y$_2$-Rezeptor. Für **166**, **169** und **170** sollen zukünftig Inhibitionskurven am hP2Y$_2$-Rezeptor aufgenommen werden. Anhand der ermittelten Inhibitionen des agonistischen Effektes an den drei untersuchten Rezeptor-Subtypen lässt sich erahnen, dass die genannten Verbindungen selektiv für den hP2Y$_2$-Rezeptor sein könnten. **167** hingegen mit einer *para*-Methoxy-Substitution des N-3-Benzylrestes präferiert den hP2Y$_4$-Rezeptor. Auch hier steht die Aufnahme von Inhibitionskurven noch aus. Anordnung der Carboxylgruppen in der *ortho*- und *para*-Stellung zur Ether-Funktion resultiert in einer extremen Affinitätsabnahme, wie **168** zeigt.

Verbindungen **158–162**, **164** und **165** wurden zusätzlich auf Agonismus an einzelnen Rezeptor-Subtypen getestet. Verbindungen mit Phosphonsäure-diethylester-Struktur (**158–161**) aktivieren die P2Y-Rezeptoren nur schwach mit Effekten, die in einer Substanzkonzentration von 100 µM maximal ein Viertel des Agonist-Effektes erreichen. Dass sie aber generell agonistisches Verhalten zeigen, führt zu dem Schluss, dass sie im Antagonismustest keine „wahren" antagonistischen Eigenschaften ausüben, sondern die schon angesprochene Desensibilisierung hervorrufen. Aus diesem Grund werden die Ergebnisse der Untersuchung auf Antagonismus an dieser Stelle nicht weiter thematisiert. Verbindungen **162** und **164** bestehen aus einem N-3 substituierten Uridin mit Methoxy-benzoesäure-Substitution an der Ribose. Für sie wurde agonistische Aktivität nachgewiesen. **162** weist einen EC_{50}-Wert von 117 µM am rP2Y$_6$-Rezeptor auf und ist damit selektiv gegenüber dem hP2Y$_2$-Rezeptor. Am hP2Y$_4$-Rezeptor wurde nicht auf Agonismus geprüft, doch hier lässt die im Antagonismus-Test ermittelte Inhibition auf agonistisches Verhalten mit Desensibilisierung schließen. Verschiebung der Carboxylgruppe in die *para*-Stellung und Vergrößerung des Substituenten am N-3 (**164**) führt zu einer Aktivitätssteigerung in der Reihenfolge rP2Y$_6$ < hP2Y$_4$ < hP2Y$_2$. Aufgrund der strukturellen Ähnlichkeit zwischen **164** und **163** kann angenommen werden, dass **163** ebenfalls agonistisch wirkt. **165**, in dem zwei Carbonsäuren über eine Amid-Struktur mit dem substituierten Uridin verknüpft sind, aktiviert bevorzugt den hP2Y$_4$-Rezeptor gegenüber dem hP2Y$_2$- und rP2Y$_6$-Rezeptor.

4.3.2 SMA-Substanzen

Die unter der Bezeichnung SMA geführten Substanzen wurden von Karen Schmeling, technische Assistentin, in funktionellen Studien auf ihre Wirkung an den P2Y-Rezeptor-Subtypen 2, 4 und 6 geprüft. Interessante Vertreter dieser Serie werden im folgenden vorgestellt und dazu in vier Gruppen eingeteilt:

- N3-*p*-Methoxybenzyluridin-5'-carbonylamino-carbonsäure-/phosphonsäure-ester sowie freie Carbon- und Phosphonsäuren
- N3-Benzyluridin-5'-carbonylamino-carbonsäure-/phosphonsäure-ester sowie freie Carbon- und Phosphonsäuren
- N3-Phenacyluridin-5'-carbonylamino-carbonsäure-/phosphonsäure-ester sowie freie Carbonsäuren und
- N3-Alkylaryluridin-5'-carbonylamino-isophthalsäuren.

N3-*p*-Methoxybenzyluridin-5'-carbonylamino-carbonsäure-/phosphonsäure-ester sowie freie Carbon- und Phosphonsäuren

Ergebnisse der Screenings dieser Verbindungen auf antagonistisches Verhalten sind in **Tab. 27** zusammengefasst, in der die Substanzen nach strukturellen Aspekten geordnet sind.

Tab. 27. IC_{50}-Werte der SMA-Verbindungen mit N3-*p*-Methoxybenzyluridin-5'-carbonylamino-carbonsäure-/phosphonsäure-ester-Struktur sowie freier Carbon- und Phosphonsäuren am hP2Y$_2$-, hP2Y$_4$- und rP2Y$_6$-Rezeptor. Gemessen wurde die Inhibition des durch Agonist-Injektion ausgelösten intrazellulären Calciumanstiegs.

Nr.	Verbindung	Struktur	$IC_{50} \pm SEM$ [µM] (Inhibition ± SEM [%] bei der angegebenen Konzentration), n = 2		
			hP2Y$_2$[a]	hP2Y$_4$[b]	rP2Y$_6$[c]
173	SMA 41		> 10 (27 ± 3)	>> 10 (2 ± 0[d])	>> 10 (−9 ± 5)
174	SMA 51		>> 100 (8 ± 1)	>> 10 (−5 ± 2[d])	> 100 (30 ± 1)
175	SMA 52		> 100 (23 ± 5)	>> 10 (−4 ± 3[d])	> 100 (29 ± 1)
176	SMA 57		>> 100 (6 ± 1)	>> 10 (−4 ± 2)	> 100 (27 ± 0)
177	SMA 69		20,8[e+]	>> 10 (−5 ± 5)	> 100 (33[e])
178	SMA 39		> 100 (39 ± 1)	>> 10 (−3 ± 5)	> 100 (23 ± 4)
179	SMA 47		ca. 100 (61[e])	>> 10 (7 ± 7)	> 100 (32 ± 2)
180	SMA 67		ca. 100 (47 ± 2)	>> 10 (9 ± 1)	>> 100 (19 ± 2)
181	SMA 56		ca. 100 (56[e])	> 10 (26 ± 2)	> 100 (23 ± 5)

[a] Stimulation mit 1 µM oder 3 µM UTP, [b] Stimulation mit 1 µM oder 3 µM UTP, [c] Stimulation mit 1 µM oder 3 µM UDP, [d] n = 3, [e] n = 1

Potenteste Verbindung dieser Reihe ist **177** mit einem ersten IC_{50}-Wert von **20,8 µM** am hP2Y$_2$-Rezeptor, welcher in weiteren Experimenten bestätigt werden muss. Die Verbindung beinhaltet zwei Phosphonsäure-diethylester-Gruppen. Dass die Verbindungen **180** und **181** mit jeweils einer freien Phosphonsäure auch den hP2Y$_2$-Rezeptor bevorzugen, lässt annehmen, dass die Ester während der Versuchsdurchführung zu den entsprechenden freien Phosphonsäuren gespalten werden, welche zur Affinität beitragen. Ist nur ein Phosphonsäure-diethylester-Element im Molekül enthalten, sinkt die Affinität, besonders, wenn zusätzlich raumerfüllende Strukturen vorhanden sind wie in **174** und **176**. Das direkte Analogon zu **177** mit ähnlicher Potenz und nur einem

Phosphonsäurediethylester ist **173**. Struktur **175** mit zwei Carbonsäure-diethylester-Elementen ist nur schwach affin zu den untersuchten Rezeptoren. Verbindungen **179** und **181** inhibierten im Screening in Konzentrationen von je 100 µM den Effekt des natürlichen Agonisten um mehr als 50% und sind somit Kandidaten für die Aufnahme von Inhibtionskurven, die in Zukunft erfolgen soll.

N3-Benzyluridin-5'-carbonylamino-carbonsäure-/phosphonsäure-ester sowie freie Carbon- und Phosphonsäuren

Diese Gruppe umfasst acht Substanzen, deren gemeinsames Merkmal eine Benzyl-Substitution am N-3 des Uridins ist. Die nachfolgende Tabelle verdeutlicht die inhibitorischen Eigenschaften der Verbindungen.

Tab. 28. IC$_{50}$-Werte der SMA-Verbindungen mit N3-Benzyluridin-5'-carbonylamino-carbonsäure-/phosphonsäure-ester-Struktur sowie freier Carbon- und Phosphonsäuren am hP2Y$_2$-, hP2Y$_4$- und rP2Y$_6$-Rezeptor. Gemessen wurde die Inhibition des durch Agonist-Injektion ausgelösten intrazellulären Calciumanstiegs.

Nr.	Verbindung	Struktur	IC$_{50}$ ± SEM [µM] (Inhibition ± SEM [%] bei der angegebenen Konzentration), n = 2		
			hP2Y$_2$[a]	hP2Y$_4$[b]	rP2Y$_6$[c]
182	SMA 38		> 100 (34 ± 5)	>> 10 (7 ± 2)	> 100 (46 ± 6)
183	SMA 45		>> 10 (11 ± 4)	>> 10 (12 ± 1)	>> 10 (−10 ± 0)
184	SMA 50		> 100 (24 ± 2)	>> 10 (0 ± 1[d])	> 100 (34 ± 5)
185	SMA 68		ca. 100 (63[e])	> 10 (24 ± 2)	> 100 (31 ± 3)
186	SMA 72		ca. 100 (49 ± 6)	>> 10 (6 ± 5)	> 100 (46 ± 4)
187	SMA 36		ca. 100 (54 ± 5)	> 10 (39 ± 5)	> 100 (33 ± 1)
188	SMA 55		>> 10 (−10 ± 1)	>> 10 (−6 ± 2)	>> 10 (−9 ± 2)

Nr.	Verbindung	Struktur	IC$_{50}$ ± SEM [µM] (Inhibition ± SEM [%] bei der angegebenen Konzentration), n = 2		
			hP2Y$_2$[a]	hP2Y$_4$[b]	rP2Y$_6$[c]
189	SMA 64		3,84 ± 1,75	>> 10 (16 ± 0)	> 100 (21 ± 2)

[a] Stimulation mit 1 µM oder 3 µM UTP, [b] Stimulation mit 1 µM oder 3 µM UTP, [c] Stimulation mit 1 µM oder 3 µM UDP, [d] n = 3, [e] n = 1

Als beste Verbindung dieser Gruppe mit einem IC$_{50}$-Wert von **3,84 µM** am hP2Y$_2$-Rezeptor und guter Selektivität gegenüber dem hP2Y$_4$- und rP2Y$_6$-Rezeptor stellt sich **189** heraus. Agonistisches Verhalten konnte in entsprechenden Experimenten nicht beobachtet werden. **189** zeigt hohe strukturelle Ähnlichkeit zu **179**, **Tab. 27**, und unterscheidet sich von dieser lediglich durch die fehlende *p*-Methoxygruppe am Benzylrest, besitzt aber eine deutlich höhere Affinität. Alle weiteren Substanzen dieser Tabelle zeigen schwächere inhibitorische Eigenschaften am hP2Y$_2$-Rezeptor mit abgeschätzten IC$_{50}$-Werten von 100 µM oder mehr. Auch die Affinitäten zum hP2Y$_4$- und rP2Y$_6$-Rezeptor fallen schlechter aus. Zudem lassen sich praktisch keine Selektivitäten erkennen. Von den Verbindungen **185** und **187** sollen in Zukunft Inhibitionskurven zur Ermittlung der IC$_{50}$-Werte erstellt werden.

N3-Phenacyluridin-5'-carbonylamino-carbonsäure-/phosphonsäure-ester sowie freie Carbonsäuren

Zu dieser Gruppe gehören vier Mitglieder, denen eine Phenacyl-Substitution am N-3 des Uridins gemein ist. Drei von ihnen besitzen eine Phosphonsäure-diethylester-Struktur, ein Vertreter trägt das schon bekannte Strukturelement der Dicarbonsäuren. Die Ergebnisse der Untersuchung auf antagonistisches Verhalten stellt die nachfolgende Tabelle zusammen.

Tab. 29. IC_{50}-Werte der SMA-Verbindungen mit N3-Phenacyluridin-5'-carbonylamino-carbonsäure-/phosphonsäure-ester-Struktur sowie freier Carbonsäuren am $hP2Y_2$-, $hP2Y_4$- und $rP2Y_6$-Rezeptor. Gemessen wurde die Inhibition des durch Agonist-Injektion ausgelösten intrazellulären Calciumanstiegs.

Nr.	Verbindung	Struktur	$IC_{50} \pm SEM [\mu M]$ (Inhibition ± SEM [%] bei der angegebenen Konzentration), n = 2		
			$hP2Y_2^a$	$hP2Y_4^b$	$rP2Y_6^c$
190	SMA 37		> 100 (41 ± 3)	>> 10 (11 ± 1)	>> 100 (9 ± 7)
191	SMA 46		> 100 (38 ± 3)	>> 10 (8 ± 1)	> 100 (33 ± 5)
192	SMA 73		> 100 (36 ± 4)	>> 10 (0 ± 1)	>> 10 (21 ± 3)
193	SMA 43		> 100 (35 ± 1)	>> 10 (3 ± 2^d)	> 100 (43 ± 8)

[a] Stimulation mit 1 µM oder 3 µM UTP, [b] Stimulation mit 1 µM oder 3 µM UTP, [c] Stimulation mit 1 µM oder 3 µM UDP, [d] n = 3.

Wie zu erkennen, führt der im Vergleich zu den schon vorgestellten SMA-Verbindungen, größere Phenacylrest zu einer Reduktion der Affinität, überwiegend am $hP2Y_2$-Rezeptor. Dies zeigt beispielsweise der Vergleich zwischen **192** und **177**, welches am $hP2Y_2$-Rezeptor einen IC_{50}-Wert von 20,8 µM aufweist, deutlich. Die Substanzen unterscheiden sich nur in der Substitution am N-3 des Uridins. Gleiches Verhalten gilt für die analogen Verbindungen **190** und **183** sowie **193** und **187**. **191** und **182** zeigen ähnliche Affinitäten zu den untersuchten P2Y-Rezeptoren. Die Oxo-Funktion des Phenacylrestes stellt einen Wasserstoffbrücken-Akzeptor in Nähe der beiden Oxo-Funktionen des Uracils dar. Dieses Strukturelement wirkt sich somit in den meisten Fällen ungünstig auf die Affinitäten zu den genannten Rezeptor-Subtypen aus.

N3-Alkylaryluridin-5'-carbonylamino-isophthalsäuren

Diese letzte Gruppe fasst Verbindungen zusammen, die am N-3 des Uridins Aryl- oder Cycloalkylreste tragen und sich nur darin voneinander unterscheiden. Eine Amidbindung am C-5' der Ribose verbindet einen Isophthalatrest mit dem Uridin. **Tab. 30** fasst die Testergebnisse bezüglich antagonistischem Verhalten zusammen.

Tab. 30. IC_{50}-Werte der SMA-Verbindungen mit N3-Alkylarylsubstitution am $hP2Y_2$-, $hP2Y_4$- und $rP2Y_6$-Rezeptor. Gemessen wurde die Inhibition des durch Agonist-Injektion ausgelösten intrazellulären Calciumanstiegs.

Nr.	Verbindung	Struktur	$IC_{50} \pm$ SEM [µM] (Inhibition ± SEM [%] bei der angegebenen Konzentration), n = 2		
			$hP2Y_2^a$	$hP2Y_4^b$	$rP2Y_6^c$
194	SMA 65		ca. 100 (55[e])	>> 10 (−5 ± 1)	>> 100 (13 ± 5)
195	SMA 58		>> 100 (3 ± 1)	>> 10 (25 ± 1[d])	> 100 (25 ± 5)
196	SMA 60		ca. 100 (67[e])	>> 10 (16 ± 3)	>> 100 (5 ± 7)
197	SMA 63		ca. 100 (60 ± 16)	>> 10 (2 ± 2)	> 100 (34 ± 4)
198	SMA 42		> 100 (28 ± 3)	>> 10 (−7 ± 3)	> 100 (38 ± 7)
199	SMA 44		>> 100 (16 ± 8)	>> 10 (3 ± 1)	> 100 (34 ± 4)

[a] Stimulation mit 1 µM oder 3 µM UTP, [b] Stimulation mit 1 µM oder 3 µM UTP, [c] Stimulation mit 1 µM oder 3 µM UDP, [d] n = 3, [e] n = 1

Die Tabelle verdeutlicht, dass keine der Verbindungen durch eine hohe Affinität oder Selektivität auffällt. Die geringsten IC_{50}-Werte dürften **194**, **196** und **197** am $hP2Y_2$-Rezeptor aufweisen mit auf Basis des Screenings geschätzten 100 µM, wobei die Aufnahme von Inhibitionskurven noch aussteht. Wie bereits erläutert, fällt die Affinität für Verbindungen mit *meta*-ständigen Carboxylgruppen generell schlechter aus als für solche, in denen die Carboxylgruppen in *ortho*- und *para*-Stellung zur Amidfunktion vorkommen (siehe **179**, **189**). Ein neuer Ansatz könnte demnach darin bestehen, die in **Tab. 30** dargestellten Strukturen mit *ortho*- und *para*-ständigen Carboxylgruppen zu untersuchen.

Die folgende Abbildung zeigt die Inhibitionskurven der aktiven Verbindungen **171**, **177** und **189**.

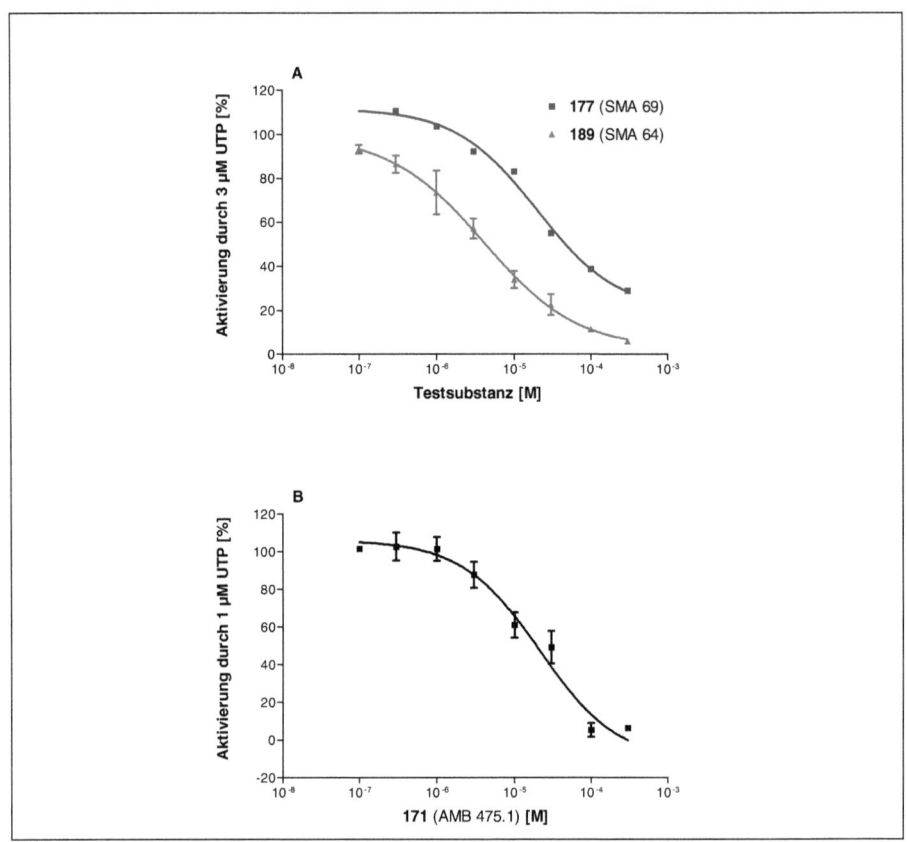

Abb. 48. Inhibition der Agonist-vermittelten Calciumanstiege durch eine AMB-Verbindung und zwei SMA-Verbindungen **A.** am hP2Y$_2$-Rezeptor, **B.** am hP2Y$_4$-Rezeptor, jeweils rekombinant exprimiert in 1321N1-Astrocytomzellen. Für **189** und **171** sind die Mittelwerte ± SEM zweier unabhängiger Experimente in Dreifachbestimmung, für **177** eines Experimentes in Dreifachbestimmung dargestellt.

4.4 Untersuchung von Tetrazol-Derivaten

Im Rahmen des Screenings potenzieller neuer Liganden an P2Y-Rezeptoren wurden drei Verbindungen mit Tetrazol-Struktur untersucht. Die Leitstruktur **AR-C118925 (jcbAR 16-2-1, 15)** sowie zwei Derivate, **jcbAR 16-2X-1 (200)** und **jcbAR 16-3XO-1 (201)**, wurden von Dr. Joachim Burbiel synthetisiert und in Screenings bei 1, 10 und 100 µM auf antagonistisches Verhalten an den P2Y-Rezeptor-Subtypen 2, 4 und 6 getestet. Das Thiouracil-Derivat AR-C118925 ist in Position 5 mit einem kondensierten Ringsystem und am N-1 mit einem 5'-substituierten Furanylrest substituiert, welcher die Ribose-Triphosphat-Struktur des UTP imitieren soll.[277] Die Verbindung erwies sich in bereits vorangegangenen Studien von Kemp et al. als $P2Y_2$-selektiv, indem sie mit einem IC_{50}-Wert von etwa 1 µM die Agonist-induzierte Schleimsekretion in differenzierten humanen Epithelzellen der Bronchien hemmte.[278] Das Unternehmen AstraZeneca untersuchte die Verbindung in klinischen Studien zur topischen Behandlung der Psoriasis. Da AR-C118925 hier keinen Vorteil gegenüber Placebo zeigte und sich zudem weniger effektiv als die Positivkontrollen verhielt, wurden die Studien abgebrochen. Ziel der Untersuchung der von Dr. Joachim Burbiel neu synthetisierten Tetrazol-Derivate war herauszufinden, ob die Verbindungen ähnlich hohe oder bessere Affinitäten und Selektivitäten aufweisen als **AR-C118925**. Sollte dies durch eine der beiden neuen Verbindungen oder möglicherweise durch beide erfüllt werden, könnten sie als Kandidaten für eine klinische Studie der oben schon angesprochenen Indikationen dienen. Die Ergebnisse der funktionellen Experimente am $hP2Y_2$-, $hP2Y_4$- und $rP2Y_6$-Rezeptor sind in **Tab. 31** zusammengefasst.

Tab. 31. IC_{50}-Werte der jcb-Verbindungen am $hP2Y_2$-, $hP2Y_4$- und $rP2Y_6$-Rezeptor. Gemessen wurde die Inhibition des durch Agonist-Injektion ausgelösten intrazellulären Calciumanstiegs.

Nr.	Verbindung	Struktur	$IC_{50} \pm SEM$ [µM] (Inhibition ± SEM [%] bei der angegebenen Konzentration), n = 3		
			$hP2Y_2^a$	$hP2Y_4^b$	$rP2Y_6^c$
15	jcbAR 16-2-1 (AR-C118925)		$0,371 \pm 0,053$	>> 100 (19 ± 7)	$35,4 \pm 2,2^d$
200	jcbAR 16-2X-1		$5,45 \pm 1,07$	$9,42 \pm 4,84$	ca. 100 (64 ± 7)
201	jcbAR 16-3XO-1		ca. 1 (54 ± 13^e)	$3,57 \pm 1,18$	>> 100 (20 ± 5)

[a] Stimulation mit 1 µM UTP, [b] Stimulation mit 1 µM oder 3 µM UTP, [c] Stimulation mit 1 µM oder 3 µM UDP, [d] n = 4, [e] n = 2

Die schon bekannte Verbindung **AR-C118925** (jcbAR 16-2-1) besitzt mit **0,371 µM** am **$hP2Y_2$-Rezeptor** insgesamt den niedrigsten IC_{50}-Wert. Ihre Selektivität gegenüber dem $rP2Y_6$-Rezeptor ist etwa 100-fach, die zum $hP2Y_4$-Rezeptor dürfte noch höher (>> 270-fach) sein. Die von Dr. Joachim Burbiel synthetisierte Substanz **jcbAR 16-2X-1 (200)** stellt das Dinor-Derivat des AR-C118925 dar. Sie zeigt eine etwa 15-fach schwächere Affinität zum $hP2Y_2$-Rezeptor, ebenso eine Abnahme der Affinität zum rP2Y$_6$-Rezeptor. Vom hP2Y$_4$-Rezeptor wird sie mit einem IC$_{50}$-Wert von 9,42 µM jedoch besser toleriert. Die Verbindung **jcbAR 16-3XO-1** (**201**), ebenfalls das Dinor-Derivat des AR-C118925, unterscheidet sich von **200** lediglich durch bioisoteren Austausch des Schwefels am C-4 des Pyrimidinringes gegen Sauerstoff. Dies resultiert in einer höheren Affinität dieser Verbindung gegenüber **200** zum hP2Y$_2$- und hP2Y$_4$-Rezeptor, was sich in den geringeren IC$_{50}$-Werten zeigt. Gleichzeitig ist die Affinität zum rP2Y$_6$-Rezeptor deutlich gesunken.

Aus diesen Ergebnissen lässt sich schlussfolgern, dass die Bindungstasche des hP2Y$_2$-Rezeptors bestrebt ist, mit raumerfüllenden unpolaren Strukturen in Wechselwirkungen zu treten, wie sie in AR-C118925 durch die beiden Methylgruppen am kondensierten Ringsystem und den im Vergleich zum Sauerstoff größeren Schwefel am Pyrimidinring verwirklicht sind. Je kompakter und polarer das Molekül wird, desto besser wird es vom hP2Y$_4$-Rezeptor toleriert und desto geringer ist seine Affinität zum rP2Y$_6$-Rezeptor.

Keine der beiden neu synthetisierten Verbindungen weist höhere Affinität und/oder Selektivität auf als AR-C118925. Diese Struktur-Wirkungsbeziehungen führen somit zu dem Schluss, dass versucht werden könnte, das kondensierte Ringsystem weiter auszudehnen, um die Affinität zum hP2Y$_2$-Rezeptor zu steigern. Beispielsweise könnte untersucht werden, welchen Einfluss ein Austausch der beiden Methylgruppen am Ringsystem gegen zwei Ethylgruppen zeigt. Eine andere Möglichkeit wäre, die Methylfunktionen gegen Halogenatome auszutauschen. Zur Steigerung der Affinität zum hP2Y$_4$-Rezeptor könnte ein Ansatz darin bestehen, das kondensierte dreigliedrige Ringsystem gegen ein zweigliedriges auszutauschen. Durch die Abnahme der Hydrophobizität wäre vorstellbar, dass die Affinität zum hP2Y$_4$-Rezeptor erhöht und die zum hP2Y$_2$-Rezeptor erniedrigt wird. Es kristallisiert sich heraus, dass diese Verbindungen den hP2Y$_2$- und den hP2Y$_4$-Rezeptor adressieren, so dass keine Maßnahmen zur Affinitätssteigerung am rP2Y$_6$-Rezeptor diskutiert werden.

4.5 Zusammenfassung und Diskussion

In der vorliegenden Arbeit wurden drei Substanzklassen in funktionellen Studien mittels intrazellulärer Calciummessungen auf ihr Verhalten am humanen $P2Y_2$- und $P2Y_4$-Rezeptor sowie am Ratten-$P2Y_6$-Rezeptor hin untersucht. Dabei lassen sich für die einzelnen Klassen die im folgenden genannten herausragenden Verbindungen festhalten.

4.5.1 Anthrachinon-Derivate

Die meisten **MG-** und **SW-Verbindungen** verhielten sich verhältnismäßig schwach affin und zudem unselektiv. Eine Tendenz zur Selektivität lässt sich bei **SW K21** (**80**) und **SW K27** (**87**) erkennen. Beide Verbindungen inhibieren den h$P2Y_2$-Rezeptor mit Affinitäten im einstelligen mikromolaren Bereich von **1,19 µM** bzw. **3,48 µM**, während die IC_{50}-Werte am h$P2Y_4$- und r$P2Y_6$-Rezeptor bei über 10 µM liegen.

In der Gruppe der **YB-Verbindungen** fielen insgesamt acht Verbindungen auf, die an einem der untersuchten P2Y-Rezeptor-Subtypen einen niedrigen IC_{50}-Wert aufweisen und gleichzeitig eine moderate Selektivität gegenüber den beiden anderen untersuchten Subtypen ausbilden. Eine Zusammenstellung der besten SW- und YB-Verbindungen ist in **Tab. 32** zu finden.

Tab. 32. IC_{50}-Werte der potentesten, in dieser Arbeit identifizierten SW- und YB-Verbindungen am h$P2Y_2$-, h$P2Y_4$- und r$P2Y_6$-Rezeptor. Gemessen wurde die Inhibition des durch Agonist-Injektion ausgelösten intrazellulären Calciumanstiegs.

Nr.	Verbindung	Struktur	IC_{50} ± SEM [µM] (Inhibition ± SEM [%] bei der angegebenen Konzentration), n = 3		
			h$P2Y_2$[a]	h$P2Y_4$[b]	r$P2Y_6$[c]
		h$P2Y_2$-selektiv			
80	SW K21		1,19 ± 0,28	13,5 ± 3,1[e]	23,0 ± 2,0
87	SW K27		3,48 ± 0,29	14,1 ± 1,3	> 100 (44 ± 7)

Nr.	Verbindung	Struktur	IC$_{50}$ ± SEM [µM] (Inhibition ± SEM [%] bei der angegebenen Konzentration), n = 3		
			hP2Y$_2$[a]	hP2Y$_4$[b]	rP2Y$_6$[c]
96	YB 50	(Struktur)	5,10 ± 1,0	> 10 (25 ± 2)	>> 10 (10 ± 1)
100	YB 10	(Struktur)	3,73 ± 0,30	> 10 (28 ± 3[e])	>> 10 (-15 ± 4[e])
117	YB 28 (AB 129)	(Struktur)	7,36 ± 2,26	>> 10 (8 ± 4[e])	>> 10 (12 ± 4[e])
133	YB 88	(Struktur)	3,93 ± 0,47	>> 10 (-7 ± 6[e])	>> 10 (2 ± 9)
		schwach hP2Y$_4$-selektiv			
137	YB 55	(Struktur)	10,3 ± 1,2	2,84[d]	ca. 10 (51[d])
		rP2Y$_6$-selektiv			
114	YB 51	(Struktur)	> 10 (44 ± 5)	> 10 (32[d])	4,86 ± 0,79
135	YB 87	(Struktur)	> 100 (38[d])	>> 10 (0[d])	3,74 ± 0,34[e]
138	YB 65	(Struktur)	>> 10 (4[d])	ca. 10 (59 ± 15[e])	3,40 ± 0,81

[a] Stimulation mit 1 µM UTP, [b] Stimulation mit 0,3 µM, 1 µM oder 3 µM UTP, [c] Stimulation mit 1 µM oder 3 µM UDP, [d] n = 1, [e] n = 2

Die Tabelle verdeutlicht, dass unterschiedlichste Substitutionen an Position 4 des Anthrachinon-Grundgerüstes zu selektiven und affinen Verbindungen führen können. Der **hP2Y$_2$-Rezeptor** toleriert dabei die vielfältigsten Strukturelemente wie einen Schwefelsäurepropylester (**96**), einen Benzylalkohol (**133**) und verschiedenartig substituierte Phenylreste (**80, 87, 100, 117**).

Eine Substanz mit hoher Affinität zum **hP2Y$_4$-Rezeptor** konnte im Rahmen dieser Studien identifiziert werden, **137**, welches am Anthrachinon-Gerüst mit einem Naphthalin-Natriumsulfonat substituiert ist. Dieser raumerfüllende, sterisch unflexible Substituent wird auch vom hP2Y$_2$- und rP2Y$_6$-Rezeptor toleriert, was zu einer nur rund 3-fachen Selektivität für den hP2Y$_4$-Rezeptor gegenüber diesen beiden Subtypen resultiert.

Vom **rP2Y$_6$-Rezeptor** werden hauptsächlich solche Verbindungen gut akzeptiert, die am N^4 Halogen- und/oder Carboxyl-substituierte Aromaten binden.

4.5.2 Adenosin-5'- und Uridin-5'-amide und -ether

Die meisten der getesteten **AMB-** und **SMA-Substanzen** zeigten nur schwache inhibitorische Eigenschaften an den untersuchten P2Y-Rezeptoren von weniger als 50% in einer Konzentration von 10 oder 100 µM. Dennoch konnte eine AMB-Verbindung identifiziert werden, die leichte P2Y$_4$-Selektivität mit moderater Affinität aufweist. Unter den SMA-Verbindungen fielen zwei potente P2Y$_2$-Antagonisten auf. Die nachfolgende Tabelle stellt die Testergebnisse für diese Verbindungen zusammen.

Tab. 33. IC$_{50}$-Werte der potentesten, in dieser Arbeit identifizierten Verbindungen der AMB- und SMA-Serie am hP2Y$_2$-, hP2Y$_4$- und rP2Y$_6$-Rezeptor. Gemessen wurde die Inhibition des durch Agonist-Injektion ausgelösten intrazellulären Calciumanstiegs.

Nr.	Verbindung	Struktur	IC$_{50}$ ± SEM [µM] (Inhibition ± SEM [%] bei der angegebenen Konzentration), n = 2		
			hP2Y$_2$[a]	hP2Y$_4$[b]	rP2Y$_6$[c]
171	AMB 475.1		> 100 (35 ± 1)	13,2 ± 2,2	> 100 (29 ± 3)
177	SMA 69		20,8[d]	>> 10 (−5 ± 5)	> 100 (33[d])
189	SMA 64		3,84 ± 1,75	>> 10 (16 ± 0)	> 100 (21 ± 2)

[a] Stimulation mit 3 µM UTP, [b] Stimulation mit 1 µM UTP, [c] Stimulation mit 1 µM oder 3 µM UDP, [d] n = 1

Ein Vergleich dieser drei Strukturen untereinander zeigt, dass der hP2Y$_4$-Rezeptor N-3 unsubstituierte Verbindungen bevorzugt, während N-3-Substitution vom hP2Y$_2$-Rezeptor gut akzeptiert wird. Verknüpfung des Uridins mit den Carbonsäure- oder Phosphonsäure-Elementen bzw. der entsprechenden Ester über Amid- oder Ether-Bindungen wird gleichermaßen toleriert. Insgesamt betrachtet wirkt sich eine Benzoldicarbonsäurestruktur positiv auf die Affinität aus.

Diese Verbindungen könnten als erste Leitstrukturen für eine neue Klasse von Antagonisten an P2Y-Rezeptoren dienen.

Unter den AMB-Substanzen fiel eine Verbindung mit mäßigen agonistischen Eigenschaften auf, AMB 363.1 (**162**) mit einem EC_{50}-Wert von 117 µM am $rP2Y_6$-Rezeptor. Der $hP2Y_2$-Rezeptor ließ sich nur leicht durch diese Verbindung aktivieren. Da sie am $hP2Y_4$-Rezeptor nicht untersucht wurde, wäre eine Diskussion an dieser Stelle lediglich Spekulation.

4.5.3 Tetrazol-Derivate

Die hier untersuchten, von Dr. Joachim Burbiel synthetisierten Tetrazol-Derivate **200** und **201** stellen keine Verbesserung der Ausgangsverbindung **15** dar. Während **15** mit einem IC_{50}-Wert von 0,371 µM eine sehr hohe Affinität zum $hP2Y_2$-Rezeptor aufweist und gleichzeitig selektiv gegenüber dem $hP2Y_4$- und $rP2Y_6$-Rezeptor ist, zeigen die Verbindungen **200** und **201** eine etwa 10-fach schwächere Affinität zum $hP2Y_2$-Rezeptor, während die zum $hP2Y_4$-Rezeptor deutlich gestiegen ist. Zum $rP2Y_6$-Rezeptor sind die Verbindungen kaum affin.

5 Zusammenfassung und Ausblick

In der vorliegenden Arbeit wurden zwei Teilprojekte bearbeitet, die sich mit Uracil- bzw. Uracilnucleotid-bindenden Membranproteinen befassen. Die wichtigsten Ergebnisse sind im folgenden zusammengefasst.

Aufgabenstellung des **ersten Teilprojektes** war es zu untersuchen, ob die Nucleobase Uracil, ähnlich wie Adenin, hochspezifisch an bakterielle Zielstrukturen bindet, die im Tris-Inkubationspuffer als Kontamination gefunden und als *Achromobacter xylosoxidans*, *Achromobacter denitrificans* und *Acinetobacter lwoffii* identifiziert worden waren. Es konnte gezeigt werden, dass [^{3}H]Uracil mit Affinitäten im submikromolaren Bereich spezifisch an alle drei genannten Bakterienstämme bindet. An *Achromobacter xylosoxidans* konnte mit **IC$_{50}$-Werte** von **67,9 nM** (lebende Bakterien), **25,2 ± 4,8 nM** (Membranpräparation des isolierten Bakteriums) und **23,4 ± 2,3 nM** (Membranpräparation des kommerziell erworben Bakteriums) durch **homologe Kompetitionsexperimente** die höchste **Uracil-Affinität** detektiert werden. **Sättigungsexperimente** an Membranpräparationen des kommerziell erworbenen Bakteriums lieferten einen einen fast identischen **K$_D$-Wert** von **28,5 ± 2,2 nM**, wodurch sich ein **K$_i$-Wert** von **19,8 ± 1,9 nM** ermitteln ließ. Die maximale Anzahl an Bindungsstellen wurde mit 9,03 ± 0,76 nmol/mg Protein berechnet und belegt damit eine sehr hohe Dichte an Uracil-Bindeproteinen in der Membranpräparation des Bakteriums.

Da *Achromobacter xylosoxidans* einige komplizierte Nosokomialinfektionen verursacht, bei denen sich eine außergewöhnlich hohe Antibiotikaresistenz abzeichnet, ist diese Art von besonderem pharmazeutischen Interesse im Hinblick auf die Entwicklung neuartiger antibiotischer Wirkstoffe.[279-282] Die folgenden Studien wurden aus diesem Grund ausschließlich mit dem Bakterium *Achromobacter xylosoxidans* durchgeführt, welches zur Familie der *Alcaligenaceae* zählt.[38,246] Die Energiegewinnung der *Alcaligenaceae* erfolgt durch aerobe, bei einigen Arten auch durch anaerobe Atmung in Form einer Denitrifikation bzw. Nitrat-Atmung. Das gram-negative Bakterium *Achromobacter xylosoxidans* kommt natürlicherweise im Erdreich und in Gewässern, aber auch in der Luft vor. Da bekannt ist, dass Lösungen, die Mineralsalze, organische Säuren oder Zucker enthalten, bei längerem offenen Stehenlassen häufig von Vertretern der *Alcaligenaceae* besiedelt werden, kann darin die Ursache für die Kontamination des Tris-Inkubationspuffers gesehen werden.

Für die Durchführung der **Radioligand-Bindungsstudien** an *Achromobacter xylosoxidans*-Membranpräparationen wurde ein Assay etabliert, der eine einstündige Inkubation von 0,1–1 μg Protein/Vial mit 5 nM [^{3}H]Uracil im Schüttelwasserbad bei 37 °C in einem Volumen von 1 ml/Vial vorsieht. **Kinetische Experimente** in Form von **Assoziationsexperimenten** über eine Zeitdauer von bis zu zehn Stunden führten sowohl an lebenden Bakterien als auch an der Membranpräparation nicht zur Einstellung eines Gleichgewichtes. In Zukunft soll eine Versuchsdurchführung entwickelt werden, die es erlaubt, Transportprozesse zu verfolgen und diese eindeutig von reinen Bindungsprozessen zu unterscheiden. Es konnte jedoch in einem ersten Versuch gezeigt werden, dass die Inkubationsdauer (1 h versus 5 h) keine Auswirkung auf die erhaltenen IC_{50}- bzw. K_D-Werte hatte.

In **heterologen Kompetitionsexperimenten** von Nucleobasen, Nucleosiden, Nucleotiden, Uracil- sowie Purin-Derivaten und Folsäure vs. [^{3}H]Uracil konnte keine Verbindung identifiziert werden, die eine höhere Affinität zum Uracil-Bindeprotein aufwies als Uracil selbst. Durch eine Optimierung der Struktur des potentesten Liganden 6-Hydrazinouracil (**51**, K_i = 500 ± 30 nM) könnte versucht werden, eine neuartige antiinfektiöse Strategie zu entwickeln.

Es ist gelungen, eine Methode zu entwickeln, das Uracil-Bindeprotein unter Erhalt seiner Affinität für Uracil aus Membranfragmenten der Membranpräparation zu solubilisieren, welche bei relativen Zentrifugalbeschleunigungen von 20000 wie 100000 × g zu einer guten Anreicherung der Uracil-Bindeproteine im **Solubilisat** führte. Als optimales **Protein-Detergenz-Verhältnis** wurde eine Relation von 1 : 2 (Masse Protein : Masse ***n*-Dodecyl-β-D-maltosid**-Feststoff) gefunden. Diese Methode sollte zukünftige Solubilisierungen in großem Maßstab erlauben. Zudem sollen die oben angesprochenen kinetischen Experimente in Zukunft am Solubilisat durchgeführt werden, wodurch die Radioligandbindung eindeutig von Aufnahmeprozessen, z. B. in die intakten Bakterien bzw. in bei der Membranpräparation möglicherweise entstehende Vesikel, differenziert werden könnte.

Für die anschließenden **Proteomik-Studien** wurden die Banden einer denaturierenden **SDS-PAGE** des Solubilisates, sowie das Solubilisat selbst, nach tryptischem Verdau in **LC/MS-MS-Experimenten** analysiert, woraufhin ein Vergleich der erhaltenen Peptidfragmente mit Proteinen einer Datenbank für Proteobakterien erfolgte (durchgeführt von Dr. Sonja Hess und Mitarbeitern am California Institute of Technology, Caltech, in Pasadena, Kalifornien, USA). Unter Berücksichtigung der angewandten statistischen Methoden und der Abschätzung einer möglichen Bindungsfähigkeit für Uracil fielen in den Gelbanden ein ABC-Transporter-Substrat-Bindeprotein sowie ein potenzielles periplasmatisches Aminosäure-Bindeprotein eines ABC-Transporters und im Solubilisat ein potenzielles ABC-Transporter-Substrat-Bindeprotein auf. Da bislang nur die Sequenz eines Plasmids (pA81) des *Achromobacter xylosoxidans*-Genoms (Stamm A8) mit entsprechenden Sequenzen für die codierten Proteine entschlüsselt bzw. publiziert ist, konnten die Aminosäuresequenzen der massenspektrometrischen Analytik nur damit verglichen werden. Im **Sequenzvergleich** der Aminosäuresequenzen der Proben mit bereits bekannten ABC-Transporter-Bindeproteinen des *Achromobacter xylosoxidans* stimmten in den meisten Fällen nur einzelne

Aminosäuren überein, so dass an dieser Stelle nur die Vermutung geäußert werden kann, dass das Uracil-Bindeprotein ein hochaffines periplasmatisches ABC-Transporter-assoziiertes Substrat-Bindeprotein sein könnte. Ein vollständiger Sequenzvergleich soll durchgeführt werden, sobald das komplette Proteom von *Achromobacter xylosoxidans* entschlüsselt ist. Des weiteren könnte die Identität des Uracil-Bindeproteins durch Überexpression der massenspektrometrisch identifizierten Proteine in einem geeigneten Modellorganismus und Überprüfung der Bindungseigenschaften für Uracil untersucht werden. Umgekehrt könnten Gene, die Informationen für Uracil-bindende Membranproteine wie Transporter oder periplasmatische Bindeproteine enthalten – sofern bekannt – in *Achromobacter xylosoxidans* ausgeschaltet bzw. herunterreguliert werden (sogenannter knock-out bzw. knock-down). Anschließend könnten diese Bakterien auf Uracil-Bindung geprüft werden.

In der vorliegenden Arbeit konnte somit **ein für die Nucleobase Uracil hochaffines und selektives Membranprotein** identifiziert und pharmakologisch sowie biochemisch charakterisiert werden. Dieses Protein könnte eine neuartige Zielstruktur antibiotischer Strategien zur Behandlung von *Achromobacter xylosoxidans*-Infektionen darstellen.

Im **zweiten Teilprojekt** wurden 69 Anthrachinon-, 60 Nucleosid- und drei Tetrazol-Derivate durch funktionelle Calciummessungen an den Uracilnucleotid-aktivierten P2Y-Rezeptor-Subtypen 2, 4 und 6 pharmakologisch charakterisiert. Die genannten Rezeptoren spielen eine wichtige pathophysiologische Rolle im menschlichen Organismus, und es besteht ein dringender Bedarf an hochaffinen und selektiven Agonisten und Antagonisten. In der vorliegenden Arbeit konnten für jeden dieser drei Rezeptor-Subtypen affine und moderat selektive Antagonisten gefunden, für die Wirkung wichtige Strukturmerkmale identifiziert und erste Struktur-Wirkungsbeziehungen herausgearbeitet werden.

Die potentesten **hP2Y$_2$-Antagonisten** waren das Anthrachinon-Derivat **133** (**YB 88**, Natrium-1-amino-4-(2-hydroxy-2-phenyl-ethylamino)-9,10-dioxo-9,10-dihydro-anthracen-2-sulfonat, IC$_{50}$ = **3,93 µM**), das Uridin-Derivat **189** (**SMA 64**, 2-{[(2S,3S,4R,5R)-5-(3-Benzyl-2,4-dioxo-3,4-dihydro-2*H*-pyrimidin-1-yl)-3,4-dihydroxy-tetrahydrofuran-2-carbonyl]-amino}terephthalsäure, IC$_{50}$ = **3,84 µM**) mit jeweils deutlich mehr als 3-facher Selektivität gegenüber den Subtypen 4 und 6, sowie das schon bekannte Tetrazol-Derivat **15** (**AR-C118925**, IC$_{50}$ = **0,371 µM**) mit mehr als 100-facher Selektivität gegenüber dem hP2Y$_4$- und rP2Y$_6$-Rezeptor. Ansätze zur Optimierung von **133** zur Erhöhung der Affinität und Selektivität könnten darin bestehen, die einzelnen Enantiomere der bisher nur racemisch vorliegenden Verbindung zu untersuchen, um zu überprüfen, ob die Konfiguration einen Einfluss auf die inhibitorische Potenz nimmt. Verbindung **189** könnte zukünftig durch verschiedene Substituenten am N-3 modifiziert werden. Das Carbonylamino-terephthalsäure-Strukturelement ist wahrscheinlich für die gute Affinität zum hP2Y$_2$-Rezeptor verantwortlich und sollte aus diesem Grund beibehalten werden. Die Struktur-Wirkungsbeziehungen der Tetrazol-Derivate deuten darauf hin, dass sich die Affinität von **15** zum hP2Y$_2$-Rezeptor möglicherweise durch Substitution mit längerkettigen Alkylresten oder Halogenatomen am kondensierten Ringsystem steigern ließe.

Das Anthrachinon-Derivat **137** (**YB 55**, Dinatrium-1-amino-9,10-dioxo-4-(5-sulfo-naphthalen-1-ylamino)-9,10-dihydroanthracen-2-sulfonat) und das Uridin-Derivat **171** (**AMB 475.1**, 5-[(2R,3S,4R,5R)-5-(2,4-Dioxo-3,4-dihydro-2H-pyrimidin-1-yl)-3,4-dihydroxytetrahydrofuran-2-ylmethoxy]-isophthalsäure), wiesen mit IC$_{50}$-Werten von **2,84 µM** und **13,2 µM** die besten inhibitorischen Potenzen der unterschiedlichen Strukturklassen am **hP2Y$_4$-Rezeptor** auf. Gegenüber den P2Y-Rezeptor-Subtypen 2 und 6 sind sie etwa 3-fach (**137**) bzw. mehr als 7-fach (**171**) selektiv. Versuche, **171** zu optimieren, könnten darin bestehen, das N-3 des Uridins mit kleinen hydrophoben Resten wie beispielsweise Alkylketten zu substituieren.

Der potenteste, in dieser Arbeit identifizierte **rP2Y$_6$-Antagonist** war **135** (**YB 87**, Natrium-1-amino-4-[2-(4-chlorphenyl)-ethylamino]-9,10-dioxo-9,10-dihydroanthracen-2-sulfonat) mit einem IC$_{50}$-Wert von **3,74 µM**, mehr als 26-facher Selektivität gegenüber dem hP2Y$_2$-Rezeptor und deutlich mehr als 3-facher Selektivität gegenüber dem hP2Y$_4$-Rezeptor. Aufgrund der am rP2Y$_6$-Rezeptor beobachteten Struktur-Wirkungsbeziehungen könnte eine Substitution der Ethylkette dieser Verbindung mit hydrophoben Gruppen oder Halogenatomen zur Affinitätssteigerung beitragen.

Abb. 49 fasst die Strukturen und IC$_{50}$-Werte der potentesten, neuen Inhibitoren zusammen.

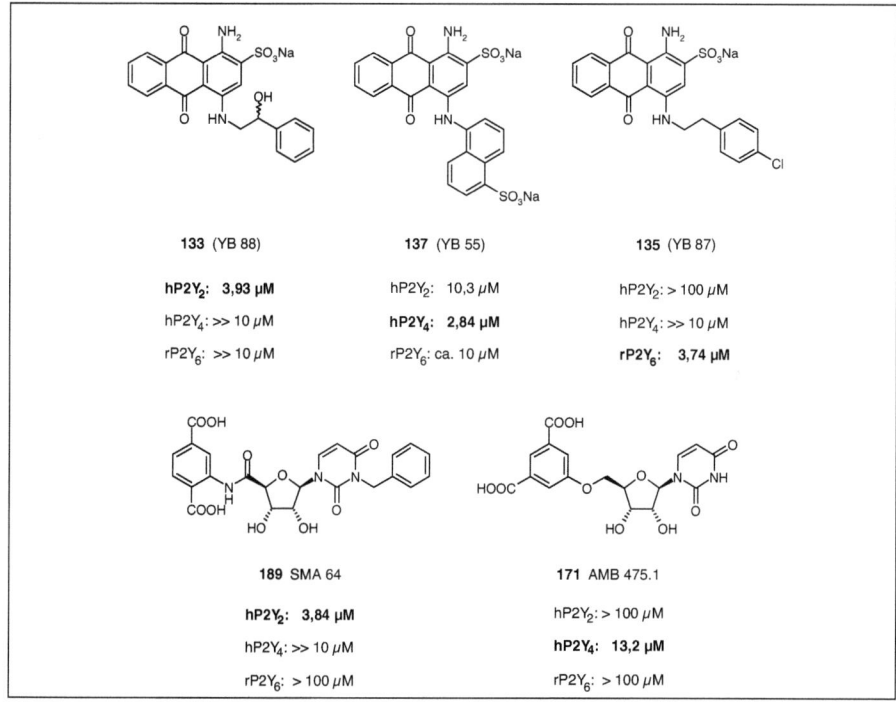

Abb. 49. Strukturen und IC$_{50}$-Werte der potentesten in dieser Arbeit identifizierten P2Y-Rezeptor-Antagonisten.

Zukünftig könnte die inhibitorische Potenz der vorgestellten Verbindungen zusätzlich an verwandten Zielstrukturen wie den P2Y-Rezeptor-Subtypen P2Y$_{1,11,12,13,14}$ und Ectonucleotidasen untersucht werden. Aus hochaffinen, Subtyp-selektiven Verbindungen könnten bei ausreichender chemischer und enzymatischer Stabilität Radio- oder Fluoreszenzliganden für pharmakologische In-vitro-Testsysteme entwickelt werden. Wirksame P2Y$_2$-Rezeptor-Antagonisten könnten beispielsweise Anwendung in der Behandlung von entzündlichen und neurodegenerativen Erkrankungen finden. Für P2Y$_4$-Rezeptor-Antagonisten wird eine Rolle in der Therapie der pulmonalen Hypertension diskutiert. Hemmung des P2Y$_6$-Rezeptors kann zur Abschwächung immunologischer Reaktionen und zur Vasodilatation führen.

Die in der vorliegenden Arbeit als potente P2Y-Rezeptor-Antagonisten charakterisierten Verbindungen gelten zukünftig als Leitstrukturen für die Weiterentwicklung dieser Substanzklassen. Durch systematische Derivatisierung des Anthrachinon- bzw. Uridin-Grundgerüstes sowie den Aufbau und das Screening umfangreicher Substanzbibliotheken kann ein detaillierter Einblick in die Struktur-Wirkungsbeziehungen dieser Substanzklassen an den P2Y-

Rezeptor-Subtypen erhalten werden. Computer-gestützte Verfahren zum Modelling der Bindungstasche der jeweiligen Rezeptoren könnten die Weiterentwicklung zusätzlich unterstützen.

6 Experimenteller Teil

6.1 Allgemeine Angaben

6.1.1 Geräte

Analysenwaage	Sartorius Competence CP 225D, Sartorius, Germany
Autoklav	Varioklav®Dampfsterilisator, H+P
	Systec 3850 ELV, Tuttnauer
Bakterienschüttler	Innova 4200 Incubator Shaker, New Brunswick Scientific, USA
Brutschränke	Jouan IG 650
	Heraeus HERAcell® 240
Einfrierbox für Zellen	Nalgene™ Cryo 1 °C Freezing Container, Cat. No. 5100-0001
Elektrophorese-Kammer, vertikal	BioRad, Mini Protean II™
Falcon Tubes	Sarstedt (15 ml und 50 ml, steril)
Faltenfilter	Macherey & Nagel, MN 616
Fluorimeter	FLUOstar Galaxy®, bmg Labtech
	NOVOstar®, bmg Labtech
Fotodokumentationssystem	Geldoc, BioRad
Gelkamera	Universal Hood II, BioRad
Glasfaserfilter	24er Harvester: Whatman®, Schleicher und Schüll GF/B und GF/C
	48er Harvester: Whatman®, Schleicher und Schüll GF/B und GF/C
Halbmikroküvetten	Cuvettes 10 × 4 × 45 mm, Sarstedt 67.742
Hamilton-Spritze	Miroliter, Syringes 705 (50 µl), Hamilton
Harvester	Brandel M24, Gaithersburg MD, USA
	Brandel M48, Gaithersburg MD, USA
Heizplatte mit Magnetrührer	RCT basic, IKA Labortechnik
Homogenisator	RW 16 basic, IKA Labortechnik
Laminar-Airflow-Werkbänke	NUNC® Safe flow 1.2

	NUNC® BIOFLOW
Liquid Scintillation Counter	TRICARB® 2900TR, Canberra Packard
	Tri-Carb 2810TR, Perkin Elmer
Maxivials	Roth
Mikroskope	Axiovert 25, Zeiss
	Wilovert AFL, Hund
Mikrotiterplatten	Microtest Plate 96, Sarstedt
	Optiplate 96-F, Perkin Elmer; Greiner bio-one
	Imaging Plate 96FC, Zell-Kontakt GmbH
	Micro-Assay-Plate, Chimney, 96well, 655096, Greiner bio-one
	NUNC® 96well
Multipette	Eppendorf Multipette® Plus
Minivials C	Roth
Petrischalen	Sarstedt
PE-Bakterienröhrchen	Sarstedt
PE-Vials	Polyethylenvials, 4 ml und 5 ml, Roth
pH-Meter	WTW pH Elektrode SenTix 41
	WTW pH 197, Weilheim, Germany
Photometer	DU® 530, Beckman
Pipetten	Eppendorf research (0,5-10 µl, 10-100 µl, 20-200 µl, 100-1000 µl, 1000-5000 µl)
Pipettenspitzen	Greiner Plastibrand®, Brand; Sarstedt
Pipettenspitzen für Multipetten	Ritips® professional, Ritter
Quarzküvetten	Präzisionsküvetten aus Quarzglas SUPRASIL®, 10 mm, Hellma®, 101.150-QS
Safe-Lock Reaktionsgefäße	Eppendorf
Schüttelwasserbad	GFL® 1083, Gesellschaft für Labortechnik mbH
Software	BLAST® Protein Alignment
	GraphPad Prism®, Version 3.0 und 4.0, San Diego, CA, USA
	ISIS™ Draw 2.4
	Microsoft Excel® und Microsoft Word® unter Office 2000
	OLYMPUS Master, Version 1.42
	Scaffold™, Version Scaffold –01_07_00, ©2006 Proteome Software Inc.

	QuantityOne, Version 4.4.0
Tischzentrifugen	Beckman Allegra® 21 R, Beckman Coulter
	BIOFUGE pico, Heraeus
Transformator (Elektrophorese)	Power Pac® Universal™, BioRad
Ultraschallbad	RK110H und RK52H, Bandelin Sonorex
Ultraturrax	T25 basic, IKA Labortechnik
Ultrazentrifuge	SW 55Ti (Rotor), Beckman Coulter
UV-Lampe	CAMAG
Vakuumpumpe	MD 4C Vario, Vaccubrand
Vortexer	MS 1 Minishaker, IKA Labortechnik
Waage	SBC42, Scaltec
Wasserbad für Zellkultur	WWB 14, Memmert
Wipptisch	MiniRocker MR-1, Kisker Produkte für Biotechnologie
Zentrifuge	Beckman Avanti™, J-20XP und J-201, Beckman Coulter
Zentrifugenröhrchen	Beckman Centrifuge Tubes (29 × 104 mm, 50 ml)
	Beckman Ultra-Clear™ Centrifuge Tubes (13 × 51,5 mm, 5 ml)

6.1.2 Kommerziell bezogene Chemikalien

Acrylamid	Acros, 16485900
Adenin	Sigma, A-8626
Adenosin	Sigma, A-9251
ADA	Calbiochem 116880, Fluka 01898
5-Aminouracil	Aldrich, 855286
Ammoniumpersulfat	Sigma, A-3678
Ammoniumsulfat	Roth, 3746.1
Bis-Tris	Roth, 9140.1
Brilliant Blau G	Sigma, B-0770
5-Bromuracil	Fluka, 18660
BSA, Albumin Fraktion V	AppliChem, A1391,0100
Calciumchlorid-Dihydrat	Fluka, 21097; Sigma, C3306
CADO	Fluka, 22997
CHAPS	Roth, 1479.1
Coomassie Brilliantblau G-250	AppliChem, 3480,001

CPA	Sigma, F-8031
Cytidin	Sigma, C-4654
Cytosin	AppliChem, A0815
DDM	AppliChem, A0819
Dihydrouracil	Sigma, D-7628
DMSO	Acros Organics, A015959701; AppliChem, A3608; Roth, 4720
DMSO, steril	AppliChem, A3672
DPCPX	Tocris, 0439
DTT	AppliChem, A2948
EDTA, Dinatriumsalz-dihydrat	Roth, X986.1
EGTA	Roth, 3054.2
Ethanol, p.A.	Merck, 1.00983
Ethanol, technisch	ZVE Bonn-Endenich
Folin-Reagenz	Sigma, F-9252
Folsäure	AppliChem, A2085
Fura-2 AM	Invitrogen, Molecular Probes, 432647, F1221
Guanin	Sigma, G-0381
Guanosin	Sigma, G-6264
D-(+)-Glucose (wasserfrei)	Sigma, G-7021
Glycerol	Acros, 158920010 AppliChem BioChemica, A1123,1000
Harnsäure	Fluka, 51449
HEPES	Sigma, H-3375
Hypoxanthin	AppliChem, A0700,0005; Sigma, H-9377
Inosin	Sigma, I-1024
5-Ioduracil	Sigma, 857858
Kaliumchlorid	Fluka, 60128
Kaliumdihydrogenphosphat	Sigma, P-9791
LSC-Cocktail	Ready Safe™, Beckman Coulter UltimaGold®, Canberra Packard
Magnesiumchlorid	Fluka BioChemika, 63068; Sigma M-8266
Magnesiumsulfat	Sigma, M-2643
Magnesiumsulfat-Heptahydrat	AppliChem, A1037
Methanol	Fluka Chemika, 65543; Sigma Aldrich, 32213
1-Methyluracil	Aldrich, 293768

Native Mark™ Proteinstandard	Invitrogen, LC0725
Native PAGE™ 4–16% Bis-Tris-Gel, 1.0 mm × 10 well	Invitrogen, BN1002BOX
Native PAGE™ 20 × Cathode Buffer Additive	Invitrogen, BN2002, 636864
Native PAGE™ 5% G-250 Sample Additive	Invitrogen, BN2004, 640147
Native PAGE™ 20 × Running Buffer	Invitrogen, BN2001, 617772
Natriumcarbonat	AppliChem, A1881
Natriumchlorid	Grüssing, 12264; Sigma, P-9541
Natriumhydrogencarbonat	Sigma, S-5761
Natriumhydroxid 0,1 N	Merck, 109959
NECA	Sigma, E-2387
Oregon Green® 488 BAPTA-1, AM	Molecular Probes, O6807
Orotsäure	Sigma, O-2750
ortho-Phosphorsäure 85%	AppliChem, A0637, 1000
Pluronic® F-127	Sigma, P-2443
Polyethylenimin-Lösung (50%)	Sigma, P-3143
2-Propanol, technisch	ZVE Bonn-Endenich
Proteinmarker	Invitrogen, Mark12™ LC5677
Protein Assay Kit	Sigma Diagnostics®, P-5656
Reactive blue 2	Alexis® Biochemicals, 550-293-G005
Rotiphorese® Gel 30	Roth, 3029.1
R-PIA	Sigma, P4532
Salzsäure 37%	Riedel-de Häen, 234569
SDS	Acros, 419531000
SDS-Lösung 20%	AppliChem, 3942
(+)-Sucrose	BioChemika, 84097
TEMED	Acros, 420580500; Roth, 2367.1
Thymidin	Sigma, T-1895
Thymin	Sigma, T-0376
Tricin	Sigma, T-5816
TRIS, ultrapure (mind. 99,9%)	AppliChem, A1086,1000

TRIS (≥ 99,3%)	Roth, AE15.3
Uracil	Fluka, 94220
Uridin	Sigma, U-6381
UDP	AppliChem, A3852
UMP	Sigma, U-9376
UTP	AppliChem, A2237
Xanthin	Sigma, X-7375

6.1.3 Nicht-kommerziell bezogene Chemikalien

AMB-Substanzen	von Dr. Andreas Brunschweiger, Ak Müller, synthetisierte Verbindungen
jcb-Substanzen	von Dr. Joachim Burbiel, Ak Müller, synthetisierte Verbindungen
MG-Substanzen	von Dr. Markus Glänzel, Freiburg, synthetisierte Verbindungen
Reactive Blue-2	Die kommerziell bezogene Substanz wurde von Dr. Younis Baqi, Ak Müller, aufgereinigt.
SMA-Substanzen	von Dr. Andreas Brunschweider, Ak Müller, synthetisierte Verbindungen
SW-Substanzen	von Dr. Stefanie Weyler, Ak Müller, synthetisierte Verbindungen
Uracil-Derivate	von Dr. Phuoc Lee, Thomas Borrmann und verschiedenen Doktoranden im Ak Müller synthetisierte Verbindungen
YB-Substanzen	von Dr. Younis Baqi, Ak Müller, synthetisierte Verbindungen

6.1.4 Radioliganden

[^{3}H]CCPA	spezifische Aktivität = 42,6 Ci/mmol (1,58 TBq/mmol), PerkinElmer Life Sciences
[^{3}H]Uracil	spezifische Aktivität = 47,0 Ci/mmol (1,74 TBq/mmol), Amersham GE Healthcare
	spezifische Aktivität = 43,3 Ci/mmol (1,60 TBq/mmol), Moravek Biochemicals and Radiochemicals

6.1.5 Bakterien- und Zellkulturbedarf sowie Nährmedien

Agar	AppliChem, A0949,0500
Dulbecco's Modified Eagle Medium (DMEM)	Gibco, 41966-029; Cambrex, BE12-604F
Einmalpipetten, serologisch	Costar® Stripette, Sarstedt
Falcon Tubes	Sarstedt (15 ml und 50 ml, steril)
Fötales Kälberserum	Sigma, F-0804
G418	Calbiochem, 34510
GlutaMax™	Gibco, 35050-038
$hP2Y_2$-1321N1-Astrozytomzellen	Dr. Petra Hillmann, Ak Müller, Universität Bonn
$hP2Y_4$-1321N1-Astrozytomzellen	Dr. Gary Weisman, University of Missouri-Columbia, Columbia, MO, USA
$rP2Y_6$-1321N1-Astrozytomzellen	Dr. Gary Weisman, University of Missouri-Columbia, Columbia, MO, USA
Kryovials, steril	Sarstedt
Kulturkolben, Glas, in Erlenmeyerform	Roth
LB-Agar	Invitrogen, 22700-041
LB-Pulvermedium	AppliChem, A0954,500
Penicillin-Streptomycin-Lösung (10000 U/ml Penicillin, 10 mg/ml Streptomycin)	Invitrogen, 15140130; Cambrex, DE17-602E
Phenolrot (0,5%)	Sigma, P-0290
Spritzen, steril	Braun
Sterilfilter für Spritzen	Rotilabo®-Spritzenfilter, 0,22 µM, Roth P644.1
Trypsin (2,5%)	Lonza, 17-160
Trypsin/EDTA	PAN®, P10-023100; Gibco, 25300-054; Cambrex, BE17-161E
Ultraglutamin	Cambrex, BE17-605E/U1; Lonza, 7MB0219
Zellkulturflaschen	Greiner-bio-one, Sarstedt

6.1.6 Bakterienkulturen, Rattenhirne und kultivierte Zelllinien

Die in Kultur gehaltenen Bakterien und Zellen, sowie die zur Präparation bezogenen Rattenhirne sind nachfolgend beschrieben.

Bakterienkulturen

Die aus kontaminiertem Tris-Waschpuffer (50 mM, pH 7,4) isolierten Bakterienstämme wurden von Hannelore Brüssel am Institut für Tierwissenschaften, Physiologie und Hygiene der Universität Bonn charakterisiert. Identifiziert wurden die Stämme *Achromobacter xylosoxidans* (Wahrscheinlichkeit: 94,5%), *Achromobacter denitrificans* (Wahrscheinlichkeit 82,2%) und *Achromobacter lwoffii* (Wahrscheinlichkeit 98,1%).[146] Für weitere Experimente am *Achromobacter xylosoxidans* wurde dieser bei der Deutschen Sammlung von Mikroorganismen und Zellkulturen GmbH (DSMZ) in Braunschweig kommerziell erworben.[283] Tab. 34 listet die wichtigsten Charakteristika auf.

Tab. 34. Spezifikationen des kommerziell erworbenen *Achromobacter xylosoxidans*.

Name:	*Achromobacter xylosixidans* subsp. *xylosoxidans*[246]
DSM-Nr.:	2402
weitere Sammlungs-Nr.:	ATCC 27061, NRRL 84082
isoliert aus:	Ohr-Ausfluss
Kulturmedium:	Pepton (5,0 g), Fleischextrakt (3,0 g), ggf. Agar (15,0 g), destilliertes Wasser (1,0 l); pH auf 7,0 eingestellt; 30 °C
geliefert als:	Vakuum-getrocknete Kultur
Risiko-Gruppe:	2

Rattenhirne

Die Rattenhirne der Bezeichnung „Rat Brain Unstripped, Code 56004-2, Lot 36425, Amt 25 EA, 1-800-643-3426" werden von der Firma Pel-Freeze® Biologicals, Rogers, aus Arkansas in den USA bezogen. Bis zur Präparation werden sie bei −80 °C aufbewahrt.

Kultivierte Zelllinien

Gearbeitet wird mit 1321N1-Astrozytomzellen, deren Ursprung im humanen Hirn liegt.

Tab. 35. Charakteristika der kultivierten Zelllinien.

Zelllinie	Vektor/Expressionssystem
hP2Y$_2$ 1321N1 Astrozytom	pLXSN pcDNA3.1 stabil transfiziert, positive Klone mit Geneticin selektiert

Zelllinie	Vektor/Expressionssystem
hP2Y$_4$ 1321N1 Astrozytom	pLXSN M28248 pcDNA3.1 stabil transfiziert, positive Klone mit Geneticin selektiert
rP2Y$_6$ 1321N1 Astrozytom	pLXSN M28248 stabil transfiziert, positive Klone mit Geneticin selektiert

6.2 Puffer und Lösungen

6.2.1 Lösungen für Radioligand-Bindungsstudien

ADA-Lösung 2 mg/ml

Aus dem Originalgefäß, welches 5 mg ADA mit 2220 U/ml enthält, werden 45 µl entnommen und mit 180 µl Tris-Inkubationspuffer (50 mM, pH 7,4) versetzt. Die Lösung wird bei 4 °C gelagert.

PEI-Lösung 0,3%

50 ml der 50%igen PEI-Lösung werden mit 450 ml demineralisiertem Wasser versetzt, und die so entstandene 10%ige PEI-Lösung wird bei 4 °C gelagert. 6 ml dieser Lösung werden in der dafür vorgesehenen Plastikwanne mit 194 ml demineralisiertem Wasser gemischt. Diese 0,3%ige Lösung wird ebenfalls bei 4 °C gelagert.

Sucrose-Lösung 0,32 M

109,5 g Sucrose werden in 1 l bidestilliertem autoklavierten Wasser gelöst und auf 4 °C abgekühlt. Die Lösung ist vor Gebrauch frisch herzustellen.

Tris-Inkubationspuffer 50 mM, pH 7,4

6,06 g TRIS (Tris ultrapure, mind. 99,9%) werden in etwa 900 ml bidestilliertem Wasser gelöst, mit konzentrierter Salzsäure (37%) auf pH 7,4 eingestellt und mit bidestilliertem Wasser auf 1 l aufgefüllt. Die Lösung wird autoklaviert und in einer Glasflasche bei 4 °C gelagert. Der so hergestellte Puffer wird maximal einen Monat lang verwendet.

Tris-Waschpuffer 50 mM, pH 7,4

6,06 g Tris (Tris ≥ 99,3%) werden in 1 l bidestilliertem Wasser gelöst und mit konzentrierter Salzsäure (37%) auf pH 7,4 eingestellt. Der Puffer wird in einer Glasflasche bei 4 °C gelagert.

6.2.2 Lösungen für die Kultur von Bakterien und Zellen

DMEM mit Zusätzen

500 ml Dulbecco's Modified Eagle Medium (DMEM) werden unter der Sicherheitswerkbank mit 50 ml FCS, 5 ml Ultraglutamin und 8 ml G418 versetzt. Die Mediumflasche wird verschlossen, gut geschüttelt und bei 4 °C gelagert. So ist sie etwa einen Monat lang haltbar.

EDTA-Stammlösung 0,1 M

3,7 g EDTA werden ad 100 ml in demineralisiertem Wasser gelöst. Der pH-Wert wird auf 7,6 eingestellt, bevor die Lösung bei Raumtemperatur gelagert wird.

FCS

500 ml FCS werden aufgetaut, bei 56 °C 30 min lang hitzeinaktiviert, in sterile Gefäße à 50 ml aliquotiert und bei –20 °C gelagert, Herstellung unter der Sicherheitswerkbank.

50 mg/ml G418

Die Geneticin-Festsubstanz mit einem bestimmten, Chargen-spezifischen Anteil aktiver Wirksubstanz (µg/mg) wird in bidestilliertem, autoklaviertem Wassers gelöst, so dass die Konzentration an aktiver Substanz 50 mg/ml entspricht. Die Lösung wird sterilfiltriert, in sterile Gefäße aliquotiert und bei –20 °C gelagert, Herstellung unter der Sicherheitswerkbank.

LB-Medium

25 g LB-Pulvermedium werden unter Rühren in 900 ml bidestilliertem Wasser gelöst. Der pH-Wert wird mit 1 N NaOH auf 7,5 eingestellt. Nach Auffüllen auf 1 l wird die Lösung autoklaviert und anschließend bei 4 °C gelagert.

Nähragar

32 g LB-Agar werden in einem Becherglas in einer kleinen Menge bidestilliertem Wasser angeschlemmt und homogenisiert. Nach Auffüllen mit bidestilliertem Wasser auf 1 l wird die Suspension autoklaviert. Die nach dem Autoklavieren noch warme Agar-Lösung wird auf Petrischalen gegossen, so dass pro Schale eine etwa 5 mm hohe Agarschicht entsteht. Nach

Abkühlen und Aushärten der Agarschicht werden die Schalen mit Deckel versehen und auf diesem lagernd bei 4 °C aufbewahrt.

Phosphat-gepufferte Salzlösung (phosphate buffered saline, PBS)
8,8 g NaCl, 0,2 g KCl und 1,3 g $Na_2HPO_4 \times 2\ H_2O$ werden ad 1 l in demineralisiertem Wasser gelöst. Anstelle von 1,3 g $Na_2HPO_4 \times 2\ H_2O$ können auch 1,1 g Na_2HPO_4 und 0,2 g KH_2PO_4 eingewogen werden. Der pH-Wert wird mit Salzsäure 37% auf pH 7,4 eingestellt, bevor die Lösung autoklaviert und anschließend bei Raumtemperatur gelagert wird.

Trypsin-EDTA-Lösung
500 ml PBS-Puffer werden mit 0,6 ml EDTA-Stammlösung 0,1 M versetzt und autoklaviert. Unter der Sicherheitswerkbank werden 10 ml steriles Trypsin (2,5%) und 0,375 ml steriles Phenolrot (0,5%) sterilfiltriert zugegeben. Die Lösung wird gut durchmischt, in autoklavierte Gefäße aliquotiert und bei 4 °C gelagert.

6.2.3 Lösungen für Solubilisierungen

CHAPS-Lösung 1% (m/V) in Tris-Inkubationspuffer
0,1 g CHAPS werden in 10 ml Tris-Inkubationspuffer gelöst. Die Lösung wird in einer Braunglasflasche bei 4 °C gelagert.

DDM-Lösungen in Tris-Inkubationspuffer
Die Herstellung von DDM-Lösungen der Konzentrationen 1% (m/V), 0,5% (m/V) und 0,25% (m/V) erfolgt durch Verdünnung einer Lösung mit der Konzentration 5% (m/V). Dazu werden 0,1 g DDM in 2 ml Tris-Inkubationspuffer gelöst. Zur Herstellung der 1%igen Lösungen werden nun 400 µl der 5%igen Lösung zu 1600 µl Tris-Inkubationspuffer pipettiert und auf dem Vortexer gemischt. Zur Herstellung der 0,5%igen Lösung werden 800 µl der 1%igen Lösung zu 800 µl Tris-Inkubationspuffer pipettiert und auf dem Vortexer gemischt. Zur Herstellung der 0,25%igen Lösung werden 400 µl der 0,5%igen Lösung mit 400 µl Tris-Inkubationspuffer gemischt. Die Lösungen werden in Braunglasfläschchen bei 4 °C gelagert.

DDM-Lösung 0,5% (m/V) in Tris-Inkubationspuffer
15 mg DDM werden in 3 ml Tris-Inkubationspuffer gelöst. Die Lösung wird in einer Braunglasflasche bei 4 °C gelagert.

6.2.4 Lösungen für Gelelektrophoresen

Es werden zwei Arten von Gelelektrophoresen durchgeführt. Die Herstellung der zugehörigen Puffer und Lösungen wird nachfolgend beschrieben.

Blau-native Polyacrylamid-Gelelektrophorese (BN-PAGE)

Die Puffer für die Blau-native Polyacrylamid-Gelelektrophorese sind im folgenden beschrieben.

Anodenpuffer für Blau-native Polyacrylamid-Gelelektrophorese

50 ml des 20-fachen Native PAGE™ Running Buffers werden mit demineralisiertem Wasser ad 1 l aufgefüllt.

Dunkelblauer Kathodenpuffer für Blau-native Polyacrylamid-Gelelektrophorese

10 ml des 20-fachen Native PAGE™ Running Buffers werden mit 10 ml des 20-fachen Native PAGE™ Kathoden-Additivs gemischt und mit demineralisiertem Wasser ad 200 ml aufgefüllt.

Hellblauer Kathodenpuffer für Blau-native Polyacrylamid-Gelelektrophorese

10 ml des 20-fachen Native PAGE™ Running Buffers werden mit 1 ml des 20-fachen Native PAGE™ Kathoden-Additivs gemischt und mit demineralisiertem Wasser ad 200 ml aufgefüllt.

Native PAGE™ Running Buffer

Zur Herstellung des 20-fach konzentrierten Laufpuffers werden 209,2 g (1 M) Bis-Tris und 179,2 g (1 M) Tricin ad 1 l in bisdestilliertem Wasser gelöst. Der Puffer ist bei Raumtemperatur bis zu sechs Monate lang haltbar. Zur Herstellung des einfach konzentrierten Puffers werden 50 ml des 20-fach konzentrierten Puffers mit demineralisiertem Wasser ad 1 l aufgefüllt.

Natriumdodecylsulfat-Polyacrylamid-Gelelektrophorese (SDS-PAGE)

Im folgenden ist die Zusammensetzung der Gele und Puffer für die Durchführung der SDS-PAGE erläutert.

Anfärbelösung A für SDS-PAGE

100 ml Methanol werden mit 4 ml Phosphorsäure 85% gemischt und ad 200 ml mit demineralisiertem Wasser aufgefüllt. Die Lösung wird bei Raumtemperatur gelagert.

Anfärbelösung B für SDS-PAGE

68 ml Methanol werden mit 4 ml Phosphorsäure 85% gemischt und nach Zugabe von 34,4 g Ammoniumsulfat mit demineralisiertem Wasser auf 200 ml aufgefüllt. Die Lösung wird bei Raumtemperatur gelagert.

Anfärbelösung C für SDS-PAGE

100 ml von Lösung B werden mit 66 mg Coomassie Brillantblau G-250 versetzt. Die Lösung wird bei Raumtemperatur gelagert.

Laufpuffer für SDS-PAGE

Zur Herstellung des 10-fach konzentrierten Laufpuffers werden 30,3 g TRIS (Tris ultrapure, mind. 99,9%) und 144,1 g Glycin in 1 l demineralisiertem Wasser gelöst. Der pH-Wert wird mit konzentrierter Salzsäure (37%) auf pH 8,6 eingestellt. 1 l einfach konzentrierter Puffer wird durch Mischen von 100 ml zehnfach konzentriertem Puffer mit 895 ml demineralisiertem Wasser und Zugabe von 5 ml SDS-Lösung (20%) hergestellt.

Probenpuffer für SDS-PAGE

Zur Herstellung des 4-fach konzentrierten Puffers werden 2 g SDS in einer Mischung aus 8 ml Tris-Puffer (1 M, pH 6,8), 10 ml Glycerin, 1 ml Bromphenolblaulösung (1%ig in H_2O), 6 ml H_2O und 5 ml β-Mercaptoethanol gelöst. Der Puffer wird mit der Probe 1:4 (V:V) verdünnt.

Sammelgel 5% für SDS-PAGE

1,67 ml Rotiphorese® Gel 30 werden mit 1,25 ml Tris-Puffer (1 M, pH 6,8), 50 µl SDS-Lösung 20%, 10 µl TEMED und 50 µl Ammoniumpersulfatlösung (10% in demineralisiertem Wasser) gemischt und mit demineralisiertem Wasser ad 10,0 ml aufgefüllt.

Trenngel 10% für SDS-PAGE

5,0 ml Rotiphorese® Gel 30 werden mit 7,5 ml Tris-Puffer (1 M, pH 8,8), 75,2 µl SDS-Lösung 20%, 12,0 µl TEMED, 106,0 µl Ammoniumpersulfatlösung (10% in demineralisiertem Wasser) und 2,5 ml demineralisiertem Wasser gemischt.

6.2.5 Lösungen für intrazelluläre Calciummessungen

Krebs-HEPES-Puffer (KHP)

Zu Herstellung des 5-fach konzentrierten Puffers werden 16,85 g (118,6 mM) NaCl, 875 mg (4,7 mM) KCl, 400 mg (1,2 mM) KH_2PO_4, 875 mg (4,2 mM) $NaHCO_3$, 5,25 g (11,7 mM) D-Glucose und 5,95 g (10 mM) HEPES (freie Säure) in 450 ml bidestilliertem Wasser gelöst und mit NaOH (1 N) auf pH 7,4 eingestellt. Mit bidestilliertem Wasser wird auf 500,0 ml aufgefüllt. Diese Lösung wird in Aliquots à 100 ml bei –20 °C gelagert.

Zur Herstellung des einfach konzentrierten Krebs-HEPES-Puffers werden 100 ml des 5-fach konzentrierten Krebs-HEPES-Puffers aufgetaut, mit 650 µl 1 M $CaCl_2$-Stammlösung und mit 600 µl 1 M $MgSO_4$-Stammlösung versetzt und mit bidestilliertem Wasser auf 500,0 ml aufgefüllt. Der pH-Wert wird kontrolliert (Soll: pH = 7,4), gegebenenfalls eingestellt und der Puffer à 100 ml aliquotiert und bei –20 °C bzw. nach Anbruch bei 4 °C gelagert.

Calciumchlorid-Stammlösung 1 M

1,47 g $CaCl_2 \times 2\ H_2O$ werden ad 10 ml in bidestilliertem Wasser gelöst. Die Lösung wird bei Raumtemperatur gelagert.

Magnesiumsulfat-Stammlösung 1 M

2,465 g $MgSO_4 \times 7\ H_2O$ werden ad 10 ml in bidestilliertem Wasser gelöst. Die Lösung wird bei Raumtemperatur gelagert.

Oregon Green-Stammlösung

50 µg des Fluoreszenzfarbstoffes Oregon Green 488 BAPTA-1/AM (M_r = 1258,07 g/mol) werden unter Lichtausschluss in 39,7 µl wasserfreiem DMSO gelöst, so dass die Konzentration 1 mM beträgt. Die Stammlösung wird in 1,5 ml-Eppendorfgefäße zu je 3 µl aliquotiert und bis zur Verwendung unter Lichtausschluss bei –20 °C gelagert.

Fura-2-Stammlösung

50 µg des Fluoreszenzfarbstoffes Fura-2/AM (M_r = 1001,86 g/mol) werden unter Lichtausschluss in 49,9 µl wasserfreiem DMSO gelöst, so dass die Konzentration 1 mM beträgt. Diese Lösung wird in 1,5 ml-Eppendorfgefäße zu je 3 µl aliquotiert und bis zur Verwendung unter Lichtausschluss bei –20 °C gelagert.

Pluronic®-F127-Stammlösung

200 mg des Detergenzes Pluronis F-127 werden in 800 µl DMSO gelöst. Diese Lösung wird in einem Braunglasgefäß bei Raumtemperatur gelagert.

UDP-Stammlösung 10 mM

22,41 mg UDP-Di-Natriumsalz werden in 5,0 ml bidestilliertem Wasser gelöst, à 250 µl oder weniger aliquotiert und in Eppendorf-Gefäßen bei –20 °C gelagert.

UTP-Stammlösung 10 mM

29,31 mg UTP-Tri-Natriumsalz werden in 5,0 ml bidestilliertem Wasser gelöst, à 250 µl oder weniger aliquotiert und in Eppendorf-Gefäßen bei –20 °C gelagert.

6.3 Membranpräparationen

6.3.1 Membranpräparation des *Achromobacter xylosoxidans*

Eine bei –80 °C gelagerte Glycerinkultur bzw. die kommerziell erworbene Originalkultur des *Achromobacter xylosoxidans* wird angetaut. 50 µl dieser Kultur werden in ein 12 ml-Bakterienröhrchen überführt, welches 4 ml LB-Medium enthält. Nach etwa sechsstündiger Inkubation bei 30 °C mit einer Schüttelgeschwindigkeit von 220 rpm ist die Suspension durch die Vermehrung der Bakterien deutlich getrübt, so dass eine Übernacht-Kultur angelegt werden kann. Dazu wird der Inhalt des Bakterienröhrchens in einen Kulturkolben mit 300 ml LB-Medium überführt und mit einer Schüttelgeschwindigkeit von 220 rpm bei 30 °C im Bakterienschüttler über Nacht inkubiert. Hat die Suspension am nächsten Morgen die gewünschte Trübung erreicht, wird sie zu gleichen Teilen in 50 ml-Beckmann-Zentrifugen-Röhrchen aufgeteilt (acht Röhrchen à etwa 40 ml Bakteriensuspension) und 10 min bei 10000 × g und 4 °C zentrifugiert. Die Überstände werden verworfen und die Pellets in 50 µl eiskaltem autoklavierten Tris-Puffer (50 mM, pH 7,3) je Milliliter Bakterien-Ausgangssuspension resuspendiert. Durch erneute Zentrifugation bei 10000 × g und 4 °C für eine Dauer von 10 min werden letzte Mediumreste aus den Pellets herausgewaschen. Die Überstände werden verworfen und die Pellets in 50 µl eiskaltem autoklavierten Tris-Puffer (50 mM, pH 7,3) je Milliliter Bakterien-Ausgangssuspension resuspendiert. Für eine Dauer von 10 s wird die Suspension mittels Ultraturrax in Geschwindigkeitsstufe 1 homogenisiert, bevor sie 5 min lang bei 200 × g und 4 °C zentrifugiert wird. Das Pellet (P1) wird verworfen und der Überstand (Ü1) 10 s lang mittels Ultraturrax in Geschwindigkeitsstufe 1 homogenisiert. Die

Suspension (Ü1) wird 1 h lang bei 48000 × g und 4 °C zentrifugiert. Der Überstand (Ü2) wird verworfen und das Pellet (P2) in 10 µl eiskaltem autoklavierten Tris-Puffer je Milliliter Bakteriensuspension resuspendiert, wobei zur besseren Resuspendierung der Vortexer verwendet werden kann. Nach einer Proteinbestimmung wird die Membranpräparation aliquotiert und bei −80 °C gelagert. So ist sie mehrere Monate lang haltbar.

6.3.2 Präparation von Rattenhirn-Cortex als Quelle für Adenosin-A_1-Rezeptoren

Die bei −80 °C gelagerten Rattenhirne werden auf Eis angetaut und mit Sucrose-Lösung (0,32 M) beträufelt. Präpariert wird auf einer eisgekühlten Glasplatte. Zur Gewinnung des Cortex werden die Rattenhirne mit einer Pinzette am Kleinhirn festgehalten und die äußeren 2–3 mm des Rattenhirns, die Hirnrinde, mit einem Skalpell abgeschabt, bis das darunter liegende, deutlich hellere Gewebe sichtbar wird. Das Cortex wird in 100 ml eiskalter Sucrose-Lösung (0,32 M) gesammelt und mit dem Ultraturrax auf Stufe 3 etwa 60 s lang zerkleinert. Diese Suspension wird auf Zentrifugenröhrchen à etwa 30 ml aufgeteilt und austariert, bevor sie zur Abtrennung grober Zelltrümmer 10 min lang bei 1000 × g und 4 °C zentrifugiert wird. Die Pellets werden verworfen und der Überstand auf Zentrifugationsröhrchen à etwa 30 ml aufgeteilt und austariert. Bei 37000 × g und 4 °C wird 1 h lang zentrifugiert. Die Überstände werden verworfen und die einzelnen Pellets in je 30 ml eiskaltem bidestillierten und autoklaviertem Wasser aufgenommen. Mittels Ultraturrax werden die Suspensionen in Geschwindigkeitsstufe 3 etwa 10 s lang homogenisiert, bevor sie 45 min lang bei 37000 × g und 4 °C zentrifugiert werden. Die Überstände (Ü1) werden verworfen und die Pellets (P1) in je 30 ml eiskaltem Tris-Inkubationspuffer resuspendiert. Erneut erfolgt Homogenisierung mit dem Ultraturrax in Stufe 3 für eine Dauer von 10 s, bevor 45 min lang bei 37000 × g und 4 °C zentrifugiert wird. Die Überstände (Ü2) werden verworfen und die Pellets (P2) in 4 ml Tris-Inkubationspuffer pro g Nassgewicht resuspendiert und mit dem Homogenisator 3–4 mal auf Stufe 7–10 homogenisiert. Die Suspension wird in Eppendorf-Gefäße à 1 ml aliquotiert und bei −80 °C eingefroren. Die Proteinkonzentration wird nach der Methode von Lowry bestimmt.

6.4 Glycerinkultur des *Achromobacter xylosoxidans*

Zum Anlegen einer Glycerinkultur des *Achromobacter xylosoxidans* werden 4 ml LB-Medium und 1 ml einer Übernachtkultur des *Achromobacter xylosoxidans* in ein Bakterienröhrchen gegeben. Die Suspension wird bei 30 °C und 200 rpm 2 h lang inkubiert. Anschließend werden 850 µl dieser

Suspension in ein steriles Eppendorf-Gefäß vorgelegt, mit 250 µl Glycerol versetzt und gemischt. Diese Glycerinkultur wird bei −80 °C eingefroren, wo sie durch den Frostschutz des Glycerols mehrere Monate lang haltbar ist.

6.5 Zellkultur

6.5.1 Auftauen von Zellen

Zur Aufzucht der Zellen werden kleine bzw. mittelgroße Zellkulturflaschen mit einer Bodenfläche von 25 bzw. 75 cm^2 eingesetzt. Unter der Sicherheitswerkbank werden 4 ml (kleine Flasche) bzw. 13 ml (mittelgroße Flasche) Medium mit Zusätzen in die Flasche gegeben. Diese wird zur Einstellung des pH-Wertes und der Temperatur für etwa 15 min in den Brutschrank gelegt. Dort beträgt die Temperatur 37 °C bei einer relativen Luftfeuchtigkeit von 95% und einem CO_2-Gehalt von 5%. Ein 1,5 ml-Backup der entsprechenden Zelllinie, welches bei −80 °C im Tiefkühlschrank oder bei −196 °C in flüssigem Stickstoff gelagert wird, wird zügig durch Erwärmen in der Hand aufgetaut und unter sterilen Bedingungen in die vorbereitete Zellkulturflasche überführt. Zum Vereinzeln der Zellen kann die Zellsuspension mit einer sterilen Pipette mehrmals vorsichtig auf und ab pipettiert werden, bevor die Flasche in den Brutschrank gelegt wird. Wenn sich nach einigen Stunden bei Betrachtung unter dem Mikroskop adhärente Zellen am Flaschenboden zeigen, wird das Medium gewechselt. Bei nur wenigen adhärenten Zellen wird das Medium nur zur Hälfte gegen frisches ausgetauscht, um den Zellen noch etwas Zeit zu geben, sich anzuhaften.

6.5.2 Zellvermehrung

Die eukaryontischen Zelllinien werden im Brutschrank bei einer Temperatur von 37 °C, einer relativen Luftfeuchtigkeit von 95% und einem CO_2-Gehalt von 5% in großen Zellkulturflaschen mit einer Bodenfläche von 175 cm^2 kultiviert. Ein Austausch des Mediums sollte alle 2–4 Tage erfolgen, spätestens jedoch, wenn der im Medium enthaltene Farbindikator von rot nach gelb umschlägt. Bei einer Konfluenz der an der Bodenfläche adhärenten Astrozytomzellen von 80–90% wird das Medium entfernt und die Bodenfläche der Zellkulturflasche mit etwa 10 ml 37 °C warmem PBS-Puffer gespült. Durch Zugabe von etwa 3 ml vorgewärmter Trypsin/EDTA-Lösung und Inkubation von wenigen Minuten im Brutschrank werden die Zellen von der Kulturflasche abgelöst, wobei Klopfen gegen die Seitenwände der Kulturflasche zu einem möglichst quantitativen Ablösen der Zellen führt. Die Reaktion der Zellen mit Trypsin wird durch die Zugabe von Medium mit

Zusätzen und das darin enthaltene FCS gestoppt. Das Volumen an zuzugebendem Medium richtet sich nach dem kommenden Splittverhältnis der Zellen. Die Astrozytomzellen können in Verhältnissen von 1:2–1:20 gesplittet werden. Die Zellsuspension wird nach der Zugabe von Medium mit Zusätzen mehrmals auf und ab pipettiert, um die Zellen zu vereinzeln, bevor die Suspension auf neue, mit vorgewärmtem Medium befüllte Zellkulturflaschen aufgeteilt wird. Diese werden unter den oben genannten Bedingungen kultiviert.

6.5.3 Einfrieren von Zellen

Hierzu werden die Zellen wie oben beschrieben mit Trypsin/EDTA abgelöst, und diese Reaktion durch die Zugabe von etwa 20 ml Medium mit Zusätzen gestoppt. Die Zellsuspension wird in ein steriles 50 ml-Falcon Tube überführt und 5 min lang bei 200 × g und 4 °C zentrifugiert. Der Überstand wird verworfen und das Zellpellet in einer Mischung aus 50% DMEM, 40% FCS und 10% sterilem DMSO resuspendiert. Die so entstandene Suspension wird in Kryovials zu je 1,5 ml aliquotiert, und mit Hilfe der Einfrierbox bei −80 °C eingefroren. Nach 24 h können die Kryovials aus der Einfrierbox entnommen und regulär bei −80 °C gelagert werden. Nach einigen Tagen können sie für eine längere Aufbewahrung in den Stickstofftank überführt werden.

6.6 Proteinbestimmung

Die Proteinkonzentration der Rattencortex-Membranpräparation wird hier durch die Methode nach Lowry bestimmt.[284] Die Proteinkonzentration der Membranpräparation des *Achromobacter xylosoxidans* wird nach der Bradford'schen Methode ermittelt.[285]

6.6.1 Methode nach Lowry

Die Methode der Proteinbestimmung nach Lowry stellt ein kolorimetrisches Verfahren zur Bestimmung der Konzentration löslicher und unlöslicher Proteine dar.[284] In einer ersten Reaktion, der sogenannten Biuret-Reaktion, bilden die Peptidbindungen der Proteine mit Cu^{2+}-Ionen aus einem Kupfertartrat-Reagenz in alkalischer Lösung einen blauen Komplex, woraufhin Kupfer (II) nach einem bislang unbekannten Mechanismus zu Kupfer (I) reduziert wird. Die Cu^+-Ionen sind nun in der Lage, die im gelben Folin-Ciocalteau-Reagenz enthaltenen Molybdän(VI)- und Wolfram(VI)-Heteropolysäuren zu reduzieren, was als Molybdänblaureaktion bezeichnet wird. Dabei ändert sich die Farbe des Folin-Coicalteau-Reagenzes von gelb nach blau, wobei die

Intensität der Blaufärbung im Gültigkeitsbereich des Lambert-Beerschen-Gesetzes proportional zum Proteingehalt der Probe ist und somit zur quantitativen Bestimmung des Proteingehaltes herangezogen werden kann. Dabei wird die Absorption der blauen Lösung als Funktion der Proteinkonzentration graphisch dargestellt. Mittels des aus der Geradengleichung als Steigung ermittelten molaren Extinktionskoeffizienten kann somit für eine beliebige Proteinprobe die Konzentration bestimmt werden, wenn diese unter gleichen Bedingungen und im Gültigkeitsbereich des Lambert-Beerschen Gesetzes vermessen wird. Proteinmengen von 20–200 µg/ml sind gut zu erfassen. Die Proteinbestimmung nach dieser Methode kann durch TRIS, Ammoniumsulfat, EDTA, Saccharose, Citrat, Phenole, reduzierende Substanzen und verschiedene Detergenzien gestört werden. Ist dies der Fall, müssen die Proteine zunächst mit Trichloressigsäure ausgefällt und in einem wässrigen Lösungsmittel resolubilisiert werden.

Regenzien für die Proteinbestimmung nach Lowry

A Na_2CO_3 10 g
     NaOH, 0,1 N   ad 500 ml

B $Cu_2SO_4 \times 5\ H_2O$ 0,25 g
     Na-tartrat   0,5 g
     bidestilliertes Wasser   ad 50 ml

$Cu_2SO_4 \times 5\ H_2O$ und Na-tartrat sollten zunächst getrennt gelöst und dann vereint werden, da es sonst zu Löslichkeitsproblemen kommen kann. Lösung **A** und **B** sind bei Raumtemperatur unter Lichtausschluss mehrere Monate lang haltbar.

C   Frisch ansetzen: 50 Teile Lösung **A** + 1 Teil Lösung **B**

D   *Folin & Coicalteau's Phenol Reagent working solution:*
     Folin-Reagenz   18 ml
     bidestilliertes Wasser   ad 90 ml

Durchführung

Es wird eine Stammlösung von BSA in bidestilliertem Wasser hergestellt, deren Konzentration 1 mg/ml betragen soll. Die genaue Konzentration wird durch die Messung der optischen Dichte OD bestimmt. Bei einer Messwellenlänge von 280 nm und Messung in einer Quarzküvette beträgt die OD für eine Lösung der Konzentration 1 mg/ml 0,66. Somit kann per Dreisatz aus der gemessenen

OD die tatsächliche Konzentration der BSA-Stammlösung berechnet werden. Aus dieser Stammlösung werden Verdünnungen (Duplikate) mit 200 µl Endvolumen je Verdünnung in Tris-Inkubationspuffer (50 mM, pH 7,4) hergestellt, so dass sich folgende Konzentrationen ergeben: 50 µg BSA/ml (10 µl BSA-Stammlösung + 190 µl Tris-Puffer), 100 µg BSA/ml (20 µl BSA-Stammlösung + 180 µl Tris-Puffer), 200 µg BSA/ml (40 µl BSA-Stammlösung + 160 µl Tris-Puffer), 300 µg BSA/ml (60 µl BSA-Stammlösung + 140 µl Tris-Puffer), 400 µg BSA/ml (80 µl BSA-Stammlösung + 120 µl Tris-Puffer) und 500 µg BSA/ml (100 µl BSA-Stammlösung + 100 µl Tris-Puffer). Die genauen BSA-Konzentrationen dieser Verdünnungen werden anhand der tatsächlichen Konzentration der BSA-Stammlösung berechnet und zur Erstellung der Kalibriergeraden im Programm Excel® zugrunde gelegt. Die zu bestimmende Proteinprobe wird ebenfalls in Tris-Inkubationspuffer verdünnt: 1:10 (20 µl Probe + 180 µl Tris-Puffer), 1:20 (10 µl Probe + 180 µl Tris-Puffer) und 1:50 (4 µl Probe + 196 µl Tris-Puffer). Bei einer sehr niedrigen zu erwartenden Proteinkonzentration der Probe kann diese auch unverdünnt oder geringer als 1:10 verdünnt vermessen werden. Als Nullwert-Abgleich werden 200 µl Tris-Puffer eingesetzt. Zu jeder Probe (BSA-Verdünnungen, zu bestimmende Proteinprobe, Tris-Puffer) werden nun 1 ml Lösung **C** pipettiert, gevortext und 20 min bei RT inkubiert. Unter sofortigem Vortexen werden 1 ml Lösung **D** (Folin & Coilcalteau's Phenol reagent working solution) in jeden Ansatz pipettiert. Das sofortige Vortexen ist hier sehr wichtig, da das Folin-Reagenz nur in saurer Lösung stabil ist, die Reaktion jedoch in stark alkalischem Milieu abläuft. Wird sofort gevortext, können Molybdän(VI) und Wolfram(VI) noch reduziert werden, bevor das Reagenz zersetzt ist. Zur vollständigen Umsetzung wird die Lösung 30 min lang bei RT inkubiert. Nach Überführen der Proben in Halbmikroküvetten werden diese gegen die Tris-Puffer-Probe als Nullwert im Photometer bei einer Wellenlänge von 500 nm für zu erwartende Proteingehälter von > 25 µg/ml bzw. 750 nm für zu erwartende Proteingehälter von < 25 µg/ml vermessen. Die Absorption A wird im Display des Photometers abgelesen und notiert. Zur Erstellung der Kalibriergeraden im Programm Excel® wird die Absorption der BSA-Verdünnungen gegen deren tatsächliche Konzentration aufgetragen. Über die gemessene Absorption der zu untersuchenden Proteinproben kann nun anhand der Geradengleichung und Berücksichtigung des Verdünnungsfaktors der Probe deren Proteinkonzentration berechnet werden. Dabei ist zu beachten, dass die Absorption im Gültigkeitsbereich des Lambert-Beerschen Gesetzes von 0,2–0,8 liegen muss, in dem ein linearer Zusammenhang gewährleistet ist.

6.6.2 Methode nach Bradford

Die von Bradford entwickelte Proteinbestimmung ist für lösliche Proteine geeignet und stellt ebenfalls ein Verfahren der Kolorimetrie dar.[285] Hierbei bildet der Triphenylmethanfarbstoff Coomassie Brilliantblau G-250 blau gefärbte Komplexe mit Proteinen, die auf van-der-Waals-Wechselwirkungen zwischen dem Protein und dem Farbstoff, sowie Interaktionen zwischen aromatischen Aminosäuren und sekundären bis quartären Aminen des Farbstoffes beruhen. Dadurch kommt es zu einer Verschiebung des Absorptionsmaximums des Farbstoffes von 465 nm (rot-braune Farbe) nach 595 nm (blaue Farbe). Die Höhe der Absorption bei 595 nm ist im Gültigkeitsbereich des Lambert-Beerschen Gesetzes proportional zur Proteinkonzentration in der Lösung. Wie bei der Methode nach Lowry lässt sich über die Geradengleichung der Kalibriergeraden die Proteinkonzentration einer unbekannten Proteinprobe ermitteln. Coomassie Brilliantblau G-250 bindet spezifisch an die Aminosäuren Arginin, Histidin, Phenylalanin, Tryptophan und Tyrosin, was die Selektivität dieser Methode ausmacht. Zudem ist sie sensitiv für Proteinkonzentrationen von 1–200 µg Protein/ml. Diese Methode führt in der Praxis zu niedrigeren Proteinkonzentrationen als die Methode nach Lowry. Detergenzien, denaturierende Verbindungen wie Harnstoff, Thioharnstoff oder Guanidiniumchlorid, sowie Reduktionsmittel wie DTT stören die Reaktion.

Reagenz für die Proteinbestimmung nach Bradford

Bradford-Lösung

100 mg Coomassie Brilliantblau G 250 werden in 50 ml Ethanol (95%, V/V) gelöst. 100 ml Phosphorsäure (85%, m/V) werden hinzugegeben. In einem 1000 ml-Messzylinder werden etwa 600 ml bidestilliertes Wasser vorgelegt, und die Coomassie-Lösung wird vorsichtig zugegeben. Mit bidestilliertem Wasser wird ad 1000 ml aufgefüllt, bevor die Lösung durch Faltenfilter filtriert wird. Das Filtrat stellt die fertige Bradford-Lösung dar und wird in einer Braunglasflasche bei 4 °C gelagert.

Durchführung

Es wird eine Stammlösung von BSA in Tris-Inkubationspuffer (50 mM, pH 7,4) hergestellt, deren Konzentration 10 mg/ml beträgt. Ausgehend von dieser Stammlösung wird in Duplikaten eine Verdünnungsreihe in Tris-Puffer erstellt, die zu folgenden BSA-Konzentrationen führt: 10 mg/ml BSA (1275 µl Stammlösung), 5 mg/ml BSA = Lösung A (775 µl BSA-Stammlösung + 775 µl Tris-Puffer), 4 mg/ml BSA = Lösung B (1051 µl Lösung A + 263 µl Tris-Puffer), 3 mg/ml BSA = Lösung C (814 µl Lösung b + 269 µl Tris-Puffer), 2 mg/ml BSA = Lösung D (583 µl Lösung C + 292 µl Tris-Puffer), 1 mg/ml BSA = Lösung E (375 µl Lösung D + 375 µl Tris-Puffer), 0,5 mg/ml

BSA (250 µl Lösung E + 250 µl Tris-Puffer). Als Nullwert-Referenz dient das Lösemittel der Probe, in den meisten Fällen Tris-Puffer. Von jeder BSA- Verdünnung, der Nullwert-Referenz und der zu bestimmenden Proteinprobe werden je 3 µl in Einmalküvetten pipettiert und jeweils mit 600 µl Bradford Lösung versetzt. Dabei ist zu beachten, dass die 3 µl der Probe auf mittlere Höhe an die innere Kante der Küvette pipettiert werden, damit sie durch Zugabe der Bradford-Lösung heruntergespült und dadurch mit der Bradford-Lösung gemischt werden. Denn ein Vortexen der Küvetten ist nicht möglich. Bei einer Wellenlänge von 595 nm wird am Photometer zunächst ein Nullwert-Abgleich mit dem Lösemittel der Proben vorgenommen, bevor die Absorption der BSA-Verdünnungen und der zu untersuchenden Proteinprobe bei dieser Wellenlänge gemessen wird. Die Absorption wird im Display abgelesen und notiert. Die Auswertung erfolgt wie unter **6.6.1** beschrieben.

6.6.3 Bestimmung der optischen Dichte

Zur Bestimmung der Anzahl an Bakterien in Bakteriensuspensionen wird die Messung der optischen Dichte OD herangezogen. Dazu wird bei einer Wellenlänge von 600 nm die Absorption einer Bakteriensuspension, abgeglichen gegen Medium, am Photometer gemessen und aus dieser die Bakterienzahl berechnet.[156] Eine OD von 1 bei einer Wellenlänge von 600 nm entspricht 3×10^8 Zellen/ml.

6.7 Radioligand-Bindungsstudien am Adenosin-A_1-Rezeptor

An der Rattencortex-Membranpräparation und dem daraus solubilisierten Adenosin-A_1-Rezeptor werden Kompetitionsexperimente des Standard-A_1-Agonisten CPA und des Standard-A_1-Antagonisten DPCPX gegen [^{3}H]CCPA durchgeführt. Die unspezifische Bindung wird mit dem selektiven A_1-Agonisten CADO bestimmt. Die Beschickung der Vials erfolgt in Triplikaten. Das Pipettierschema ist nachfolgend dargestellt.

Pipettierschema

DMSO (Gesamtbindung)	
oder	
CADO 400 µM, entsprechend 10 µM im Vial (unspezifische Bindung)	
oder	
Testsubstanz	5 µl
Tris-Inkubationspuffer (50 mM, pH 7,4)	45 µl
[^{3}H]CCPA in Tris-Inkubationspuffer (c = 1 nM im Vial, A_s = 42,6 Ci/mmol)	50 µl
Rattencortex-Membranpräparation in Tris-Inkubationspuffer (100 µg Protein/Vial)	
oder	
unverdünntes A_1-Solubilisat	100 µl
Gesamtvolumen	200 µl

Zunächst werden 5 µl Testsubstanz bzw. DMSO zur Bestimmung der Gesamtbindung oder CADO 400 µM zur Bestimmung der unspezifischen Bindung in PE-Vials vorgelegt. Es ist zu beachten, dass die Konzentration der Testsubstanz und der Verbindung CADO 40 mal höher sein muss als im Assay erwünscht, da die vorgelegten 5 µl zu einem Gesamtvolumen von 200 µl verdünnt werden. Anschließend werden 45 µl Tris-Inkubationspuffer in den Ansatz pipettiert, und die Vials werden gevortext. Nach Zugabe von 50 µl Radioligandlösung und 100 µl Proteinsuspension werden die Vials nochmals durchmischt und 90 min bei RT inkubiert. Die Abtrennung der Radioligand-Rezeptor-Komplexe erfolgt durch Filtration mittels eines Zellharvesters über GF/B-Glasfaserfilter, die zuvor mit Tris-Inkubationspuffer angefeuchet werden. Die Filter werden unmittelbar nach der Filtration dreimal mit je 1 ml eiskaltem Tris-Waschpuffer gespült, um noch am Filter haftenden, aber nicht an den Rezeptor gebundenen Radioliganden zu entfernen. Die Filter werden ausgestanzt, einzeln in 4 ml-Szintillationsvials überführt und sofort mit je 2,5 ml Ready Safe™ Szintillations-Cocktail versetzt. Nach einer Präinkubation von 10 h wird die Radioaktivität durch Flüssigszintillationszählung bestimmt.

6.8 Radioligand-Bindungsstudien am Uracil-Bindeprotein des *Achromobacter xylosoxidans*

Die verschiedenen Arten von Experimenten, die am Uracil-Bindeprotein des *Achromobacter xylosoxidans* durchgeführt werden, sind im folgenden beschrieben.

6.8.1 Assoziationsexperimente

Sowohl an lebenden Bakterien wie auch an der Membranpräparation des *Achromobacter xylosoxidans* werden kinetische Experimente in Form von Assoziationsversuchen durchgeführt.

Assoziationsexperiment von [^{3}H]Uracil an lebenden Bakterien
Einer 1:10000 in Tris-Inkubationspuffer verdünnten Suspension des *Achromobacter xylosoxidans* in LB-Medium wird über eine Dauer von 6 h in bestimmten zeitlichen Abständen 5 nM [^{3}H]Uracil zugesetzt. Für jeden Zeitpunkt wird die Gesamtbindung gemessen, zum Zeitpunkt t = 360 min zusätzlich die unspezifische Bindung. Gearbeitet wird in Triplikaten in einem Gesamtvolumen von 1 ml pro Vial. Die Beschickung der Vials ist nachfolgend dargestellt.

Pipettierschema:
DMSO (Gesamtbindung)
oder
Uracil 10 mM, entsprechend 100 µM im Vial (unspezifische Bindung)	10 µl
Tris-Inkubationspuffer (50 mM, pH 7,4)	790 µl
Bakteriensuspension, 1:10000 verdünnt in Tris-Inkubationspuffer, entsprechend 1:100000 im Vial	100 µl
[^{3}H]Uracil in Tris-Inkubationspuffer, c = 5 nM im Vial, A_S = 47 Ci/mmol	100 µl
Gesamtvolumen	1000 µl

Zur Bestimmung der Gesamtbindung werden nacheinander 10 µl DMSO, 790 µl Tris-Inkubationspuffer und 100 µl Bakteriensuspension in PE-Inkubationsvials pipettiert. In Ansätzen, die der Bestimmung der unspezifischen Bindung dienen, wird anstelle des DMSO 10 µl Uracil-Stammlösung 10 mM eingesetzt. Die Vials werden gevortext, bevor zeitversetzt die Zugabe von 100 µl Radioligandlösung mit anschließendem Vortexen erfolgt. Dabei wird der Radioligand erstmalig 6 h vor Ende der Inkubation zum Zeitpunkt t = 360 min und letztmalig 0,5 min vor Ende der Inkubation zugegeben. Der Radioligand wird zu den Zeitpunkten 360, 300, 270, 240, 210, 180, 150, 120, 90, 60, 30, 20, 5, 2 und 0,5 min (invers gezählt) zugegeben.

Inkubiert wird im Schüttelwasserbad bei 37 °C, bis der Bindungsassay zum Zeitpunkt t = 0 min mit einem Zellharvester über mit Tris-Inkubationspuffer angefeuchtete GF/B-Glasfaserfilter filtriert wird. Die Filter werden unmittelbar nach der Filtration dreimal mit je 1 ml eiskaltem Tris-Waschpuffer gespült, um noch am Filter haftenden, aber nicht an die Bindungsstelle des Bakteriums gebundenen Radioliganden zu entfernen. Die Filter werden ausgestanzt, einzeln in 4 ml-

Szintillationsvials überführt und sofort mit je 2,5 ml Ready Safe™ Szintillations-Cocktail versetzt. Nach einer Präinkubation von 10 h wird die Radioaktivität durch Flüssigszintillationszählung bestimmt.

Assoziationsexperimente von [^{3}H]Uracil an der Membranpräparation des *Achromobacter xylosoxidans*

Die Assoziationsexperimente an der Membranpräparation des *Achromobacter xylosoxidans* werden nach dem generellen Vorgehen für Assoziationsexperimente an lebenden Bakterien durchgeführt und ausgewertet. Anstelle von 100 µl Bakteriensuspension werden hier 100 µl einer Suspension der *Achromobacter xylosoxidans*-Membranpräparation in Tris-Inkubationspuffer eingesetzt. Die Proteinkonzentration beträgt 0,1–2 µg/Vial. In einigen Versuchen wird eine proteinfreie Kontrolle gemessen, was bedeutet, dass anstelle von Proteinsuspension 100 µl Tris-Inkubationspuffer eingesetzt werden, um auf mögliche bakterielle Kontaminationen im Puffer hin zu testen. Versuch **1** wird in Duplikaten, Versuch **2** und **3** in Triplikaten durchgeführt. Weitere Parameter der einzelnen Versuche sind in der nachfolgenden Tabelle aufgeführt.

Tab. 36. Versuchsbedingungen der Assoziationsexperimente.

	Konzentration der Membranpräparation [µg/Vial]	Konzentration des Radioliganden [nM]	maximale Inkubationszeit t [h]	Art der gemessenen Bindung	proteinfreie Kontrolle?
1	5	5 bzw. 20	7	Gesamtbindung, unspezifische Bindung nur bei t = 7 h	nein
2	5	5	9	Gesamtbindung, unspezifische Bindung nur bei t = 9 h	ja
3	15	5	10	Gesamtbindung und unspezifische Bindung zu jedem Zeitpunkt	ja

6.8.2 Sättigungsexperimente

Die *Achromobacter xylosoxidans*-Membranpräparation (c = 0,1 µg/Vial) wird bis zur Einstellung des Sättigungszustandes mit Konzentrationen von 0,03125–300 nM [^{3}H]Uracil pro Vial eine Stunde lang im Schüttelwasserbad bei 37 °C inkubiert. Für jede Radioligandkonzentration wird die

Gesamtbindung und die unspezifische Bindung, jeweils in Triplikaten, gemessen. Die Beschickung der Vials ist nachfolgend dargestellt.

Pipettierschema:

DMSO

oder

Uracil 10 mM, entsprechend 100 µM im Vial (unspezifische Bindung)	10 µl
Tris-Inkubationspuffer (50 mM, pH 7,4)	790 µl

Achromobacter xylosoxidans-Membranpräparation in Tris-Inkubationspuffer
(0,1 µg Protein/Vial)

oder

Tris-Inkubationspuffer als proteinfreie Kontrolle	100 µl
[^{3}H]Uracil in Tris-Inkubationspuffer, c = 0,03125-300 nM im Vial, A_S = 47 Ci/mmol	100 µl
Gesamtvolumen	1000 µl

Zur Bestimmung der Gesamtbindung werden nacheinander 10 µl DMSO und 790 µl Tris-Inkubationspuffer in PE-Inkubationsvials pipettiert. In Ansätzen, die der Bestimmung der unspezifischen Bindung dienen, wird anstelle des DMSO 10 µl Uracil-Stammlösung 10 mM eingesetzt. Die Vials werden gevortext. Gemäß **Tab. 37** wird eine Verdünnungsreihe von [^{3}H]Uracil in Tris-Inkubationspuffer hergestellt. Von jeder Radioligandverdünnung werden 100 µl in die jeweiligen Inkubationsvials pipettiert. Nach Zugabe von 100 µl Proteinsuspension bzw. 100 µl Tris-Inkubationspuffer im Falle der proteinfreien Kontrolle werden die Vials gevortext und eine Stunde lang im Schüttelwasserbad bei 37 °C inkubiert. Die Inkubation wird durch Filtration mittels eines Zellharvesters über GF/B-Glasfaserfilter, die zuvor mit Tris-Inkubationspuffer angefeuchtet wurden, gestoppt. Die Filter werden unmittelbar nach der Filtration dreimal mit je 1 ml eiskaltem Tris-Waschpuffer gespült, um noch am Filter haftenden, aber nicht an die Bindungsstelle des Bakteriums gebundenen Radioliganden zu entfernen. Die Filter werden ausgestanzt, einzeln in 4 ml-Szintillationsvials überführt und sofort mit je 2,5 ml Ready Safe™ Szintillations-Cocktail versetzt. Nach einer Präinkubation von 10 h wird die Radioaktivität durch Flüssigszintillationszählung bestimmt.

Verschneiden von [^{3}H]Uracil

In Sättigungsexperimenten werden oft sehr hohe Konzentrationen des Radioliganden eingesetzt, was eine hohe Aktivitätsmenge mit sich zieht. Um den Radioligandverbrauch und die Aktivität zu reduzieren, wird der Radioligand in diesem Versuch mit Kaltligand „vertreckt" oder „verschnitten", was bedeutet, mit nicht radioaktiv markierter Substanz verdünnt. Im folgenden ist diese Methode am Beispiel von [³H]Uracil, welches mit nicht-radioaktiv markiertem Uracil „verschnitten" wird, vorgestellt. Theoretisch sollen 3 ml einer 3000 nM Stammlösung von [³H]Uracil (A_s = 47 Ci/mmol) hergestellt werden. Das dafür benötige Volumen an Radioligandlösung berechnet sich wie in *Gl. 9* dargestellt.

$$V_{RL} \ [\mu l] = \frac{A_s \ [Ci/mmol] \cdot c_{RL} \ [nM] \cdot V_{ges} \ [ml]}{c_0 \ [Ci/l] \cdot 1000} \qquad Gl. \ 9$$

$$V_{RL} \ [\mu l] = \frac{47 \ [Ci/mmol] \cdot 3000 \ [nM] \cdot 3 \ [ml]}{1000 \ [Ci/l]}$$

$$V_{RL} \ [\mu l] = \frac{47 \ Ci \cdot 3000 \ nmol \cdot 3 \ ml \cdot \mu l}{mmol \cdot 1000 \ ml \cdot \mu Ci} = 423 \ \mu l \ \triangleq \ 423 \ \mu Ci$$

V_{RL}	= aus dem Originalgefäß zu entnehmendes Radioligandvolumen [µl]
A_s	= spezifische Aktivität des Radioliganden [Ci/mmol]
c_{RL}	= Konzentration der herzustellenden Radioligandlösung [nM]
V_{ges}	= Gesamtvolumen der Lösung [ml]
c_0	= Ausgangskonzentration der Radioligandlösung [Ci/l]

Zur direkten Herstellung einer 3000 nM Lösung von [³H]Uracil würde ein Radioligandvolumen von 423 µl benötigt. Durch das „Verschneiden" soll die Aktivität der Lösung auf etwa 1/10 ihres eigentlichen Wertes herabgesetzt werden.

$$423 \ \mu l \cdot 0,1 = 42,3 \ \mu l \approx 40 \ \mu l$$

$$40 \ \mu l \ \triangleq \ 40 \ \mu Ci = 0,04 \ mCi$$

Die Einwaage $e_{Kaltligand}$ an nicht-radioaktiv markiertem Uracil wird mittels *Gl. 10* berechnet.

$$e_{Kaltligand} = M_{Kaltligand} \cdot {}^0a \cdot \left(\frac{1}{A'} - \frac{1}{A_s} \right) \qquad Gl. \ 10$$

$e_{Kaltligand}$	= Einwaage an Kaltligand, hier: Uracil-Feststoff [mg]
M	= molare Masse des Kaltliganden [g/mol]
${}^0a$	= eingesetzte Aktivität [mCi]
A'	= spezifische Aktivität des Radioliganden, Soll [mCi/mmol]
A_s	= spezifische Aktivität des Radioliganden, Ist [mCi/mmol]

Somit ergibt sich für e:

$$e_{Kaltligand} = 112{,}09 \frac{g}{mol} \cdot 0{,}04 \text{ mCi} \cdot \left(\frac{1}{4700 \text{ mCi/mmol}} - \frac{1}{47000 \text{ mCi/mmol}} \right)$$

$$e_{Kaltligand} = 8{,}586 \cdot 10^{-7} \text{ g} = 8{,}586 \cdot 10^{-4} \text{ mg} \approx 0{,}859 \text{ µg}$$

Da sich die Menge von 0,859 µg an nicht-radioaktiv markiertem Uracil nur schwer abwiegen lässt, wird eine Uracil-Stammlösung hergestellt und aus dieser das Volumen, in dem 0,859 µg Uracil enthalten sind, entnommen. Dazu wird zunächst eine Mischung aus Ethanol 96% und autoklaviertem bidestillierten Wasser hergestellt, da dies auch das Lösemittel des Radioliganden im Original-Gefäß darstellt: 2 ml Ethanol 96% werden mit autoklaviertem bidestilliertem Wasser auf 100 ml aufgefüllt. 1 mg Uracil wird in 10 ml dieser Mischung gelöst, was zu einer Uracil-Konzentration von 0,01% (m/V) der Lösung führt. 8,59 µl dieser Lösung enthalten 0,859 µg Uracil. Das Gesamtvolumen an Uracil-haltiger Lösung V_U setzt sich somit wie folgt zusammen:

$$V_U = 42{,}3 \text{ µl } [^3H]\text{Uracil} + 8{,}6 \text{ µl Uracil-Stammlösung} = 50{,}9 \text{ µl}$$

$$42{,}3 \text{ µl } [^3H]\text{Uracil} \triangleq 42{,}3 \text{ µCi, da } c_0 = 1 \text{ mCi/ml}$$

Die Aktivität A von 42,3 µCi liegt nun in einem Volumen V_U von 50,9 µl vor. Dadurch ergibt sich gemäß *Gl. 11* eine folgende Konzentration der verschnittenen Radioligandlösung:

$$c = \frac{A}{V_U} = \frac{42{,}3 \text{ µCi}}{50{,}9 \text{ µl}} = 0{,}83 \frac{\text{µCi}}{\text{µl}} \qquad Gl.\ 11$$

Um die Rechnung zu überprüfen, wird die in *Gl. 11* ermittelte Konzentration nun unter Berücksichtigung der von 47 auf 4,7 Ci/mmol reduzierten Aktivität in *Gl. 9* zur Berechnung des Volumens an Radioligandlösung eingesetzt.

$$V_{RL} [\text{µl}] = \frac{4{,}7 \text{ Ci} \cdot 3000 \text{ nmol} \cdot 3 \text{ ml} \cdot \text{µl}}{\text{mmol} \cdot 1 \cdot 0{,}83 \text{ µCi}} = 50{,}96 \text{ µl} \approx 51{,}0 \text{ µl} \qquad Gl.\ 9$$

Das Volumen an vorzulegendem Tris-Inkubationspuffer berechnet sich gemäß *Gl. 12* folgendermaßen:

$$V_{\text{Tris-Inkubationspuffer}} = V_{\text{ges}} - V_U \qquad Gl.\ 12$$

$$V_{\text{Tris-Inkubationspuffer}} = 3000{,}0\ \mu l - 51{,}0\ \mu l = 2949{,}0\ \mu l$$

$V_{\text{Tris-Inkubationspuffer}}$	= Volumen an vorzulegendem Tris-Inkubationspuffer [µl]
V_{ges}	= Gesamtvolumen der benötigten Radioligandlösung [µl]
V_U	= Volumen an Uracil-haltiger Lösung [µl]

Somit werden zu 2949,1 µl Tris-Inkubationspuffer 42,3 µl [^{3}H]Uracil (A_s = 47,0 Ci/mmol) und 8,6 µl Uracil-Stammlösung (0,01%, m/V) gegeben, um eine „verschnittene" Radioligandlösung der Konzentration 3000 nM zu erhalten.

Verdünnungsreihe von [^{3}H]Uracil

Ausgehend von der „verschnittenen" Radioligandlösung der Konzentration 3000 nM werden Verdünnungen nach dem Schema in **Tab. 37** hergestellt.

Tab. 37. Verdünnungsreihe von [^{3}H]Uracil für Sättigungsexperimente.

Verdünnung	reale Konzentration [nM]	Konzentration im Assay [nM]	Herstellung der Verdünnung
V 1	3000	300	42,3 µl [^{3}H]Uracil + 8,6 µl Uracil-Stammlösung + 2949,1 µl Tris-Inkubationspuffer
V 2	2000	200	2000 µl V 1 + 1000 µl Tris-Inkubationspuffer
V 3	1000	100	1500 µl V 2 + 1500 µl Tris-Inkubationspuffer
V 4	500	50	1500 µl V 3 + 1500 µl Tris-Inkubationspuffer
V 5	375	37,5	2250 µl V 4 + 750 µl Tris-Inkubationspuffer
V 6	250	25	2000 µl V 5 + 1000 µl Tris-Inkubationspuffer
V 7	150	15	1800 µl V 1 + 1200 µl Tris-Inkubationspuffer
V 8	100	10	2000 µl V 7 + 1000 µl Tris-Inkubationspuffer
V 9	50	5	1500 µl V 8 + 1500 µl Tris-Inkubationspuffer

Verdünnung	reale Konzentration [nM]	Konzentration im Assay [nM]	Herstellung der Verdünnung
V 10	25	2,5	1500 µl V 9 + 1500 µl Tris-Inkubationspuffer
V 11	12,5	1,25	1500 µl V 10 + 1500 µl Tris-Inkubationspuffer
V 12	5	0,5	2250 µl V 11 + 1500 µl Tris-Inkubationspuffer
V 13	2,5	0,25	1500 µl V 12 + 1500 µl Tris-Inkubationspuffer
V 14	1,25	0,125	1500 µl V 13 + 1500 µl Tris-Inkubationspuffer
V 15	0,625	0,0625	1500 µl V 14 + 1500 µl Tris-Inkubationspuffer
V 16	0,3125	0,03125	1500 µl V 15 + 1500 µl Tris-Inkubationspuffer

6.8.3 Kompetitionsexperimente

Alle Kompetitionsexperimte werden in Triplikaten durchgeführt. Ausgehend von einer Stammlösung werden die Testsubstanzen gemäß **Tab. 39** in DMSO oder autoklaviertem bidestilliertem Wasser, je nach Lösemittel der Stammlösung, zu sieben bis neun Konzentrationen in Eppendorf-Gefäßen verdünnt. Zum Screening werden die Substanzen wie in **Tab. 38** erläutert verdünnt. Dabei ist darauf zu achten, dass die reale Konzentration der Lösung 100 × höher ist als im Versuch beabsichtigt, da 10 µl jeder Lösung auf ein Gesamtvolumen von 1 ml im Assay verdünnt werden. 10 µl jeder Testsubstanzverdünnung werden in PE-Vials vorgelegt. Zur Bestimmung der Gesamtbindung werden 10 µl DMSO bzw. autoklaviertes bidestilliertes Wasser, je nach Lösemittel der Testsubstanz, in PE-Vials pipettiert. Die unspezifische Bindung wird durch Einsatz von 10 µl Uracil-Stammlösung der Konzentration 10 mM ermittelt. Nachfolgend werden 790 µl Tris-Inkubationspuffer in jedes Vial pipettiert, wonach die Vials gevortext werden. Schließlich werden 100 µl der zuvor hergestellten Lösung von [^{3}H]Uracil in Tris-Inkubationspuffer und zum Start der Inkubation 100 µl Proteinsuspension in die Ansätze gegeben. Nach Vortexen wird der Bindungsassay eine Stunde lang im Schüttelwasserbad bei 37 °C inkubiert.

Die Beschickung der Vials ist nachfolgend dargestellt.

Pipettierschema:

DMSO (Gesamtbindung)

oder

Uracil 10 mM, entsprechend 100 µM im Vial (unspezifische Bindung)

oder

Testsubstanz	10 µl
Tris-Inkubationspuffer (50 mM, pH 7,4)	790 µl
[^{3}H]Uracil in Tris-Inkubationspuffer, c = 5 nM im Vial, A_s = 47 Ci/mmol	100 µl
Bakteriensuspension (0,1 µg Protein/Vial)	

oder

Solubilisat aus der *Achromobacter xylosoxidans*-Membranpräparation, 1:5 in Tris-Inkubationspuffer verdünnt	100 µl
Gesamtvolumen	1000 µl

Durch Filtration mittels eines Zellharvesters über GF/B-Filter wird der Komplex aus Radioligand und Zielstruktur von freiem Radioligand getrennt. Dabei werden die GF/B-Glasfaserfilter bei Bindungsstudien an der Membranpräparation des *Achromobacter xylosoxidans* zuvor mit Tris-Inkubationspuffer angefeuchtet, während sie bei Bindungsstudien am Solubilisat zur Imprägnierung für etwa 45 min in 0,3%ige PEI-Lösung eingelegt werden. Die Filter werden sofort mit etwa 1 ml eiskaltem Tris-Waschpuffer nachgespült, bevor sie ausgestanzt werden. Einzeln werden sie in 4 ml-Szintillationsvials überführt und mit je 2,5 ml Ready Safe™ Szintillations-Cocktail versetzt. Nach einer Präinkubation von 10 h wird die Radioaktivität durch Flüssigszintillationszählung bestimmt.

6.8.4 Berechnung der Volumina an Radioligandlösung und Proteinsuspension

Radioligandlösung

Die Lösung des Radioliganden in Tris-Inkubationspuffer wird in jedem Versuch frisch hergestellt und individuell für die Anzahl an Vials des Versuches berechnet. Der Tris-Inkubationspuffer wird stets vorgelegt und der Radioligand mittels einer Hamilton-Spritze aus dem Originalgefäß entnommen und zugegeben. Anschließend wird die Lösung gevortext.

Die Volumina an Radioligand und Tris-Inkubationspuffer zur Herstellung einer Radioligandlösung einer festen Konzentration lassen sich anhand *Gl. 13* und *Gl. 14* berechnen.

$$V_{RL}\ [\mu l] = \frac{n_{Vials} \cdot A_s\ [Ci/mmol] \cdot c_{RL\,im\,Vial}\ [nM] \cdot V_{ges}\ [ml]}{c_0\ [Ci/l] \cdot 1000} \qquad Gl.\ 13$$

$$V_{Tris-Inkubationspuffer}\ [\mu l] = (n_{Vials} \cdot V_{RL\,pro\,Vial}) - V_{RL} \qquad Gl.\ 14$$

V_{RL}	= aus dem Originalgefäß zu entnehmendes Radioligandvolumen [µl]
n_{Vials}	= Anzahl an Vials, ggf. mit einem Sichheitszuschlag
A_s	= spezifische Aktivität des Radioliganden [Ci/mmol]
$c_{RL\,im\,Vial}$	= Radioligandkonzentration im Assay-Vial [nM]
V_{ges}	= Gesamtvolumen jedes Assay-Vials [ml]
c_0	= Ausgangskonzentration des Radioliganden im Originalgefäß [Ci/l]
$V_{RL\,pro\,Vial}$	= Volumen an Radioligandlösung, das im Assay in jedes Vial gegeben wird [µl]

Proteinsuspension

Die Proteinsuspension wird durch Verdünnen der Bakteriensuspension, Membranpräparation oder des Solubilisates in Tris-Inkubationspuffer in jedem Versuch frisch hergestellt.

Herstellung einer Proteinsuspension aus einer Kultur des *Achromobacter xylosoxidans*

Die bei 4 °C aufbewahrte Kultur des *Achromobacter xylosoxidans* in LB-Medium bzw. Tris-Inkubationspuffer wird gevortext, 1:100, 1:1000 oder 1:10000, jeweils V:V, in Tris-Inkubationspuffer verdünnt. Ggf. wird zuvor die optische Dichte der Bakterienkultur bestimmt.

Herstellung einer Proteinsuspension aus der Membranpräparation des *Achromobacter xylosoxidans*

Die bei –80 °C gelagerte Membranpräparation des *Achromobacter xylosoxidans* wird zügig und ohne Temperaturschwankungen aufgetaut, bis sie RT erreicht hat, gevortext und zum vorgelegten, auf RT erwärmten Tris-Inkubationspuffer gegeben. Die Suspension wird gut durchmischt. Die Volumina an Membranpräparation und Tris-Inkubationspuffer berechnen sich wie folgt (siehe *Gl. 15* und *Gl. 16*):

$$V_{MP}\ [\mu l] = \frac{n_{Vials} \cdot c_{Protein\,im\,Assay}\ [\mu g/Vial]}{c_{MP}\ [\mu g/ml]} \cdot 1000 \qquad Gl.\ 15$$

$$V_{Tris-Inkubationspuffer}\ [\mu l] = (n_{Vials} \cdot V_{Proteinsusp.\,pro\,Vial}) - V_{MP} \qquad Gl.\ 16$$

V_{MP}	= aus der Membranpräparation zu entnehmendes Volumen [µl]
n_{Vials}	= Anzahl an Vials, ggf. mit einem Sichheitszuschlag
$c_{Protein\,im\,Assay}$	= Proteinkonzentration jedes Vials im Assay [µg/Vial]
c_{MP}	= Proteinkonzentration der eingesetzten Membranpräparation [µg/ml]
$V_{Proteinsusp.\,pro\,Vial}$	= Volumen an Proteinlösung, das im Assay in jedes Vial gegeben wird [µl]

Herstellung einer Proteinsuspension aus der Rattencortex-Membranpräparation

Die Proteinsuspension wird generell wie in *Gl. 15* und *Gl. 16* beschrieben hergestellt. Reicht Vortexen zum Homogenisieren der aufgetauten Präparation nicht aus, kann der Ultraturrax (Stufe 1, wenige Sekunden, Eiskühlung) zur Hilfe genommen werden. Besonderheit bei Bindungsstudien an Adenosinrezeptoren, wie sie im Rattencortex-Gewebe vorkommen, ist, dass der Proteinsuspension etwa 15 min vor Einsatz in den Assay das Enzym Adenosindesaminase zugesetzt werden muss. Es katalysiert im Wässrigen den Abbau von Adenosin zu Inosin unter Abspaltung von Ammoniak.[286] Somit kann in der Präparation endogen vorhandenes Adenosin „entstört" werden, welches ansonsten an die Adenosinrezeptoren binden und die Bindung der im Versuch enthaltenen Liganden behindern würde.

Das nötige Volumen an ADA-Stammlösung berechnet sich folgendermaßen:
3 µl ADA-Stammlösung sind in der Lage, das in 1 mg Protein enthaltene endogene Adenosin zu inaktivieren. Die Konzentration der Membranpräparation gibt an, wie viel mg Protein in einem ml der Präparation enthalten sind. Mittels Dreisatz lässt sich umrechnen, wie viel mg Protein das entnommene Volumen V_{MP} [µl] der Membranpräparation enthält. Diese Proteinmenge [mg] ergibt, multipliziert mit dem Faktor 3, das benötigte Volumen an ADA-Stammlösung in µl.

Herstellung einer Proteinsuspension aus dem Solubilisat der *Achromobacter xylosoxidans*-Membranpäparation

Das bei –80 °C gelagerte Solubilisat der *Achromobacter xylosoxidans*-Membranpräparation wird zügig und ohne Temperaturschwankungen bis auf RT aufgetaut, gevortext und zum vorgelegten Tris-Inkubationspuffer gegeben, so dass eine Verdünnung des Solubilisates von 1:5 (V:V) stattfindet. Die Lösung wird nochmals auf dem Vortexer durchmischt. Für Kompetitionsexperimente mit Benutzung eines 48er-GF/B-Glasfaserfilters gilt:
1000 µl Solubilisat werden mit 4000 µl Tris-Inkubationspuffer versetzt, was einer Verdünnung von 1:5 (V:V) entspricht.

Herstellung einer Proteinsuspension aus dem Solubilisat des Rattencortexes

Das bei –80 °C gelagerte Solubilisat der Rattencortex-Membranpräparation wird zügig und ohne Temperaturschwankungen bis auf RT aufgetaut, gevortext und unverdünnt in den Assay eingesetzt. Da die Proteinkonzentration des Solubilisates aufgrund des im Solubilisat enthaltenen Detergenzes nicht nach den unter **6.6** beschriebenen Methoden bestimmt werden kann, muss die Proteinkonzentration des Solubilisates über folgende Näherung abgeschätzt werden: Die Ausbeute an Adenosin-A_1-Rezeptoren bei der Solubilisierung beträgt nach Klotz et al. etwa 35–40% der Gesamtanzahl an Adenosin-A_1- Rezeptoren der Präparation.[202] Als Maß für die Gesamtzahl an

Rezeptoren wird näherungsweise die Proteinkonzentration der Präparation zugrunde gelegt. Das Volumen an ADA-Stammlösung wird somit für 40% der eigentlichen Proteinmenge der Präparation berechnet. Die Proteinsuspension wird 15 min vor dem Einsatz in den Assay mit ADA inkubiert.

6.8.5 Pipettierschemata für die Erstellung von Verdünnungsreihen der Testsubstanzen

In den Kompetitionsexperimenten an der *Achromobacter xylosoxidans*-Membranpräparation werden zunächst Screenings der Testsubstanzen in einer Konzentration von 10 µM durchgeführt, was bedeutet, dass die Screening-Lösung real in einer Konzentration von 1000 µM vorliegen muss, da sie beim Einsatz in den Assay 1:100 verdünnt wird. Die Konzentration der eingesetzten Stammlösung beträgt in der Regel 10 mM, in Ausnahmefällen auch 1, 40 und 100 mM. Standard-Lösemittel ist DMSO, so dass die Verdünnung der Stammlösung auch in DMSO hergestellt wird. Ist die Substanz in Wasser gelöst, wird in Wasser verdünnt. Die nachfolgende Tabelle fasst die Möglichkeiten der Verdünnung der Stammlösungen für das Screening bei 10 µM zusammen.

Tab. 38. Verdünnungen der Testsubstanzen zum Screening.

Konzentration der Stammlösung [mM]	Herstellung der Verdünnung
1	Stammlösung unverdünnt einsetzen
10	5 µl Stammlösung + 45 µl LM[*]
40	2 µl Stammlösung + 78 µl LM[*]
100	2 µl Stammlösung + 198 µl LM[*]

[*] LM je nach Stammlösung DMSO oder Wasser

Verdünnungsreihen über mehrere Zehnerpotenzen werden nach dem Schema in **Tab. 39** hergestellt.

Tab. 39. Verdünnungsreihe für Testsubstanzen zur Aufnahme von Inhibitionskurven am Uracil-Bindeprotein.

Verdünnung	reale Konzentration [µM]	Konzentration im Assay [µM]	Herstellung der Verdünnung
\multicolumn{4}{c}{*ausgehend von einer 10 mM Stammlösung, Startkonzentration 100 µM*}			
V 1	10000	100	10 mM Stammlösung unverdünnt einsetzen
V 2	3000	30	30 µl Stammlösung + 70 µl LM*
V 3	1000	10	30 µl V 2 + 60 µl LM*
V 4	300	3	30 µl V 3 + 70 µl LM*
V 5	100	1	30 µl V 4 + 60 µl LM*
V 6	30	0,3	30 µl V 5 + 70 µl LM*
V 7	10	0,1	30 µl V 6 + 60 µl LM*
V 8	3	0,03	30 µl V 7 + 70 µl LM*
V 9	1	0,01	30 µl V 8 + 60 µl LM*
\multicolumn{4}{c}{*ausgehend von einer 10 mM Stammlösung, Startkonzentration 30 µM*}			
V 1	3000	30	20 µl Stammlösung + 46 µl LM*
weiter wie ab V 3			
\multicolumn{4}{c}{*ausgehend von einer 10 mM Stammlösung, Startkonzentration 10 µM*}			
V 1	1000	10	10 µl Stammlösung + 90 µl LM*
weiter wie ab V 4			
\multicolumn{4}{c}{*ausgehend von einer 10 mM Stammlösung, Startkonzentration 1 µM*}			
V 1	100	1	2 µl Stammlösung + 198 µl LM*
weiter wie ab V 6			

Diese Tabelle lässt sich im gleichen Schema in niedrigere Konzentrationsbereiche fortführen.
* LM je nach Stammlösung DMSO oder Wasser

Für Kompetitionsexperimente am Adenosin-A_1-Rezeptor liegen die Stammlösungen der Testsubstanzen in der Regel in einer Konzentration von 10 mM in DMSO gelöst vor und werden wie in **Tab. 40** aufgeführt verdünnt.

Tab. 40. Verdünnungsreihe für Testsubstanzen zur Aufnahme von Inhibitionskurven am Adenosin-A_1-Rezeptor.

Verdünnung	reale Konzentration [µM]	Konzentration im Assay [µM]	Herstellung der Verdünnung
	ausgehend von einer 10 mM Stammlösung, Startkonzentration 100 µM		
V 1	4000	100	80 µl Stammlösung + 120 µl DMSO
V 2	1200	30	75 µl von V 1 + 175 µl DMSO
V 3	400	10	75 µl V 2 + 150 µl DMSO
V 4	120	3	75 µl V 3 + 175 µl DMSO
V 5	40	1	75 µl V 4 + 150 µl DMSO
V 6	12	0,3	75 µl V 5 + 175 µl DMSO
V 7	4	0,1	75 µl V 6 + 150 µl DMSO

Diese Tabelle lässt sich im gleichen Schema in niedrigere Konzentrationsbereiche fortführen.

6.8.6 Auswertung der Radioligand-Bindungsstudien

Alle durchgeführten Experimente, dies beinhaltet die Untersuchungen zur Kinetik, Sättigung und Kompetition, werden mit dem Programm GraphPad Prism® Version 3.0 bzw. 4.0 ausgewertet.

Auswertung der Assoziationsexperimente

Die mit der maximalen Inkubationsdauer gemessene unspezifische Bindung wird zunächst von der zu den einzelnen Zeitpunkten gemessenen Gesamtbindung subtrahiert. Die so berechnete spezifische Bindung des Radioliganden wird gegen die Zeit seiner Zugabe graphisch aufgetragen. Mittels nichtlinearer Regression (einphasige exponentielle Assoziation) werden der kinetische Parameter k_{ob} als Maß für die Assoziationsgeschwindigkeit, sowie die Halbwertszeit $t_{1/2}$ bis zur Einstellung des Gleichgewichtzustandes berechnet.

Auswertung der Sättigungsexperimente

Die spezifische Radioligandbindung für jede einzelne Radioligandkonzentration wird als Differenz aus Gesamtbindung und unspezifischer Bindung berechnet. Sie wird in der Regel in counts per minute (cpm) angegeben, kann aber auch auf Prozent normalisiert werden, und wird graphisch gegen die jeweils zugehörige Radioligandkonzentration in nanomol pro Liter (nM) aufgetragen. Durch nichtlineare Regression (einseitige Bindung, Hyperbel) werden die Parameter K_D und B_{max}

berechnet. K_D, bezeichnet als Gleichgewichtsdissoziationskonstante, bezeichnet die Radioligandkonzentration, bei der 50% der Bindungsstellen vom Radioliganden besetzt sind und wird in nM angegeben. B_{max} stellt die maximale Anzahl an Bindungsstellen für den Radioliganden in der Proteinprobe dar und wird in cpm angegeben. Dieser B_{max}-Wert lässt sich unter Einbeziehung der spezifischen Aktivität A_s des Radioliganden, der eingesetzten Masse m an Protein, der Zähleffizienz der Radioaktivität des Flüssigszintillationszählers und des Umrechnungsfaktors von cpm in Bequerel in die Dichte an Bindungsstellen in der Proteinprobe, ausgedrückt in fmol/mg Protein, umrechnen (siehe *Gl. 17*).

$$B_{max} \text{ [fmol/mg Protein]} = \frac{B_{max} \text{ [cpm]} \cdot 100}{\text{Effizienz} [\%] \cdot 2{,}2 \cdot A_s \cdot m_{Protein} \text{ [mg]}} \qquad \textit{Gl. 17}$$

Auswertung der Kompetitionsexperimente

Die spezifische Bindung des Radioliganden wird durch Subtraktion der unspezifischen Bindung von der Gesamtbindung ermittelt, normiert und gegen die Konzentration der Testsubstanz, des potentiellen Inhibitors, aufgetragen. Mittels nichtlinearer Regression (sigmoidale Dosis-Wirkung, variable Steigung) wird der Wendepunkt der sigmoidalen Kurve berechnet, der sogenannte IC_{50}-Wert, welcher diejenige Konzentration der Testsubstanz angibt, die in der Lage ist, die spezifische Bindung des Radioliganden an die Bindungsstelle um 50% zu hemmen. Der IC_{50}-Wert ist versuchsspezifisch, da er von der eingesetzten Konzentration des Radioliganden und des Inhibitors abhängt. Unter Miteinbeziehung des in Sättigungsexperimenten ermittelten K_D-Wertes und der freien Radioligandkonzentration kann der IC_{50}-Wert über die Cheng-Prusoff-Gleichung in die versuchsunabhängige Inhibitionskonstante K_i umgerechnet werden (einseitige Kompetition, siehe *Gl. 18*).[154] Der K_i-Wert drückt die Konzentration des Inhibitors aus, die im Gleichgewichtszustand in Abwesenheit des Radioliganden oder anderer Inhibitoren 50% der Bindungsstellen besetzt.

$$K_i = \frac{IC_{50}}{1 + \frac{[L^*]}{K_D}} \qquad \textit{Gl. 18}$$

K_i = Gleichgewichtsdissoziationskonstante des Inhibitors [M]
IC_{50} = halbmaximale inhibitorische Konzentration [M]
$[L^*]$ = Konzentration des ungebundenen Radioliganden, in der Berechnung gleich der eingesetzten
Radioligandkonzentration, da diese überschüssig vorliegt [M]
K_D = Gleichgewichtsdissoziationskonstante des Radioliganden [M]

Die Steilheit der Inhibitionskurve wird durch den Hill-Koeffizienten n_H charakterisiert.[169] Bei einer gemäß dem Massenwirkungsgesetz folgenden Eins-zu-eins-Bindung von Ligand und Bindungsstelle nimmt der Hill-Koeffizient der Inhibitionskurve einen Wert von −1 an. In der Praxis zeigen sich zuweilen Abweichungen davon, die sich folgendermaßen erklären lassen:

Verläuft die Kurve steiler, nimmt n_H Werte kleiner −1 an. Hier liegt positive Kooperativität vor, was bedeutet, dass die Bindung eines Radioligandmoleküls die Bindung weiterer Radioligandmoleküle fördert.

Verläuft die Kurve flacher, nimmt n_H Werte zwischen −1 und 0 an, da negative Kooperativität vorliegt. Die Bindung eines Radioligandmoleküls erschwert die Bindung weiterer Radioligandmoleküle. Möglicherweise liegen auch zwei oder mehr Bindungsstellen unterschiedlicher Affinität vor.

6.9 Solubilisierungsmethoden

Im folgenden sind die Vorgehensweisen bei den Solubilisierungen verschiedener Bindungsstellen vorgestellt.

6.9.1 Solubilisierung des Adenosin-A_1-Rezeptors aus Rattencortex-Membranpräparation

Der Solubilisierung des Adenosin-A_1-Rezeptors wird die von Klotz et al. beschriebene Methode zugrunde gelegt.[202] Eingesetzt wird 1 ml einer Rattencortex-Membranpräparation, deren Proteinkonzentration zur optimalen Ausbeute an Rezeptoren 1,5–4,5 mg/ml (Methode nach Lowry) betragen sollte. Die Präparation wird zügig aufgetaut, mit 3 µl einer ADA-Stämmlösung (2 mg/ml) pro mg enthaltenem Protein versetzt, gevortext und 30 min bei RT inkubiert. Anschließend wird die Proteinsuspension bei 20000 × g und 4 °C 30 min lang zentrifugiert. Der Überstand wird verworfen. Das Pellet wird in 300 µl Tris-Inkubationspuffer, welcher 1% CHAPS enthält, resuspendiert und 30 min lang auf Eis inkubiert, wobei die Suspension etwa alle 5 min für wenige Sekunden gevortext wird. An dieser Stelle soll die Proteinkonzentration der Suspension 5–15 mg/ml betragen, um eine optimale Ausbeute an Rezeptoren zu erzielen. Die Suspension wird mit dem vierfachen Volumen an Tris-Inkubationspuffer, hier 1,2 ml, verdünnt und 2 h lang bei 20000 × g und 4 °C zentrifugiert. Der klare Überstand ist das gewünschte Solubilisat, das Pellet wird verworfen. Das Solubilisat wird unverdünnt in den Radioligand-Bindungsassay eingesetzt. Es kann ebenso bei −80 °C eingefroren werden, denn so ist es mehrere Monate lang haltbar.

Steht keine Rattencortex-Membranpräparation mit geeigneter Protein-Ausgangskonzentration zur Verfügung, muss sie zur Beginn entsprechend verdünnt und 30 min lang bei 20000 × g und 4 °C zentrifugiert werden, um Pellets gewünschter Proteinmenge zu erhalten. Diese Solubilisierung wurde stets im Eppendorf-Gefäß-Maßstab mit den hier genannten Volumina durchgeführt. Bei Bedarf kann mit mehreren Eppendorf-Gefäßen parallel gearbeitet werden.

6.9.2 Solubilisierung des Uracil-Bindeproteins aus der Membranpräparation des *Achromobacter xylosoxidans*

Die Solubilisierung des Uracil-Bindeproteins aus der Membranpräparation des *Achromobacter xylosoxidans* kann unter Verwendung der Tischzentrifuge mit einer maximalen Beschleunigung von 20000 × g oder unter Verwendung der Ultrazentrifuge mit einer maximalen Beschleunigung von 100000 × g durchgeführt werden. Im folgenden werden beide Methoden vorgestellt.

Solubilisierung mittels Tischzentrifuge

Ausgegangen wird von einer Membranpräparation des *Achromobacter xylosoxidans*, deren Proteinkonzentration zwischen 1 und 1,5 mg/ml (Methode nach Bradford) liegen sollte. Die Präparation wird zügig aufgetaut und 30 min lang bei 20000 × g und 4 °C zentrifugiert. Der Überstand wird verworfen und das Pellet 1 ml in Tris-Inkubationspuffer, welcher 0,25% (m/V) DDM enthält, resuspendiert. Für eine optimale Ausbeute an Bindungsstellen soll das Massen-Verhältnis von Protein zu Detergenz an dieser Stelle etwa 1:2 betragen. Die Suspension wird 40 min lang bei Raumtemperatur inkubiert, wobei etwa alle 5 min etwa 3 s lang gevortext wird. Anschließend wird 2 h lang bei 20000 × g und 4 °C zentrifugiert. Der Überstand ist das gewünschte Solubilisat und wird für Radioligand-Bindungsstudien 1:5 (V:V) mit Tris-Inkubationspuffer verdünnt, bevor es in den Assay eingesetzt wird. Alternativ kann das Solubilisat unverdünnt bei –80 °C eingefroren werden, wo es mehrere Monate lang haltbar ist.

Solubilisierung mittels Ultrazentrifuge

Ausgegangen wird von einer Membranpräparation des Achromobacter xylosoxidans, deren Proteinkonzentration zwischen 1 und 1,5 mg/ml (Methode nach Bradford) liegen sollte. Die Präparation wird zügig aufgetaut und 30 min lang bei 20000 × g und 4 °C zentrifugiert. Der Überstand wird verworfen und das Pellet 1 ml in Tris-Inkubationspuffer, welcher 0,25% (m/V) DDM enthält, resuspendiert. Für eine optimale Ausbeute an Bindungsstellen soll das Massen-Verhältnis von Protein zu Detergenz an dieser Stelle etwa 1:2 betragen. Die Suspension wird 40 min lang bei Raumtemperatur inkubiert, wobei etwa alle 5 min etwa 3 s lang gevortext wird. Anschließend wird 30 min lang bei 100000 × g und 4 °C zentrifugiert. Der Überstand ist das gewünschte Solubilisat und wird für Radioligand-Bindungsstudien 1:5 (V:V) mit Tris-Inkubationspuffer verdünnt, bevor es in den Assay eingesetzt wird. Alternativ kann das Solubilisat unverdünnt bei –80 °C eingefroren werden, wo es mehrere Monate haltbar ist.

6.10 Gelelektrophoresen

Solubilisate der *Achromobacter xylosoxidans*-Membranpräparation werden der nicht-denaturierenden Blau-nativen Polyacrylamid-Gelelektrophorese (BN-PAGE) und der denaturierenden Natriumdodecylsulfat-Polyacrylamid-Gelelektrophorese (SDS-PAGE) unterzogen.

6.10.1 Blau-native Polyacrylamid-Gelelektrophorese

100 µl Solubilisat werden mit 1,2 µl Sample-Additive und 20 µl 50%iger Glycerollösung versetzt. Ein 4–16% Bis-Tris-Gel der Dicke 1.0 mm mit zehn vorgefertigten Taschen wird in die Gelkammer eingespannt. Etwa 600 ml des Anoden-Puffers werden in die äußere Kammer überführt, wobei die innere Kammer mit etwa 200 ml des Kathoden-Puffers befüllt wird. Die vorgefertigen Geltaschen werden mittels einer Hamiltonspritze mit Probenvolumina von 30 bzw. 40 µl beladen. In die beiden außen gelegenen Geltaschen werden je 5 µl des Proteinstandards Mark 12™ gegeben. Die Elektrophoresekammer wird verschlossen, bevor eine Spannung von 150 V angelegt wird, was einer Stromstärke während der Elektrophorese von 12–16 mA zu Beginn und 2–4 mA gegen Ende entspricht.[235] Nach einer Laufzeit von etwa 30 min haben die Proben etwa ein Drittel der zurückzulegenden Strecke im Gel erreicht, so dass der dunkelblaue Kathoden-Puffer mit einer Pipette entfernt und durch 200 ml hellblauen Kathoden-Puffer ersetzt wird. Nach einer Laufzeit von 100–120 min erreicht die Lauffront das untere Ende des Gels, und die Elektrophorese ist beendet. Die Banden sind blau gefärbt und werden direkt zur Auswertung mit Hilfe der Gelkamera und dem zugehörigen Programm herangezogen.

6.10.2 Natriumdodecylsulfat-Polyacrylamid-Gelelektrophorese

Zwei Glasplatten werden zuerst mit Isopropanol 70% und anschließend Aceton gesäubert und in den Gießstand gespannt. Die Lösungen zur Herstellung des Trenn- und Sammelgels sind unter **6.2.4** beschrieben. Die Trenngel-Lösung wird etwa 5 cm hoch, entsprechend einem Volumen von etwa 7,8 ml, in den Gießstand gegossen und etwa 15 min erhärten gelassen. Damit sich eine glatte Oberfläche bildet, werden 500 µl Isopropanol 70% überschichtet, welcher abdekantiert wird, sobald das Gel erhärtet ist. Anschließend wird die Sammelgel-Lösung bis zur Oberkante des Gießstandes eingefüllt, was einem Volumen an Sammelgel-Lösung von etwa 3,3 ml entspricht. Dabei wird der 1 mm dicke Gelkamm vorsichtig eingesetzt. Ist die Polymerisation des Acrylamids beendet und das Gel ausgehärtet, wird der Gelkamm entfernt. Das Gel, umgeben von den zwei Glasplatten, kann nun in die Gelkammer zur Elektrophorese eingespannt oder einige Tage bei 4 °C gelagert werden.

Zur Elektrophorese werden 50 µl Solubilisat mit 15 µl SDS-PAGE-Probenpuffer versetzt. Der Laufpuffer wird in die Kammern gefüllt. Die vorgefertigen Geltaschen werden mittels einer Hamiltonspritze mit Probenvolumina von 20 bzw. 30 µl beladen. In die beiden außen gelegenen Geltaschen werden je 5 µl des Proteinstandards Mark 12™ gegeben. Die Elektrophoresekammer wird verschlossen, bevor eine Spannung von 200 V angelegt wird. Nach etwa 60 min erreicht der Proteinstandard das untere Ende des Gels, und der Lauf ist beendet. Das Gel wird aus der Kammer genommen und mittels der unter **6.2.4** genannten Lösungen angefärbt. Dazu wird es zuerst eine Stunde lang in Färbelösung A für SDS-PAGE eingelegt, anschließend eine Stunde lang in Lösung B, über Nacht in Lösung C und schließlich eine Stunde lang in demineralisiertes Wasser. Die Auswertung erfolgt mit Hilfe der Gelkamera und dem zugehörigen Programm.

6.11 Proteinanalytik

Die Gelbanden der SDS-PAGE werden mit einem Skalpell ausgeschnitten und in Eppendorf-Gefäße überführt. Zur weiteren Analyse werden sie ans California Institute of Technology in Pasadena, Kalifornien, USA geschickt, wo sie im Proteome Exploration Laboratory unter Leitung von Frau Dr. Sonja Hess untersucht werden. Nach enzymatischem Verdau und Aufreinigung über Flüssigkeitschromatographie werden MS/MS-Spektren aufgenommen. Diese massenspektrometrischen Daten werden mit dem Mascot Server (Version 2.2, Matrix Science, London, UK) analysiert und mit dem Programm Scaffold™, (Version Scaffold –01_07_00) statistisch aufbereitet, so dass sie anschließend in eine Proteinliste überführt werden können.

6.12 Fluorimetrische Calciummessungen

6.12.1 Versuchsdurchführung

Die Versuche werden wie zuvor beschrieben durchgeführt.[133,287] Gearbeitet wird mit dem FLUOstar Galaxy® sowie mit dem NOVOstar®, wobei die Messung jeweils in Triplikaten und jeder einzelne

Versuch dreimal durchgeführt wird. Für das Vermessen einer 96-well-Mikrotiterplatte werden zwei zu etwa 80% konfluente große Zellkulturflaschen einer Bodenfläche von 175 cm^2 benötigt. Die am Boden der Zellkulturflasche adhärenten Astrozytomzellen werden mit Trypsin abgelöst. Nach 45–90minütiger Inkubation im Brutschrank werden die Zellen 5 min lang bei einer Beschleunigung von 200 × g und einer Temperatur von 4 °C zentrifugiert. Das Zellpellet wird in 994 µl 37 °C warmem Krebs-HEPES-Puffer (KHP) resuspendiert und zu einer Mischung aus 3 µl Fura-2-Stammlösung bzw. 3 µl Oregon Green-Stammlösung und 3 µl Lösungsvermittler Pluronic® F-127 in ein 1,5 ml-Eppendorf-Gefäß gegeben. Bei RT und unter Lichtausschluss wird bei 200–300 rpm eine Stunde lang auf dem Vortexer geschüttelt. Anschließend wird die Zellsuspension bei 2500 rpm 12 s lang zentrifugiert und das entstehende Pellet insgesamt zwei mal mit 994 µl 37 °C warmem KHP gewaschen. Die Zellsuspension wird in eine Glaswanne überführt, in der zum Erreichen eines Gesamtvolumens von 20 ml bereits 37 °C warmer KHP vorgelegt, und unter vorsichtigem Schwenken der Wanne auf eine 96-Well-Platte verteilt. Zur Testung auf Agonismus werden 180 µl Zellsuspension in jedes Well vorgelegt. Zur Testung auf Antagonismus werden 20 µl Testsubstanz, 10-fach höher konzentriert als im Assay erwünscht, bzw. reiner KHP zur Bestimmung der Calciumanstiege durch Injektion von reinem KHP und natürlichem Rezeptor-Agonist, vorgelegt. Die 96-Well-Platte wird 20 min lang bei RT im Fluorimeter stehen gelassen, damit die Zellen gleichmäßig absinken können und der Rezeptor im Falle der Antagonismus-Testung durch die Testsubstanz besetzt werden kann. Um mögliche Unregelmäßigkeiten in der Zellzahlverteilung sowie Eigenfluoreszenz oder Absorption der Testsubstanzen feststellen und korrigieren zu können, wird zunächst der sogenannte Gain, die Lichtverstärkung des Gerätes, eingestellt. Dieser Vorgang wird auch Validierung genannt. Dazu wird ohne Injektion in jedem Well der Platte die Grundfluoreszenz mit nur einem Zeitintervall gemessen und durch Einstellung des Gains angepasst. Der optimale Messbereich der Fluoreszenzanstiege für diese Versuche sieht eine Grundfluoreszenz von 20.000–22.000 Fluoreszenzeinheiten am FLUOstar Galaxy® bzw. 38.000–41.000 Fluoreszenzeinheiten am NOVOstar® vor. Vor der ersten Injektion wird die Pumpe des Fluorimeters gespült, die des FLUOstar Galaxy® mit 4,5 ml KHP, die des NOVOstar® mit 3,5 ml demineralisiertem Wasser. Die Injektion am FLUOstar Galaxy® muss manuell vorgenommen werden, was bedeutet, dass 1,5 ml der zu injizierenden Lösung in einem Falcon-Tube mit dem Pumpensystem des Fluorimeters verbunden werden. Bevor 20 µl dieser Lösung, die 10-fach höher konzentriert sein muss als im Assay erwünscht, in drei nebeneinander liegende Wells injiziert werden, wird die Pumpe mit 500 µl der zu injizierenden Lösung gespült. Bei Injektion von Verdünnungen einer Substanz wird mit der kleinsten Verdünnung begonnen. Vor dem Wechsel zu einer anderen Substanz wird die Pumpe jeweils mit 1,5 ml KHP gespült. Über eine Messzeit von 24 s (60 Messpunkte) wird der Anstieg der intrazellulären Calciumkonzentration durch die

Fluoreszenzintensität ermittelt. Am Ende jeder Messung wird die Pumpe mit 4,5 ml demineralisiertem Wasser und 4,5 ml Ethanol 70% gespült.

Der NOVOstar® ist mit einem automatischen Injektionssystem ausgerüstet. Je 33 µl der 10-fach konzentrierten Injektionslösungen werden in eine durchsichtige 96-Well-Mikrotiterplatte mit V-Boden pipettiert und ins Fluorimeter auf den Platz „reagent plate" gestellt. Die zu vermessende schwarze 96-Well-Platte mit durchsichtigem Boden befindet sich in der Vorrichtung „measurement plate". Vor der ersten Injektion wird die Pumpe mit 3,5 ml demineralisiertem Wasser, das in einer Vorratsflasche an das Pumpensystem des Gerätes angeschlossen ist, gespült. Der Injektor des Fluorimeters pipettiert nun aus jedem Well der durchsichtigen 96-Well-Mikotiterplatte 20 µl Reagenzlösung in das entsprechende Well der schwarzen 96-Well-Messplatte, in der sich die Zellsuspension befindet. Zwischen den einzelnen Injektionen spült das Gerät den Injektor automatisch mit demineralisiertem Wasser. Die Fluoreszenzintensität wird auch hier über einen Zeitraum von 24 s pro Well in 60 Intervallen à 0,4 s gemessen. Nach dem Versuch wird das Pumpensystem mit 3,5 ml demineralisiertem Wasser und 3,5 ml Ethanol 70% gespült.

Zur Testung auf Agonismus wird die Testsubstanz direkt in die Zellsuspension injiziert und der resultierende Calciumanstieg in Form der Fluoreszenzintensität verfolgt. Grundlage für 0% Rezeptorstimulation stellt die Injektion von reinem KHP dar, während Injektion von natürlichem Agonisten in einer Konzentration, die einen maximalen Effekt hervorruft, 100% Rezeptorstimulation wiedergibt.

Wird auf Antagonismus getestet, werden die Zellen zunächst mit dem Antagonisten inkubiert, woraufhin der natürliche Agonist des Rezeptors in einer Konzentration nahe seines EC_{50}-Wertes, der sogenannten Anregungskonzentration, injiziert wird. Grundlage für 0% Rezeptorstimulation stellt die Injektion von reinem KHP in die Zellsuspension dar, 100% Rezeptorstimulation die Injektion von natürlichem Agonisten in seiner Anregungskonzentration.

6.12.2 Pipettierschema für die Erstellung von Verdünnungsreihen

Die Testsubstanzen liegen in Form von Stammlösungen der Konzentration 1 oder 10 mM in DMSO oder Wasser vor. Im Assay darf die DMSO-Konzentration jedoch nicht mehr als 1% pro Well betragen (siehe **4.1.3**). Die Verdünnungen werden so hergestellt, dass eine konstante DMSO-Konzentration von 1% in jedem Well herrscht. Die Verbindungen werden in der Regel in einer Konzentration von 10 µM einem ersten Screening unterzogen. In manchen Fällen wird zur besseren Abschätzung von Dosis-Wirkungs-Beziehungen auch bei 1, 10 und 100 µM gescreent. Verbindungen, von denen eine eher niedrige Affinität zum Rezeptor erwartet wird, werden bei 100 µM gescreent. Einige Anthrachinon-Derivate werden bei 3 und 30 µM gescreent.

Nachfolgend ist für die Antagonismus-Testung das Verdünnungsschema für verschiedene Screenings dargestellt.

Tab. 41. Verdünnungen der Testsubstanzen zum Screening auf Antagonismus.

Verdünnung	reale Konzentration [µM]	Konzentration im Assay [µM]	Herstellung der Verdünnung
ausgehend von einer 10 mM Stammlösung, Startkonzentration im Assay 100 µM			
V 1	1000	100	7 µl Stammlösung + 63 µl KHP
V 2	100	10	7 µl von V 1 + 63 µl LM*
V 3	10	1	7 µl V 2 + 63 µl LM*
ausgehend von einer 10 mM Stammlösung in DMSO, Startkonzentration im Assay 30 µM			
V 1	1000	100	9 µl Stammlösung + 81 µl KHP
V 2	300	30	22 µl von V 1 + 51,3 µl KHP mit 10% DMSO
V 3	30	3	7 µl von V 2 + 63 µl KHP mit 10% DMSO
ausgehend von einer 10 mM Stammlösung in H_2O, Startkonzentration im Assay 30 µM			
V 1	300	30	3 µl Stammlösung + 97 µl KHP
V 2	30	3	7 µl von V 1 + 63 µl KHP
ausgehend von einer 1 mM Stammlösung, Startkonzentration im Assay 10 µM			
V 1	100	10	7 µl Stammlösung + 63 µl KHP
V 2	10	1	7 µl von V 1 + 63 µl LM*

* Lösemittel ist KHP, wenn die Stammlösung wässrig ist. Ist die Stammlösung in DMSO hergestellt, wird mit einer Mischung aus KHP und DMSO 9/1 (V/V) verdünnt.

Wird auf Agonismus getestet, müssen die Volumina der einzelnen Verdünnungen so erhöht werden, dass das bei Messung am NOVOstar® das Vorlegen von 33 µl je Well der Agonist-Lösung zur Injektion möglich ist. Am FLUOstar Galaxy® sollten mindestens 1,6 ml jeder Verdünnung vorliegen, damit ein Spülen der Pumpe und Injektion der Lösung möglich ist. Um den

Substanzverbrauch möglichst gering zu halten, wird vorzugsweise am NOVOstar® auf Agonismus getestet.

Tab. 42 zeigt das Pipettierschema für die Erstellung von Verdünnungsreihen zur Agonismus-Testung mit dem NOVOstar® sowie zur Antagonismus-Testung mit dem NOVOstar® und dem FLUOstar Galaxy®.

Tab. 42. Verdünnungsreihe der Testsubstanzen zur Aufnahme von Kurven.

Verdünnung	reale Konzentration [µM]	Konzentration im Assay [µM]	Herstellung der Verdünnung
ausgehend von einer 10 mM Stammlösung, Startkonzentration im Assay 100 µM			
V 1	1000	100	15 µl Stammlösung + 135 µl KHP
V 2	300	30	50 µl von V 1 + 116,6 µl LM*
V 3	100	10	50 µl von V 2 + 100 µl LM*
V 4	30	3	50 µl von V 3 + 116,6 µl LM*
V 5	10	1	50 µl von V 4 + 100 µl LM*
V 6	3	0,3	50 µl von V 5 + 116,6 µl LM*
V 7	1	0,1	50 µl von V 6 + 100 µl LM*
V 8	0,3	0,03	50 µl von V 7 + 116,6 µl LM*
V 9	0,1	0,01	50 µl von V 8 + 100 µl LM*
V 10	0,03	0,003	50 µl von V 9 + 116,6 µl LM*

Diese Tabelle lässt sich im gleichen Schema in niedrigere Konzentrationsbereiche fortführen. * Lösemittel ist KHP, wenn die Stammlösung wässrig ist. Ist die Stammlösung in DMSO hergestellt, wird mit einer Mischung aus KHP und DMSO 9/1 (V/V) verdünnt.

In **Tab. 43** ist das Verdünnungsschema für die zu injizierende Lösung bei Testung auf Agonismus mit dem FLUOstar Galaxy® aufgelistet.

Tab. 43. Verdünnungsreihe der Testsubstanz zur Aufnahme von Dosis-Wirkungs-Kurven am FLUOstar Galaxy®.

Verdünnung	reale Konzentration [µM]	Konzentration im Assay [µM]	Herstellung der Verdünnung
ausgehend von einer 10 mM Stammlösung, Startkonzentration im Assay 100 µM			
V 1	1000	100	250 µl Stammlösung + 2250 µl KHP
V 2	300	30	800 µl von V 1 + 1866 µl LM*
V 3	100	10	800 µl von V 2 + 1600 µl LM*
V 4	30	3	800 µl von V 3 + 1866 µl LM*
V 5	10	1	800 µl von V 4 + 1600 µl LM*
V 6	3	0,3	800 µl von V 5 + 1866 µl LM*
V 7	1	0,1	800 µl von V 6 + 1600 µl LM*
V 8	0,3	0,03	800 µl von V 7 + 1866 µl LM*
V 9	0,1	0,01	800 µl von V 8 + 1600 µl LM*
V 10	0,03	0,003	800 µl von V 9 + 1866 µl LM*

Diese Tabelle lässt sich im gleichen Schema in niedrigere Konzentrationsbereiche fortführen. * Lösemittel ist KHP, wenn die Stammlösung wässrig ist. Ist die Stammlösung in DMSO hergestellt, wird mit einer Mischung aus KHP und DMSO 9/1 (V/V) verdünnt.

6.12.3 Einstellungen am NOVOstar®

Die nachfolgende Tabelle fasst die Einstellungen, die am NOVOstar® vor der Messung mit den Fluoreszenzfarbstoffen Fura-2 oder Oregon Green BAPTA-1 vorzunehmen sind, zusammen.

Tab. 44. Geräteeinstellungen am NOVOstar®.

Messparameter	Fura-2	Oregon Green BAPTA-1
Anregungswellenlänge	320 nm, Bandbreite 25 nm	485 nm, Bandbreite 25 nm
Emissionswellenlänge	520 nm, Bandbreite 20 nm	520 nm, Bandbreite 20 nm
Anzahl der Blitze (Validierung)	10 (20)	10 (20)
Gain	variabel	variabel
Zeitfenster 1(2)	0 - 4 s (11,6 - 35,6 s)	0 - 4 s (11,6 - 35,6 s)
Intervallanzahl (Validierung)	60 (1)	60 (1)
Intervallzeit	0,4 s	0,4 s
Injektionszeitpunkt	11,6 s	11,6 s
Injektionsgeschwindigkeit	65 µl/s	65 µl/s
Positionsverzögerung	0,2 s	0,2 s
Temperatur	RT	RT
Zellzahl/ Well	ca. 150.000	ca.150.000
Grundfluoreszenz, Soll	38.000 - 41.000 F.E.	38.000 - 41.000 F.E.
Spülschritte nach jeder Injektion	2	2
Spülsystem-Lösung	demineralisiertes Wasser	demineralisiertes Wasser

Da sich das Fluorimeter während der Messung erwärmt, wird der geräteinterne Inkubator, welcher die Temperatur nur erhöhen, nicht aber erniedrigen kann, ausgeschaltet.

6.12.4 Einstellungen am FLUOstar Galaxy®

In **Tab. 45** sind die am FLUOstar Galaxy® vorzunehmenden Einstellungen aufgelistet.

Tab. 45. Geräteeinstellungen am FLUOstar Galaxy®.

Messparameter	Fura-2	Oregon Green BAPTA-1
Anregungswellenlänge	320 nm, Bandbreite 25 nm	485 nm, Bandbreite 25 nm
Emissionswellenlänge	520 nm, Bandbreite 20 nm	520 nm, Bandbreite 20 nm
Anzahl der Blitze (Validierung)	10 (20)	10 (20)
Gain	variabel	variabel
Intervallanzahl (Validierung)	65 (1)	65 (1)
Intervallzeit	0,4 s	0,4 s
Injektionszeitpunkt	1,6 s	1,6 s
Injektionsgeschwindigkeit	310 µl/s	310 µl/s
Positionsverzögerung	0,5 s	0,5 s
Temperatur	RT	RT
Zellzahl/ Well	ca. 150.000	ca. 150.000
Grundfluoreszenz, Soll	20.000 - 22.000 F.E.	20.000 - 22.000 F.E.

Da sich das Fluorimeter der Messung erwärmt, wird der geräteinterne Inkubator, welcher die Temperatur nur erhöhen, nicht aber erniedrigen kann, ausgeschaltet.

6.12.5 Auswertung der Calciummessungen

Der erste Teil der Auswertung wird mit Hilfe des Programms Excel® durchgeführt. Bei der Injektion werden die sedimentierten Zellen aufgewirbelt, was dazu führt, dass die ersten gemessenen Fluoreszenzwerte um den Anfangswert schwanken, ohne einen Rezeptor-vermittelten Effekt darzustellen. Aus diesem Grund werden die ersten drei Fluoreszenzwerte nach Injektion nicht berücksichtigt, der vierte Wert gleich Null gesetzt und von jedem folgenden Wert subtrahiert. Dadurch wird der Agonist-vermittelte Fluoreszenzanstieg erhalten. Die Fluoreszenzanstiege der jeweiligen Triplikate werden gemittelt, so dass sich für jede Testsubstanz bzw. Konzentration der Fluoreszenzanstieg über die Zeit graphisch in Excel® darstellen lässt. Der Fluoreszenzanstieg ohne Rezeptoraktivierung, der etwa 0 Fluoreszenzeinheiten betragen sollte, wird durch die Injektion von KHP ermittelt und fließt als Wert für 0% Anregung in die spätere Berechnung mit ein. Als Bezugsgröße für 100% Rezeptorstimulation gilt im Agonismus-Test die Injektion des natürlichen

Rezeptor-Agonisten in einer Konzentration, die den maximalen Effekt auslöst. Die Effekte der Testsubstanzen werden hiermit verrechnet. Im Antagonismus-Test gilt die Injektion von natürlichem Rezeptor-Agonist in einer Konzentration nahe seines EC_{50}-Wertes als Bezugsgröße für 100% Rezeptor-Stimulation. Die Hemmung dieses Effektes durch eine antagonistische Testsubstanz führt zum Inhibitionswert der Testsubstanz. Zur Berechnung von Inhibitionswerten werden für jedes einzelne Triplikat die Fluoreszenzeinheiten über die Zeit, das Messintervall, gemittelt und im Programm GraphPad Prism® in Relation zu 0 und 100% Rezeptor-Aktivierung gesetzt. Daraus lässt sich der prozentuale Inhibitionswert einer Verbindung bestimmen. Zur Erstellung von Dosis-Wirkungs-Kurven werden die Fluoreszenzeinheiten des Messintervalls für jede Substanzkonzentration ebenfalls gemittelt und im Programm GraphPad Prism® in Relation zu 0 und 100% Rezeptor-Aktivierung gegen ihre Konzentration aufgetragen. Nach Bildung des Mittelwertes der Triplikate und nichtlinearer Regression (sigmoidale Dosis-Wirkungs-Beziehung) generiert GraphPad Prism® eine sigmoidale Kurve, deren Wendepunkt bei einem Agonismus-Test als EC_{50}-Wert, bei einem Antagonismus-Test als IC_{50}-Wert bezeichnet wird. Es werden jeweils drei unabhängige Experimente durchgeführt, aus denen eine gemittelte Kurve gebildet wird. Der IC_{50}- bzw. EC_{50}- Wert wird als arithmetischer Mittelwert aus drei unabhängigen Versuchen angegeben.

7 Abkürzungsverzeichnis

Å	Angström
AB 129	Acid Blue 129
Abb.	Abbildung
ABC	ATP-binding-cassette
AB-MECA	N^6-(4-Aminobenzyl)-5'-(N-methylcarbamoyl)adenosin
ACE	Angiotensin-converting enzyme
ADA	Adenosindesaminase
ADP	Adenosin-5'-diphosphat
Ak	Arbeitskreis
AMP	Adenosin-5'-monophosphat
AP	Alkalische Phosphatase
AR-C118925	(5-[[5-{2,8-Dimethyl-5H-dibenzo[a,d]cyclohepten-5-yl}-3,4-dihydro-2-oxo-4-thio-1(2H)-pyrimidinyl]methyl]-N-[1H-tetrazol-5-yl]-2-furancarboxamid
AS	Aminosäure(n)
ATP	Adenosin-5'-triphosphat
AZT	3'-Azido-3'-desoxythymidin
BAC	16-Benzyldimethyl-n-hexadecylammoniumchlorid
B_{max}	maximale Anzahl an Bindungsstellen
BN-PAGE	Blue native (Blau-native) Polyacrylamid-Gelelektrophorese
Bq	Bequerel, Anzahl der pro Sekunde zerfallenden Atome, 1 Bq = 1/s
BSA	bovines Serum-Albumin
bzw.	beziehungsweise
c	Konzentration
°C	Grad Celsius
CADO	2-Chloradenosin
cAMP	cyclisches Adenosin-5'-monophosphat
CCPA	2-Chlor-N^6-cyclopentyladenosin
cDNA	copy-Desoxyribonucleinsäure, zu mRNA komplementäre DNA
CF	cystische Fibrose

CGS-21680	2-(4-(2-Carboxyethyl)phenethylamino)- 5'-N-ethylcarboxamido-adenosin
CHAPS	3-[(3-Cholamidopropyl)dimethylammonium]-1-propansulfonat
Ci	Curie, 1 Ci = 3,7 · 10^{10} Bq = 37 GBq
CMC	kritische Mizellbildungskonzentration
CN-PAGE	Colorless native (Farblos-native) Polyacrylamid-Gelelektrophorese
CNT	konzentrative(r) Nucleosidtransporter
COPD	chronic obstructive pulmonary disease, chronisch obstruktive Bronchitis
CPA	N^6-Cyclopentyladenosin
CTAB	Cetyltrimethylammoniumbromid
Da	Dalton, 1 Da = 1,6601 · 10^{-27} kg
DAG	Diacylglycerol
ddC	2,3'-Didesoxycytidin
ddI	2', 3'-Didesoxyinosin
DDM	n-Dodecyl-β-D-maltosid
d. h.	das heisst
DMEM	Dulbecco's Modified Eagle Medium
DMSO	Dimethylsulfoxid
DNA	Desoxyribonucleinsäure
DPCPX	8-Cyclopentyl-1,3-dipropylxanthin
dpm	decays per minute, tatsächliche Zerfälle pro minute
DSMZ	Deutsche Sammlung von Mikroorganismen und Zellkulturen
DTAB	Dodecyltrimethylammoniumbromid, C_{12}TAB
DTT	Dithiotreitol
EC	enzyme commission, nummerische Klassifikation von Enzymen
EC_{50}	halbmaximale effektive Konzentration
Ecto-5'-NT	Ecto-5'-Nucleotidase
EDTA	Ethylendiamintetraessigsäure
EGTA	Ethylenglycol-bis-(2-aminoethyl)-tetraessigsäure
EMT	extraneuronaler Monoamin-Transporter
E-NPP	Ecto-Nucleotidpyrophosphatase/-Nucleotidphosphodiesterase
ENT	equilibrative(r) Nucleosidtransporter

E-NTDase	Ecto-Nucleosidtriphosphatdiphosphohydrolase
ER	Endoplasmatisches Reticulum
ERK	extrazellulär regulierte Kinase(n)
ESI	Elektrosprayionisation
evtl.	eventuell
FCS	fetal calf serum, fötales Kälberserum
FID	freier Induktionszerfall
FTICR	Fourier-Transformation-Ionen-Cyclotron-Resonanz
g	Erdbeschleunigung
g	Gramm
G418	Geneticinsulfat
GDP	Guanosin-5'-diphosphat
GF/B	Glasfaserfilter des Typs B
GF/C	Glasfaserfilter des Typs C
GMP	Guanosin-5'-monophosphat
GPCR	G-Protein-gekoppelte(r) Rezeptor(en)
G-Protein	Guaninnucleotid-bindendes Protein
GTP	Guanosin-5'-triphosphat
h	human
h	Stunde
HEPES	2-(4-(2-Hydroxyethyl)-1-piperazinyl)-ethansulfonsäure
HIV	Human Immunodeficiency Virus, Humanes Immunodefizienzvirus, HI-Virus
HLB	hydrophile-lipophile Balance
HTS	high throughput screening, Hochdurchsatzscreening
IC_{50}	halbmaximale Hemmkonzentration
IL	Interleukin
INS	Inspire Pharmaceuticals
INS 48823	2-Benzyl-tetrahydro-furo[3,4-d][1,3]dioxol-4-yl)-1H-pyrimidin-2,4-dion(5)tetraphospho(5')uridin
IP	isoelektrischer Punkt

IP_3	Inositol-1,4,5-trisphosphat
J	Joule
JNK	c-Jun-N-terminale Kinase
k	kilo
Kap.	Kapitel
k_{ass}	Assoziationsgeschwindigkeitskonstante, k_{on}
K_D	Gleichgewichtsdissoziationskonstante
k_{diss}	Dissoziationsgeschwindigkeitskonstante, k_{off}
kg	Kilogramm
KHP	Krebs-HEPES-Puffer
K_i	Gleichgewichtsinhibitionskonstante
K_m	Michaelis-Menten-Konstante
konz.	konzentriert
l	Liter
L^*	Radioligand
LB	lysogeny broth, lysogenisierende Fleischbrühe, auch: Luria broth, Lennox broth, Luria bertani
LC	Flüssigkeitschromatographie
LSC	liquid scintillation counter, Flüssigszintillationszähler
LTQ	linear trap quadrupole
LUF5417	N-(3-Phenyl-1,2,4-thiadiazol-5-yl)-4-methoxybenzamid
m	Masse
m	Meter
m	Maus-
M	molar, mol/l
mM	millimolar, millimol/Liter
µM	mikromolar, mikromol/Liter
MAP	Mitogen-aktiviertes Protein
MFS	Major Facilitator Superfamilie
min	Minute

MRE-3008F20	5-N-(4-Methoxyphenylcarbamoyl)amino-8-propyl-2-(2-furyl)pyrazolo[4,3-*e*]-1,2,4-triazolo[1,5-*c*]pyrimidin
mRNA	Messenger-Ribonucleinsäure
MRS-1754	8-[4-[((4-(Cyanophenyl)carbamoylmethyl)oxy)phenyl]1,3-di(*n*-propyl)]xanthin
MRS-2578	1,4-Di-[(3-isothiocyanato-phenyl)-thioureido]butan
MS	Massenspektrometrie
MS/MS	Tandem-Massenspektrometrie
MSD	membrane-spanning domain, Membran-übergreifende Domäne(n)
MSX-2	(*E*)-3-(3-Hydroxypropyl)-8-(2-(3-methoxyphenyl)vinyl)-7-methyl-1-prop-2-inyl-3,7-dihydropurin-2,6-dion
MudPIT	multidimensionale Protein-Identifikationstechnologie
MW	Molekulargewicht
n	Anzahl der Experimente, Anzahl der Stichproben
n	Stoffmenge
n. b.	nicht bekannt
n. d.	not determined, nicht bestimmt
NBD	Nucleotid-Bindedomäne(n)
NBMPR	6-[(4-Nitrobenzyl)thio]-9-β-D-ribofuranosylpurin, Nitrobenzylmercaptopurin-ribonucleosid, Nitrobenzylthioinosin
NDPK	Nucleosiddiphosphokinase
NECA	5'-*N*-Ethylcarboxamidoadenosin
n_H	Hill-Koeffizient
nm	Nanometer
nM	nanomolar, nanomol/Liter
Nr.	Nummer
NT	Nucleosidtransporter
OAT	organische(r) Anionen-Transporter
OCT	organische(r) Kationen-Transporter
OD	optische Dichte
ORCC	outwardly rectifiying chloride channel, auswärts gerichteter Chlorid-Kanal

PBP	periplasmatische(s) Bindeprotein(e)
PBS	phosphate buffered saline, Phosphat-gepufferte isotone Kochsalzlösung
PDE	Phosphodiesterase
PE	Polyethylen
PEI	Polyethylenimin
PENECA	2-(2-Phenyl)ethynyl-5'-N-ethylcarboxamidoadenosin
P-gp	P-Glycoprotein
PI$_3$K	Phosphatidylinositol-3-Kinase
PLC	Phospholipase C
PMF	proton motif force, Protonenpotenzial
PPADS	Pyridoxalphosphat-6-azophenyl-2',4'-disulfonsäure
PSB	Pharmaceutical Sciences Bonn
PSB-10	2-(2',3',5'-Trichlorphenyl)-8-ethyl-4-methyl(8R)-4,5,7,8-tetrahydro-1H-imidazo[2,1-i]purin-5-on
PSB-11	8-Ethyl-4-methyl-2-phenyl-(8R)-4,5,7,8-tetrahydro-1H-imidazo-[2,1-i]purin-5-on
PSB-36	1-Butyl-8-(3-noradamantyl)-3-(3-hydroxypropyl)xanthin
PSB-63	2-(Hexahydro-2,5-methanpentalen-3-a-yl)-4,5-dihydro-9-propyl-6H,8H-pyrimido[1,2,3-cd)purin-8,10(9H)dion
PSB-601	8-[4-(4-Benzylpiperazin-1-sulfonyl)phenyl]-1-propylxanthin
PSB-603	8-(4-(4-(4-Chlorphenyl)piperazin-1-sulfonyl)phenyl)-1-propylxanthin
PTS	Phosphotransferase-System
PTU	6-Propyl-2-thiouracil
PVDF	Polyvinylidenfluorid
r	Ratten-
R	Rezeptor, Bindungsstelle
RB-2	Reactive Blue-2, Reaktives Blau-2
RL*	Radioligand-Rezeptor-Komplex, Radioligand-Bindungsstellen-Komplex
RNA	Ribonucleinsäure
R-PIA	R-N^6-Phenylisopropyladenosin
rpm	rounds per minute, Umdrehungen pro Minute
RT	Raumtemperatur

RZB	relative Zentrifugalbeschleunigung
s	Sekunde
SBP	Substrat-Bindeprotein(e)
SCH-58261	5-Amino-7-(2-phenylethyl)-2-(2-furyl)-pyrazolo[4,3-*e*]-1,2,4-triazolo[1,5-*c*]pyrimidin
SD	standard deviation, Standardabweichung
SDS-PAGE	Sodiumdodecylsulfat-Polyacrylamid-Gelelektrophorese, Natriumdodecylsulfat-Polyacrylamid-Gelelektrophorese
SEM	standard error of the mean, Standardfehler
SLC	solute-carrier
SLCO	solute-carrier organischer Anionen
SSSS	Sodium/Solute-Symporter-Familie
t	Zeit
$t_{1/2}$	Halbwertszeit
Tab.	Tabelle
TEMED	N,N,N',N'-Tetramethylethylendiamin, 1,2-Bis(dimethylamino)-ethan
TMD	transmembranäre Domäne(n)
TRIS	Tris(hydroxymethyl)-aminomethan, 2-Amino-2-(hydroxymethyl)-propan-1,3-diol, Trometamol
UDP	Uridin-5'-diphosphat
UDPβS	Uridin-5'-(β-thio)diphosphat
UMP	Uridin-5'-monophosphat
Up_4dC	2'-Desoxycytidin(5')tetraphospho(5')uridin, Denufosol, INS 37217)
Up_3U	Diuridin-5',5'-triphosphat
Up_4U	Diuridin-5',5'-tetraphosphat, Diquafosol, INS 365
UTP	Uridin-5'-triphosphat
UTPγS	Uridin-5'-(γ-thio)triphosphat
UV	ultraviolett
V	Volumen
v_{max}	maximale Geschwindigkeit
vs.	versus, gegen

z. B.	zum Beispiel
ZM-241385	4-(2-(7-Amino-2-(2-furyl)1,2,4-triazolo[2,3-*a*]1,3,5-triazin-5-yl)amino)ethyl)phenol
ZNS	Zentralnervensystem

Die in dieser Arbeit verwendeten Einheiten entsprechen dem internationalen Einheitensystem SI.

8 Abkürzungen für Aminosäuren

<u>Internationaler Ein-Buchstaben-Code für Aminosäuren</u>

A	Ala	Alanin
C	Cys	Cystein
D	Asp	Asparaginsäure
E	Glu	Glutaminsäure
F	Phe	Phenylalanin
G	Gly	Glycin
H	His	Histidin
I	Ile	Isoleucin
K	Lys	Lysin
L	Leu	Leucin
M	Met	Methionin
N	Asn	Asparagin
P	Pro	Prolin
Q	Gln	Glutamin
R	Arg	Arginin
S	Ser	Serin
T	Thr	Threonin
V	Val	Valin
W	Trp	Tryptophan
X		beliebige Aminosäure
Y	Tyr	Tyrosin
*		Ende

9 Abbildungsverzeichnis

Abb. 1. Zielstrukturen der auf dem Markt befindlichen Arzneistoffe („small molecules"), modifiziert nach Hopkins und Groom.[6] 2

Abb. 2. Schematische Darstellung humaner ENT und CNT, modifiziert nach King et al.[23] 7

Abb. 3. Modelle für bakterielle ABC-Importer. MSD: membranübergreifende Domäne, NBD: Nucleotid-Bindedomäne, ATP: Adenosintriphosphat, modifiziert nach Davidson und Chen.[52] 16

Abb. 4. Zyklus eines G-Protein-gekoppelten Rezeptors.[70] 19

Abb. 5. Einteilung purinerger Rezeptoren. 23

Abb. 6. Ausgewählte P2Y-Rezeptor-Agonisten mit Aktivität am P2Y$_2$-Rezeptor[a], am P2Y$_4$-Rezeptor[b] bzw. am P2Y$_6$-Rezeptor[c], dargestellt als freie Säuren. 34

Abb. 7. Ausgewählte P2Y-Rezeptor-Antagonisten mit inhibitorischer Aktivität am P2Y$_2$-Rezeptor[a], am P2Y$_4$-Rezeptor[b] bzw. am P2Y$_6$-Rezeptor[c] 35

Abb. 8. Spezifische und unspezifische Bindung von [^{3}H]Uracil an bzw. in die isolierten Bakterienstämme *Acinetobacter lwoffii*, *Achromobacter denitrificans* und *Achromobacter xyxlosoxidans* (für den Versuch 1:100 in Tris-Inkubationspuffer verdünnt) sowie an Tris-Inkubationspuffer. Dargestellt ist ein Einzelexperiment in Dreifachbestimmung ± SEM. 43

Abb. 9. Homologe Kompetition von Uracil vs. [^{3}H]Uracil an Suspensionen der einzelnen Bakterienstämme (in Tris-Inkubationspuffer verdünnt). Dargestellt ist jeweils ein Einzelexperiment in Dreifachbestimmung ± SEM. Für einige Werte ist der SEM durch das Symbol überdeckt. 45

Abb. 10. Wachstumskurve einer Bakterienkultur. 48

Abb. 11. Abhängigkeit der bei der Filtration zurückgehaltenen Anzahl von Radioligand-Bakterien-Komplexen vom Filtertyp. Dargestellt ist ein Einzelexperiment in Dreifachbestimmung ± SEM. 49

Abb. 12. Homologe Kompetition von Uracil vs. [^{3}H]Uracil an Suspensionen des *Achromobacter xylosoxidans*, welcher sechs Wochen lang in Tris-Inkubationspuffer gehalten wurde. A. Filtration über GF/B-Glasfaserfilter. B. Filtration über GF/C-Glasfaserfilter. Dargestellt ist jeweils ein Einzelexperiment in Dreifachbestimmung ± SEM. Für einige Werte ist der SEM durch das Symbol überdeckt. 51

Abb. 13. Bindungsstudien von [^{3}H]Uracil an der Membranpräparation des im Labor isolierten *Achromobacter xylosoxidans*. A. Vortest der Bindung von [^{3}H]Uracil an einzelne Proteinkonzentrationen. Dargestellt ist jeweils ein Einzelexperiment in Dreifachbestimmung ± SEM. B. Homologe Kompetition von Uracil vs. [^{3}H]Uracil.

Abb. 14. Bindungsstudien von [^{3}H]Uracil an der Membranpräparation des käuflich erworbenen Originalstammes des *Achromobacter xylosoxidans*. A. Vortest der Bindung von [^{3}H]Uracil an einzelne Proteinkonzentrationen. Dargestellt ist jeweils ein Einzelexperiment in Dreifachbestimmung ± SEM. B. Homologe Kompetition von Uracil vs. [^{3}H]Uracil. Dargestellt sind die Mittelwerte ± SEM von drei unabhängigen Experimenten in Dreifachbestimmung. Für einige Werte ist der SEM durch das Symbol überdeckt. 56

Abb. 15. Einfluss einer erhöhten TRIS-Konzentration und des Zusatzes von Dithiotreitol oder Natriumchlorid zum Tris-Inkubationspuffer auf die Bindung von [^{3}H]Uracil an den lebenden *Achromobacter xylosoxidans*. Dargestellt ist ein Einzelexperiment in Dreifachbestimmung ± SEM. 58

Abb. 16. Einfluss des Zusatzes von NaCl, MgCl$_2$, CaCl$_2$, Na-EDTA und EGTA auf die Bindung von [^{3}H]Uracil an die Membranpräparation des *Achromobacter xylosoxidans*. Dargestellt ist ein Einzelexperiment in Dreifachbestimmung ± SEM. 60

Abb. 17. Homologe Kompetition von Uracil vs. [^{3}H]Uracil an der Membranpräparation (0,4 µg/Vial) des *Achromobacter xylosoxidans* mit Inkubationszeiten von 1, 2, 4 und 5 h sowie die daraus resultierenden IC$_{50}$-Werte. Dargestellt ist jeweils ein Einzelexperiment in Dreifachbestimmung ± SEM. Für einige Werte ist der SEM durch das Symbol überdeckt. 61

Abb. 18. Assoziation von 5 nM [^{3}H]Uracil an die Suspension des *Achromobacter xylosoxidans*. Dargestellt ist ein Einzelexperiment in Dreifachbestimmung ± SEM. Für einige Werte ist der SEM durch das Symbol überdeckt. 64

Abb. 19. Ausschnitt der Assoziation von 5 nM [^{3}H]Uracil an die Suspension des *Achromobacter xylosoxidans*. Dargestellt ist ein Einzelexperiment in Dreifachbestimmung ± SEM. 65

Abb. 20. Assoziation von 5 nM [^{3}H]Uracil an die Membranpräparation des *Achromobacter xylosoxidans*. Dargestellt sind die Mittelwerte ± SEM aus drei unabhängigen Experimenten in Dreifachbestimmung. Für einige Werte ist der SEM durch das Symbol überdeckt. 67

Abb. 21. Ausschnitt der Assoziation von 5 nM [^{3}H]Uracil an die Membranpräparation des *Achromobacter xylosoxidans*. Dargestellt sind die Mittelwerte ± SEM aus drei unabhängigen Experimenten in Dreifachbestimmung. Für einige Werte ist der SEM durch das Symbol überdeckt. 68

Abb. 22. Assoziation von 20 nM [^{3}H]Uracil an die Membranpräparation des *Achromobacter xylosoxidans*. Dargestellt ist ein Einzelexperiment in Zweifachbestimmung ± SEM. Für einige Werte ist der SEM durch das Symbol überdeckt. 69

Abb. 23. Ausschnitt der Assoziation von 20 nM [^{3}H]Uracil an die Membranpräparation des *Achromobacter xylosoxidans*. Dargestellt ist ein Einzelexperiment in Zweifachbestimmung ± SEM. Für einige Werte ist der SEM durch das Symbol überdeckt. 70

Abb. 24. Sättigungsexperiment von [^{3}H]Uracil an der Membranpräparation des *Achromobacter xylosoxidans* (0,1 µg Protein/Vial), einseitige Bindung. Dargestellt sind die Mittelwerte ± SEM aus drei unabhängigen Experimenten in Dreifachbestimmung. Für einige Werte ist der SEM durch das Symbol überdeckt. 73

Abb. 25. Rosenthal-Plot des Sättigungsexperimentes von [^{3}H]Uracil an der Membranpräparation des *Achromobacter xylosoxidans* (0,1 µg Protein/Vial), einseitige Bindung. Dargestellt sind die Mittelwerte aus drei unabhängigen Experimenten in Dreifachbestimmung. 73

Abb. 26. Sättigungsexperiment von [^{3}H]Uracil an der Membranpräparation des *Achromobacter xylosoxidans* (0,1 µg Protein/Vial), zweiseitige Bindung. Dargestellt sind die Mittelwerte ± SEM aus drei unabhängigen Experimenten in Dreifachbestimmung. Für einige Werte ist der SEM durch das Symbol überdeckt. 75

Abb. 27. Homologe Kompetition von Uracil vs. [^{3}H]Uracil an der Membranpräparation des *Achromobacter xylosoxidans*. Dargestellt sind die Mittelwerte ± SEM von drei voneinander unabhängigen Experimenten in Dreifachbestimmung. Für einige Werte ist der SEM durch das Symbol überdeckt. 79

Abb. 28. Tautomerie des Uracils 83

Abb. 29. Inhibition der [^{3}H]Uracil-Bindung durch Cytosin und verschiedene Uracil-Derivate an einer *Achromobacter xylosoxidans*-Membranpräparation. Dargestellt sind die Mittelwerte ± SEM dreier voneinander unabhängiger Experimente in Dreifachbestimmung. Für einige Werte ist der SEM durch das Symbol überdeckt. 89

Abb. 30. Struktur-Wirkungsbeziehungen der Uracil-Derivate am Uracil-Bindeprotein des *Achromobacter xylosoxidans*. 91

Abb. 31. Bindung des Radioliganden [^{3}H]CCPA an Solubilisate des Adenosin-A_1-Rezeptors aus einer Rattencortex-Membranpräparation sowie an die Membranpräparation und das nach Solubilisierung erhaltene Pellet. Dargestellt sind die Mittelwerte ± SEM aus drei voneinander unabhängigen Experimenten in Dreifachbestimmung. 94

Abb. 32. Inhibitionskurve von DPCPX vs. 1 nM [^{3}H]CCPA am solubilisierten Adenosin-A_1-Rezeptor. Dargestellt sind die Mittelwerte ± SEM aus drei voneinander unabhängigen

Experimenten in Dreifachbestimmung. Für manche Werte ist der SEM durch das Symbol überdeckt. 96

Abb. 33. Strukturen ausgewählter Detergenzien mit Angabe der CMC (in Klammern).[191,192,221,223,228-230] 99

Abb. 34. Bindung von [^{3}H]Uracil an das durch Inkubation mit 1%iger CHAPS-Lösung erhaltene Solubilisat der *Achromobacter xylosoxidans*-Membranpräparation, den Überstand nach der ersten Zentrifugation, das nach Solubilisierung erhaltene Pellet, sowie die unbehandelte Membranpräparation. Dargestellt sind die Mittelwerte ± SEM aus einem Einzelexperiment, durchgeführt in Dreifachbestimmung. 100

Abb. 35. Bindung von [^{3}H]Uracil an die mit DDM aus der *Achromobacter xylosoxidans*-Membranpräparation solubilisierten Bindungsstellen, die korrespondierenden resuspendierten Pellets sowie die unbehandelte Membranpräparation. Dargestellt sind die Mittelwerte ± SEM eines Einzelexperimentes in Zweifachbestimmung. 103

Abb. 36. Homologe Kompetition von Uracil vs. [^{3}H]Uracil an das aus der *Achromobacter xylosoxidans*-Membranpräparation mit 0,25%iger DDM-Lösung gewonnene Solubilisat. Dargestellt sind die Mittelwerte ± SEM dreier voneinander unabhängiger Experimente in Dreifachbestimmung. Für einige Werte ist der SEM durch das Symbol überdeckt. 104

Abb. 37. Homologe Kompetition von Uracil vs. [^{3}H]Uracil an das aus der *Achromobacter xylosoxidans*-Membranpräparation mittels Ultrazentrifugation gewonnene Solubilisat. Dargestellt sind die Mittelwerte ± SEM eines Einzelexperimentes in Dreifachbestimmung. Für einige Werte ist der SEM durch das Symbol überdeckt. 106

Abb. 38. Bindung von [^{3}H]Uracil an das Solubilisat der *Achromobacter xylosoxidans*-Membranpräparation in Gegenwart verschiedener in der BN-PAGE gebräuchlicher Reagenzien. Dargestellt sind die Mittelwerte ± SEM eines Einzelexperimentes in Zweifachbestimmung (für Probe 1 nur in Einfachbestimmung). 111

Abb. 39. SDS-PAGE des Solubilisates der *Achromobacter xylosoxidans*-Membranpräparation nach vorangegangener BN-PAGE. Als Proteinstandard wurde Mark12™ eingesetzt. 113

Abb. 40. SDS-PAGE des Solubilisates (20 µl) der *Achromobacter xylosoxidans*-Membranpräparation und des Proteinstandards Mark12™. 114

Abb. 41. Bezeichnung der Banden (dunkel) und Banden-Zwischenräume (hell) aus der SDS-PAGE (1–29) und BN/SDS-PAGE (30–38) zur massenspektrometrischen Analyse. Grüne Schrift kennzeichnet die Banden des Proteinstandards Mark12™. 115

Abb. 42. Strukturen der Fluoreszenzfarbstoffe Fura-2 und Oregon Green. 129

Abb. 43. Fluoreszenzanstiege, gemessen mit Fura-2. A: Stimulation des hP2Y$_2$-Rezeptors durch UTP, B: Stimulation des hP2Y$_4$-Rezeptors durch UTP und C: Stimulation des rP2Y$_6$-

Rezeptors durch UDP, jeweils exprimiert in 1321N1-Astrocytomzellen. Dargestellt ist stets ein Einzelexperiment in Dreifachbestimmung. 131

Abb. 44. Dosis-Wirkungs-Kurven der nativen Agonisten an Uracilnucleotid-sensitiven P2Y-Rezeptor-Subtypen. A. UTP am hP2Y$_2$-Rezeptor, B. UTP am hP2Y$_4$-Rezeptor, C. UDP am rP2Y$_6$-Rezeptor, jeweils exprimiert in 1321N1-Astrocytomzellen. Dargestellt sind die Mittelwerte ± SEM von drei unabhängigen Experimenten in Dreifachbestimmung. Für einige Werte ist der SEM durch das Symbol überdeckt. 132

Abb. 45. DMSO-induzierte Calciumanstiege in 1321N1-Astrocytomzellen, die den rP2Y$_6$-Rezeptor rekombinant exprimieren, gemessen mit Fura-2. Angegeben ist die DMSO-Konzentration im Well; injiziert wurden wasserfreies DMSO (als 100% DMSO angenommen) und entsprechende Verdünnungen in bidestilliertem Wasser. Dargestellt ist ein Einzelexperiment in Dreifachbestimmung. 133

Abb. 46. Anthrachinon-Grundgerüst mit typischer Zählweise. 140

Abb. 47. Inhibition der Agonist-vermittelten Calciumanstiege durch ausgewählte YB-Verbindungen A. am humanen P2Y$_2$-Rezeptor, B. am humanen P2Y$_4$-Rezeptor und C. am Ratten-P2Y$_6$-Rezeptor, jeweils rekombinant exprimiert in 1321N1-Astrocytomzellen. Dargestellt sind die Mittelwerte ± SEM dreier unabhängiger Experimente in Dreifachbestimmung, für 137 ist ein Experiment in Dreifachbestimmung dargestellt, für 135 zwei Experimente in Dreifachbestimmung. Für einige Werte ist der SEM durch das Symbol überdeckt. 153

Abb. 48. Inhibition der Agonist-vermittelten Calciumanstiege durch eine AMB-Verbindung und zwei SMA-Verbindungen A. am hP2Y$_2$-Rezeptor, B. am hP2Y$_4$-Rezeptor, jeweils rekombinant exprimiert in 1321N1-Astrocytomzellen. Für 189 und 171 sind die Mittelwerte ± SEM zweier unabhängiger Experimente in Dreifachbestimmung, für 177 eines Experimentes in Dreifachbestimmung dargestellt. 168

Abb. 49. Strukturen und IC$_{50}$-Werte der potentesten in dieser Arbeit identifizierten P2Y-Rezeptor-Antagonisten. 179

10 Tabellenverzeichnis

Tab. 1. Eigenschaften humaner equilibrativer (ENT) und konzentrativer (CNT) Nucleosidtransporter.[12,18,20-23] 5

Tab. 2. Humane ABC-Transporter-Familien. 9

Tab. 3. Bakterielle ABC-Transporter-Familien[59] 17

Tab. 4. Klassifizierung der G-Proteine[71] 20

Tab. 5. Einteilung der Adenosin-Rezeptoren 24

Tab. 6: Charakteristika der P2X-Rezeporen[113] 27

Tab. 7. Charakteristika der P2Y-Rezeptoren[72,113] 28

Tab. 8. IC_{50}-, K_i- und K_D-Werte von Uracil an Suspensionen der Bakterienstämme *Acinetobacter lwoffii*, *Achromobacter denitrificans* und *Achromobacter xylosoxidans* in verschiedenen Verdünnungen (V:V in Tris-Inkubationspuffer). 46

Tab. 9. Affinitäten von Nucleobasen, Nucleosiden und Nucleotiden zum Uracil-Bindeprotein einer *Achromobacter xylosoxidans*-Membranpräparation. 81

Tab. 10. Affinitäten von Uracil-Derivaten zum Uracil-Bindeprotein einer *Achromobacter xylosoxidans*-Membranpräparation. 84

Tab. 11. Affinitäten von Purin-Derivaten und Folsäure zum Uracil-Bindeprotein einer *Achromobacter xylosoxidans*-Membranpräparation. 88

Tab. 12. Im Solubilisat der *Achromobacter xylosoxidans*-Membranpräparation mit massenspektrometrischen Methoden identifizierte Proteine. 117

Tab. 13. In den Gelbanden mit massenspektrometrischen Methoden identifizierte Proteine. 119

Tab. 14. Ausgewählte, durch LC/MS-MS identifizierte Aminosäuresequenzen im Vergleich zu publizierten Proteinen des *Achromobacter xylosoxidans*. 123

Tab. 15. IC_{50}-Werte des RB-2 sowie ausgewählter MG- und SW-Verbindungen am $hP2Y_2$-, $hP2Y_4$- und $rP2Y_6$-Rezeptor. Gemessen wurde die Inhibition des durch Agonist-Injektion ausgelösten intrazellulären Calciumanstiegs. 136

Tab. 16. IC_{50}-Werte aliphatisch substituierter YB-Verbindungen am $hP2Y_2$-, $hP2Y_4$- und $rP2Y_6$-Rezeptor. Gemessen wurde die Inhibition des durch Agonist-Injektion ausgelösten intrazellulären Calciumanstiegs. 141

Tab. 17. IC_{50}-Werte der YB-Verbindungen mit monosubstituierter Anilinofunktion am $hP2Y_2$-, $hP2Y_4$- und $rP2Y_6$-Rezeptor. Gemessen wurde die Inhibition des durch Agonist-Injektion ausgelösten intrazellulären Calciumanstiegs. 142

Tab. 18. IC_{50}-Werte der YB-Verbindungen mit di-, tri- und tetrasubstituierter Anilinofunktion am $hP2Y_2$-, $hP2Y_4$- und $rP2Y_6$-Rezeptor. Gemessen wurde die Inhibition des durch Agonist-Injektion ausgelösten intrazellulären Calciumanstiegs. 145

Tab. 19. IC_{50}-Werte der YB-Verbindungen mit Biphenylether-Struktur am $hP2Y_2$-, $hP2Y_4$- und $rP2Y_6$-Rezeptor. Gemessen wurde die Inhibition des durch Agonist-Injektion ausgelösten intrazellulären Calciumanstiegs. 147

Tab. 20. IC_{50}-Werte der YB-Verbindungen mit Diphenylamin-Struktur am $hP2Y_2$-, $hP2Y_4$- und $rP2Y_6$-Rezeptor. Gemessen wurde die Inhibition des durch Agonist-Injektion ausgelösten intrazellulären Calciumanstiegs. 148

Tab. 21. IC_{50}-Werte der YB-Verbindungen mit Alkyl-Aryl-Substitution am $hP2Y_2$-, $hP2Y_4$- und $rP2Y_6$-Rezeptor. Gemessen wurde die Inhibition des durch Agonist-Injektion ausgelösten intrazellulären Calciumanstiegs. 150

Tab. 22. IC_{50}-Werte der YB-Verbindungen mit kondensierten Ringsystemen am $hP2Y_2$-, $hP2Y_4$- und $rP2Y_6$-Rezeptor. Gemessen wurde die Inhibition des durch Agonist-Injektion ausgelösten intrazellulären Calciumanstiegs. 151

Tab. 23. IC_{50}-Werte der AMB-Verbindungen mit Uridin- und Adenosin-5'-carboxamido-alkylamidoalkyl-bisphosphonsäure-tetraethylester-Struktur am $hP2Y_2$-, $hP2Y_4$- und $rP2Y_6$-Rezeptor. Gemessen wurde die Inhibition des durch Agonist-Injektion ausgelösten intrazellulären Calciumanstiegs. 155

Tab. 24. IC_{50}-Werte der AMB-Verbindungen mit dipeptidischer Dicarbonsäurestruktur am $hP2Y_2$-, $hP2Y_4$- und $rP2Y_6$-Rezeptor. Gemessen wurde die Inhibition des durch Agonist-Injektion ausgelösten intrazellulären Calciumanstiegs. 156

Tab. 25. IC_{50}-Werte der AMB-Verbindungen mit Methyl- oder Benzyl-phosphonat-diethylester-Struktur am $hP2Y_2$-, $hP2Y_4$- und $rP2Y_6$-Rezeptor. Gemessen wurde die Inhibition des durch Agonist-Injektion ausgelösten intrazellulären Calciumanstiegs. 157

Tab. 26. IC_{50}-Werte verschiedener Uridin-5'-ether am $hP2Y_2$-, $hP2Y_4$- und $rP2Y_6$-Rezeptor, sowie die Aktivierbarkeit der Rezeptoren durch einzelne Testsubstanzen. Gemessen wurde die Inhibition des durch Agonist-Injektion ausgelösten intrazellulären Calciumanstiegs bzw. der durch Injektion der Testverbindung ausgelöste Calciumanstieg. 159

Tab. 27. IC_{50}-Werte der SMA-Verbindungen mit N3-*p*-Methoxybenzyluridin-5'-carbonylamino-carbonsäure-/phosphonsäure-ester-Struktur sowie freier Carbon- und Phosphonsäuren am $hP2Y_2$-, $hP2Y_4$- und $rP2Y_6$-Rezeptor. Gemessen wurde die Inhibition des durch Agonist-Injektion ausgelösten intrazellulären Calciumanstiegs. 163

Tab. 28. IC_{50}-Werte der SMA-Verbindungen mit N3-Benzyluridin-5'-carbonylamino-carbonsäure-/phosphonsäure-ester-Struktur sowie freier Carbon- und Phosphonsäuren am $hP2Y_2$-,

	hP2Y$_4$- und rP2Y$_6$-Rezeptor. Gemessen wurde die Inhibition des durch Agonist-Injektion ausgelösten intrazellulären Calciumanstiegs.	164
Tab. 29.	IC$_{50}$-Werte der SMA-Verbindungen mit N3-Phenacyluridin-5'-carbonylaminocarbonsäure-/phosphonsäure-ester-Struktur sowie freier Carbonsäuren am hP2Y$_2$-, hP2Y$_4$- und rP2Y$_6$-Rezeptor. Gemessen wurde die Inhibition des durch Agonist-Injektion ausgelösten intrazellulären Calciumanstiegs.	166
Tab. 30.	IC$_{50}$-Werte der SMA-Verbindungen mit N3-Alkylarylsubstitution am hP2Y$_2$-, hP2Y$_4$- und rP2Y$_6$-Rezeptor. Gemessen wurde die Inhibition des durch Agonist-Injektion ausgelösten intrazellulären Calciumanstiegs.	167
Tab. 31.	IC$_{50}$-Werte der jcb-Verbindungen am hP2Y$_2$-, hP2Y$_4$- und rP2Y$_6$-Rezeptor. Gemessen wurde die Inhibition des durch Agonist-Injektion ausgelösten intrazellulären Calciumanstiegs.	169
Tab. 32.	IC$_{50}$-Werte der potentesten, in dieser Arbeit identifizierten SW- und YB-Verbindungen am hP2Y$_2$-, hP2Y$_4$- und rP2Y$_6$-Rezeptor. Gemessen wurde die Inhibition des durch Agonist-Injektion ausgelösten intrazellulären Calciumanstiegs.	171
Tab. 33.	IC$_{50}$-Werte der potentesten, in dieser Arbeit identifizierten Verbindungen der AMB- und SMA-Serie am hP2Y$_2$-, hP2Y$_4$- und rP2Y$_6$-Rezeptor. Gemessen wurde die Inhibition des durch Agonist-Injektion ausgelösten intrazellulären Calciumanstiegs.	173
Tab. 34.	Spezifikationen des kommerziell erworbenen *Achromobacter xylosoxidans*.	188
Tab. 35.	Charakteristika der kultivierten Zelllinien.	188
Tab. 36.	Versuchsbedingungen der Assoziationsexperimente.	205
Tab. 37.	Verdünnungsreihe von [^{3}H]Uracil für Sättigungsexperimente.	209
Tab. 38.	Verdünnungen der Testsubstanzen zum Screening.	214
Tab. 39.	Verdünnungsreihe für Testsubstanzen zur Aufnahme von Inhibitionskurven am Uracil-Bindeprotein.	215
Tab. 40.	Verdünnungsreihe für Testsubstanzen zur Aufnahme von Inhibitionskurven am Adenosin-A$_1$-Rezeptor.	216
Tab. 41.	Verdünnungen der Testsubstanzen zum Screening auf Antagonismus.	224
Tab. 42.	Verdünnungsreihe der Testsubstanzen zur Aufnahme von Kurven.	225
Tab. 43.	Verdünnungsreihe der Testsubstanz zur Aufnahme von Dosis-Wirkungs-Kurven am FLUOstar Galaxy®.	226
Tab. 44.	Geräteeinstellungen am NOVOstar®.	227
Tab. 45.	Geräteeinstellungen am FLUOstar Galaxy®.	228

11 Literaturverzeichnis

1. Kauffman, G. B. On Robert B. Woodward and the total synthesis of quinine. *Chem. Educator* **2004**, *9*, 172-176.
2. Klockgether-Radke, A. P. F. W. Sertürner and the discovery of morphine. 200 years of pain therapy with opioids. *Anästhesiol. Intensivmed. Notfallmed. Schmerzther.* **2002**, *37*, 244-249.
3. Mock, M.; Fouet, A. Anthrax. *Annu. Rev. Microbiol.* **2001**, *55*, 647-671.
4. Fleming, A. On the antibacterial action of cultures of a penicillium with special reference to their use in the isolation of B. influenzae. *Br. J. Exp. Path.* **1929**, *10*, 226-236.
5. Sörgel, F.; Landersdorfer, C.; Bulitta, J.; Keppler, B. Vom Farbstoff zum Rezeptor: Paul Ehrlich und die Chemie. *Nachrichten aus der Chemie* **2004**, *52*, 777-782.
6. Hopkins, A. L.; Groom, C. R. The druggable genome. *Nature Rev.* **2002**, *1*, 727-730.
7. Thews, G.; Mutschler, E.; Vaupel, P., *Anatomie Physiologie Pathophysiologie des Menschen*. 5. ed.; Wissenschaftliche Verlagsgesellschaft mbH Stuttgart: 1999.
8. Driessen, A. J.; Rosen, B. P.; Konings, W. N. Diversity of transport mechanisms: common structural principles. *Biochem. Sci.* **2000**, *25*, 397-401.
9. Lipinski, C.; Lombardo, F.; Dominy, B.; Feeney, P. Experimental and computational approaches to estimate solubility and permeability in drug discovery and development settings. *Adv. Drug Deliv. Rev.* **1997**, *23*, 3-25.
10. http://www.chem.qmul.ac.uk/iubmb/mtp/ (Zugriff März **2010**)
11. Franke, R. M.; Sparreboom, A. Drug transporters: recent advances and therapeutic applications. *Clin. Pharmacol. Ther.* **2010**, *87*, 3-7.
12. Cabrita, M. A.; Baldwin, S. A.; Young, J. D.; Cass, C. E. Molecular biology and regulation of nucleoside and nucleobase transporter proteins in eukaryotes and prokaryotes. *Biochem. Cell Biol.* **2002**, *80*, 623-638.
13. Chen, J.; Rinaldo, L.; Lim, S. J.; Young, H.; Messing, R. O.; Choi, D. S. The type 1 equilibrative nucleoside transporter regulates anxiety-like behavior in mice. *Genes Brain Behav.* **2007**, *6*, 776-783.
14. Archer, R. G.; Pitelka, V.; Hammond, J. R. Nucleoside transporter subtype expression and function in rat skeletal muscle microvascular endothelial cells. *Br. J. Pharmacol.* **2004**, *143*, 202-214.
15. Yao, S. Y.; Ng, A. M.; Sundaram, M.; Cass, C. E.; Baldwin, S. A.; Young, J. D. Transport of antiviral 3'-deoxy-nucleoside drugs by recombinant human and rat equilibrative, nitrobenzylthioinosine (NBMPR)-insensitive (ENT2) nucleoside transporter proteins produced in *Xenopus oocytes*. *Mol. Membr. Biol.* **2001**, *18*, 161-167.
16. Baldwin, S. A.; Yao, S. Y.; Hyde, R. J.; Ng, A. M.; Foppolo, S.; Barnes, K.; Ritzel, M. W.; Cass, C. E.; Young, J. D. Functional characterization of novel human and mouse equilibrative nucleoside transporters (hENT3 and mENT3) located in intracellular membranes. *J. Biol. Chem.* **2005**, *280*, 15880-15887.
17. Govindarajan, R.; Leung, G. P.; Zhou, M.; Tse, C. M.; Wang, J.; Unadkat, J. D. Facilitated mitochondrial import of anti-viral and anti-cancer nucleoside drugs by human equilibrative nucleoside transporter-3 (hENT3). *Am. J. Physiol. Gastrointest. Liver Physiol.* **2009**, *296*, G910-G922.
18. Köse, M.; Schiedel, A. C. Nucleoside/nucleobase transporters: drug targets of the future? *Future Med. Chem.* **2009**, *1*, 303-326.
19. Jarvis, S. M.; Williams, T. C.; Lee, C. W.; Cheeseman, C. I. Active transport of nucleosides and nucleoside drugs. *Biochem. Soc. Trans.* **1989**, *17*, 448-450.

20. Lee, G.; Dallas, S.; Hong, M.; Bendayan, R. Drug transporters in the central nervous system: brain barriers and brain parenchyma considerations. *Pharmacol. Rev.* **2001**, *53*, 569-596.

21. Wang, J.; Schaner, M. E.; Thomassen, S.; Su, S. F.; Piquette-Miller, M.; Giacomini, K. M. Functional and molecular characteristics of Na^+-dependent nucleoside transporters. *Pharm. Res.* **1997**, *14*, 1524-1531.

22. Cass, C. E.; Young, J. D.; Baldwin, S. A. Recent advances in the molecular biology of nucleoside transporters of mammalian cells. *Biochem. Cell Biol.* **1998**, *76*, 761-770.

23. King, A. E.; Ackley, M. A.; Cass, C. E.; Young, J. D.; Baldwin, S. A. Nucleoside transporters: from scavengers to novel therapeutic targets. *Trends Pharmacol. Sci.* **2006**, *28*, 416-425.

24. Dobson, P. D.; Kell, D. B. Carrier-mediated cellular uptake of pharmaceutical drugs: an exception or the rule? *Nat. Rev. Drug Discov.* **2008**, *7*, 205-220.

25. Daniel, H.; Kottra, G. The proton oligopeptide cotransporter family SLC15 in physiology and pharmacology. *Pflügers Arch.* **2004**, *447*, 610-618.

26. Hilgendorf, C.; Ahlin, G.; Seithel, A.; Artursson, P.; Ungell, A. L.; Karlsson, J. Expression of thirty-six drug transporter genes in human intestine, liver, kidney, and organotypic cell lines. *Drug Metab. Dispos.* **2007**, *35*, 1333-1340.

27. Hyde, S. C.; Emsley, P.; Hartshorn, M. J.; Mimmack, M. M.; Gileadi, U.; Pearce, S. R.; Gallagher, M. P.; Gill, D. R.; Hubbard, R. E.; Higgins, C. F. Structural model of ATP-binding proteins associated with cystic fibrosis, multidrug resistance and bacterial transport. *Nature* **1990**, *346*, 362-365.

28. Dean, M., *The human ATP-binding cassette (ABC) transporter superfamily*. 2002.

29. Higgins, C. F.; Linton, K. J. The ATP switch model for ABC transporter. *Nat. Struct. Mol. Biol.* **2005**, *11*, 918-926.

30. Linton, K. J.; Higgins, C. F. Structure and function of ABC transporters: the ATP switch provides flexible control. *Pflügers Arch.* **2007**, *453*, 555-567.

31. Ambudkar, S. V.; Kim, I. W.; Sauna, Z. E. The power of the pump: mechanisms of action of P-glycoprotein (ABCB1). *Eur. J. Pharma. Sci.* **2006**, *27*, 392-400.

32. Seeger, M. A.; van Veen, H. W. Molecular basis of multidrug transport by ABC transporters. *Biochim. Biophys. Acta* **2009**, *1794*, 725-737.

33. Zamora, J. M.; Pearce, H. L.; Beck, W. T. Physical-chemical properties shared by compounds that modulate multidrug resistance in human leukemic cells. *Mol. Pharmacol.* **1988**, *33*, 454-462.

34. Hennessy, M.; Spiers, J. P. A primer on the mechanics of P-glycoprotein the multidrug transporter. *Pharmacol. Res.* **2007**, *55*, 1-15.

35. Schneider, E. ABC-Transporter: Eine Proteinfamilie für den Transport chemischer Verbindungen über biologische Membranen. *Chemie in unserer Zeit* **2000**, *2*, 90-98.

36. Reizer, J.; Reizer, A.; Saier Jr., M. H. A functional superfamily of sodium/solute symporters. *Biochim. Biophys. Acta* **1994**, *1197*, 133-166.

37. Marger, M.; Saier Jr., M. H. A major superfamily of transmembrane facilitators that can catalyze uniport, symport and antiport. *Trends Biochem. Sci.* **1993**, *18*, 13-20.

38. Schlegel, H. G., *Allgemeine Mikrobiologie*. 6. ed.; Georg Thieme Verlag Stuttgart, New York: 1985.

39. Bentley, J.; Hyatt, L. S.; Ainley, K.; Parish, J. H.; Herbert, R. B.; White, G. R. Cloning and sequence analysis of an *Escherichia coli* gene conferring bicyclomycin resistance. *Gene* **1993**, *127*, 117-120.

40. Edgar, R.; Bibi, E. MdfA, an *Escherichia coli* multidrug resistance protein with an extraordinary broad spectrum of drug recognition. *J. Bacteriol.* **1997**, *179*, 2274-2280.

41. Putman, M.; van Veen, H. W.; Konings, W. N. Molecular properties of bacterial multidrug transporters. *Microbiol. Mol. Biol. Rev.* **2000**, *64*, 672-693.

42. Gournas, C.; Papageorgiou, I.; Diallinas, G. The nucleobase-ascorbat transporter (NAT) family: genomics, evolution, structure-function relationships and physiological role. *Mol. BioSyst.* **2008**, *4*, 404-416.

43. Pantazopoulou, A.; Diallinas, G. Fungal nucleobase transporters. *FEMS Microbiol. Rev.* **2007**, *31*, 657-675.

44. de Koning, H.; Diallinas, G. Nucleobase transporters (Review). *Mol. Membr. Biol.* **2000**, *75*, 75-94.

45. Bremer, E.; Middendorf, A.; Martinussen, J.; Valentin-Hansen, P. Analysis of the tsx gene, which encodes a nucleoside-specific channel-forming protein (Tsx) in the outer membrane of *Escherichia coli*. *Gene* **1990**, *96*, 59-65.

46. Nieweg, A.; Bremer, E. The nucleoside-specific Tsx channel from the outer membrane of *Salmonella typhimurium*, *Klebsiella pneumoniae* and *Enterobacter aerogenes*: functional characterization and DNA sequence analysis of the *tsx* genes. *Microbiology* **1997**, *143*, 603-615.

47. Acimovic, Y.; Coe, I. R. Molecular evolution of the equilibrative nucleoside transporter family: identification of novel family members in prokaryotes and eukaryotes. *Mol. Biol. Evol.* **2002**, *19*, 2199-2210.

48. Ye, J.; van den Berg, B. Crystal structure of the bacterial nucleoside transporter Tsx. *EMBO J.* **2004**, *23*, 3187-3195.

49. Konings, W. N.; Poolman, B.; van Veen, H. W. Solute transport and energy transduction in bacteria. *Antonie van Leeuwenhoek* **1994**, *65*, 369-380.

50. Higgins, C. F.; Haag, P. D.; Nikaido, K.; Ardeshir, F.; Garcia, G.; Ferro-Luzzi Ames, G. Complete nucleotide sequence and identification of membran components of the histidine transport operon of *S. typhimurium*. *Nature* **1982**, *298*, 723-727.

51. Story, R. M.; Steitz, T. A. Structure of the recA protein-ADP complex. *Nature* **1992**, *355*, 374-376.

52. Davidson, A. L.; Chen, J. ATP-binding cassette transporters in bacteria. *Annu. Rev. Biochem.* **2004**, *73*, 241-268.

53. Nikaido, H.; Hall, J. A. Overview of bacterial ABC transporters. *Methods Enzymol.* **1998**, *292*, 3-20.

54. Higgins, C. F. ABC transporters: physiology, structure and mechanism - an overview. *Res. Microbiol.* **2001**, *152*, 205-210.

55. Venter, H.; Shilling, R. A.; Velamakanni, S.; Balakrishnan, L.; van Veen, H. W. An ABC transporter with a secondary-active multidrug translocator domain. *Nature* **2003**, *426*, 866-870.

56. van Veen, H. W.; Margolles, A.; Muller, M.; Higgins, C. F.; Konings, W. N. The homodimeric ATP-binding cassette transporter LmrA mediates multidrug transport by an alternating two-site (two-cylinder engine) mechanism. *EMBO J.* **2000**, *19*, 2503-2514.

57. Senior, A. E.; Al-Shawi, M. K.; Urbatsch, I. L. The catalytic cycle of P-glycoprotein. *FEBS Lett.* **1995**, *377*, 285-289.

58. Sauna, Z. E.; Ambudkar, S. V. Evidence for a requirement for ATP hydrolysis at two distinct steps during a single turnover of the catalytic cycle of human P-glycoprotein. *Proc. Natl. Acad. Sci. U. S. A.* **2000**, *97*, 2515-2520.

59. Chung, Y. S.; Krueger, C.; Metzgar, D.; Saier Jr., M. H. Size comparisons among integral membrane transport protein homologues in *Bacteria*, *Archaea*, and *Eucarya*. *J. Bacteriol.* **2001**, *183*, 1012-1021.

60. Saier Jr., M. H. A functional-phylogenetic classification system for transmembrane solute transporters. *Microbiol. Mol. Biol. Rev.* **2000**, *64*, 354-411.

61. Frederiksson, R.; Lagerstrom, M. C.; Lundin, L. G.; Schioth, H. B. The G-Protein coupled receptors in the human genome form five main families. Phylogenetic analysis, paralogon groups, and fingerprints. *Mol. Pharmacol.* **2003**, *63*, 1256-1272.

62. Vassilatis, D. K.; Hohman, J. G.; Zeng, H.; Li, F.; Ranchalis, J. E.; Mortrud, M. T.; Brown, A.; Rodriguez, S. S.; Weller, J. R.; Wright, A. C.; Bergmann, J. E.; Gaitanaris, G. A. The G-protein coupled receptor repertoires of human and mouse. *Proc. Natl. Acad. Sci. U.S.A.* **2003**, *100*, 4903-4908.

63. Lüllmann, H.; Mohr, K., *Taschenatlas der Pharmakologie*. 4. ed.; Georg Thieme Verlag: Stuttgart, New York, 2001.

64. Palczewski, K.; Kumasaka, T.; Hori, T.; Behnke, C. A.; Motoshima, H.; Fox, B. A.; Le Trong, J.; Teller, D. C.; Okada, T.; Stenkamp, R. E.; Yamamoto, M.; Miyano, M. Crystal structure of rhodopsin: A G-protein coupled receptor. *Science* **2000**, *289*, 733-734.

65. Rasmussen, S. G.; Choi, H. J.; Rosenbaum, D. M.; Kobilka, T. S.; Thian, F. S.; Edwards, P. C.; Burghammer, M.; Ratnala, V. R.; Sanishvili, R.; Fischetti, R. F.; Schertler, G. F.; Weis, W. I.; Kobilka, B. K. Crystal structure of the human beta2 adrenergic G-protein coupled receptor. *Nature* **2007**, *450*, 383-387.

66. Cherezov, V.; Rosenbaum, D. M.; Hanson, M. A.; Rasmussen, S. G.; Thian, F. S.; Kobilka, T. S.; Choi, H. J.; Kuhn, P.; Weis, W. I.; Kobilka, B. K.; Stevens, R. C. High-resolution crystal structure of an engineered human beta2-adrenergic G-protein coupled receptor. *Science* **2007**, *318*, 1258-1265.

67. Hanson, M. A.; Cherezov, V.; Griffith, M. T.; Roth, C. B.; Jaakola, V. P.; Chien, E. Y.; Velasquez, J.; Kuhn, P.; Stevens, R. C. A specific cholesterol binding site is established by the 2.8 A structure of the human beta2-adrenergic receptor. *Structure* **2008**, *16*, 897-905.

68. Warne, T.; Serrano-Vega, M. J.; Baker, J. G.; Moukhametzianov, R.; Edwards, P. C.; Henderson, R.; Leslie, A. G.; Tate, C. G.; Schertler, G. F. Structure of a beta1-adrenergic G-protein coupled receptor. *Nature* **2008**, *454*, 486-491.

69. Jaakola, V. P.; Griffith, M. T.; Hanson, M. A.; Cherezov, V.; Chien, E. Y.; Lane, J. R.; IJzerman, A. P.; Stevens, R. C. The 2.6 angstrom crystal structure of a human A_{2A} adenosine receptor bound to an antagonist. *Science* **2008**, *322*, 1211-1217.

70. http://de.wikipedia.org/wiki/G-Protein-gekoppelter-Rezeptor; Jähnichen, S. (Zugriff März **2010**)

71. Forth, W.; Henschler, D.; Rummel, W.; Förstermann, U.; Starke, K., *Allgemeine und spezielle Pharmakologie und Toxikologie*. 8. ed.; Urban & Fischer Verlag 2001.

72. Abbracchio, M. P.; Burnstock, G.; Boeynaems, J.-M.; Barnard, E. A.; Boyer, J. L.; Kennedy, C.; Knight, G. E.; Fumagalli, M.; Gachet, C.; Jacobson, K. A.; Weisman, G. A. International Union of Pharmacology LVIII: Update on the P2Y G-protein coupled nucleotide receptors: from molecular mechanisms and pathophysiology to therapy. *Pharmacol. Rev.* **2006**, *58*, 281-341.

73. Gutkind, J. S. The pathways connecting G-protein coupled receptors to the nucleus through mitogen-activated protein kinase cascades. *J. Biol. Chem.* **1998**, *272*, 1839-1842.

74. Schulte, G.; Fredholm, B. B. Signalling from adenosine receptors to mitogen-activated protein kinases. *Cell Signal.* **2003**, *15*, 813-827.

75. Luttrell, L. M. 'Location, location, location': activation and targeting of MAP kinases by G-protein coupled receptors. *J. Mol. Endocrinol.* **2003**, *30*, 117-126.

76. Mutschler, E.; Geisslinger, G.; Kroemer, H.; Schäfer-Korting, M., *Mutschler Arzneimittelwirkungen Lehrbuch der Pharmakologie und Toxikologie*. 8. ed.; Wissenschaftliche Verlagsgesellschaft mbH: Stuttgart, 2001.

77. Drury, A. N.; Szent-Györgyi, A. The physiological activity of adenine compounds with special reference to their action upon the mammalian heart. *J. Physiol. (Lond)* **1929**, *68*, 213-237.

78. Burnstock, G. Do some nerve cells release more than one transmitter? *Neuroscience* **1976**, *1*, 239-248.

79. Burnstock, G. A basis for distinguishing two types of purinergic receptor. *Cell Membrane Receptors for Drugs and Hormones: a Multidisciplinary Approach* **1978**, 107-118.

80. Seifert, R.; Schultz, G. Involvement of pyrimidinoceptors in the regulation of cell functions by uracil nucleotides. *Trends Pharmacol. Sci.* **1989**, *10*, 365-369.

81. Abbracchio, M. P.; Burnstock, G. Purinoceptors: are there families of P2X and P2Y purinoceptors? *Pharmacol. Ther.* **1994**, *64*, 445-475.

82. Ralevic, V.; Burnstock, G. Receptors for purines and pyrimidines. *Pharmacol. Rev.* **1998**, *5*, 413-492.

83. North, A. Molecular physiology of P2X receptors. *Physiol. Rev.* **2002**, *82*, 1013-1067.

84. Burnstock, G.; Knight, G. E. Cellular distribution and functions of P2 receptor subtypes in different systems. *Int. Rev. Cytol.* **2004**, *240*, 301-304.

85. Bender, E.; Buist, A.; Jurzak, M.; Langlois, X.; Baggerman, G.; Verhasselt, P.; Ercken, M.; Guo, H. Q.; Wintmolders, C.; van den Wyngaert, I.; van Oers, I.; Schoofs, L.; Luyten, W. Characterization of an orphan G-protein coupled receptor localized in the dorsal root ganglia reveals adenine as a signaling molecule. *Proc. Natl. Acad. Sci. U. S. A.* **2002**, *99*, 8573-8578.

86. Slominska, E. M.; Szolkiewicz, M.; Smolenski, R. T.; Rutkowski, B.; Swierczynski, J. High plasma adenine concentration in chronic renal failure and its relation to erythrocyte ATP. *Nephron* **2002**, *91*, 286-291.

87. Gorzalka, S.; Vittori, S.; Volpini, R.; Cristalli, G.; von Kügelgen, I.; Müller, C. E. Evidence for the functional expression anf pharmacological characterization of adenine receptors in native cells and tissues. *Mol. Pharmacol.* **2005**, *67*, 955-964.

88. Klotz, K. N.; Hessling, J.; Hegler, J.; Owman, C.; Kull, B.; Fredholm, B. B.; Lohse, M. J. Comparative pharmacology of human adenosine receptor subtypes - characterization of stably transfected receptors in CHO cells. *Naunyn Schmiedebergs Arch. Pharmacol.* **1998**, *357*, 1-9.

89. Baraldi, P. G.; Tabrizi, M. A.; Fruttarolo, F.; Romagnoli, R.; Preti, D. Recent improvements in the development of A_{2B} adenosine receptor agonists. *Purinergic Signal.* **2009**, *5*, 3-19.

90. Rosentreter, U.; R., H.; Bauser, M. Substituted 2-thio-3,5-dicyano-4-aryl-6-aminopyridines and the use therof. WO Patent 2001025210, **2001**

91. Klotz, K. N.; Camaioni, E.; Volpini, R.; Kachler, S.; Vittori, S.; Cristalli, G. 2-Substituted *N*-ethylcarboxamidoadenosine derivatives as high-affinity agonists at human A_3 adenosine receptors. *Naunyn Schmiedebergs Arch. Pharmacol.* **1999**, *360*, 103-108.

92. van Muijlwijk-Koezen, J. E.; Timmermann, H.; Vollinga, R. C.; von Drabbe Künzel, J. F.; de Groote, M.; Visser, S.; IJzerman, A. P. Thiazole and thiazole analogues as a novel class of adenosine receptor antagonists. *J. Med. Chem.* **2001**, *44*.

93. Bilkei-Gorzo, A.; Abo-Salem, O. M.; Hayallah, A. M.; Michel, K.; Müller, C. E.; Zimmer, A. Adenosine receptor subtype-selective antagonists in inflammation and hyperalgesia. *Naunyn Schmiedebergs Arch. Pharmacol.* **2008**, *377*, 65-76.

94. Weyler, S.; Fülle, F.; Diekmann, M.; Schumacher, B.; Hinz, S.; Klotz, K. N.; Müller, C. E. Improving potency, selecivity, and water solubility of adenosine A_1 receptor antagonists: xanthines modified at position 3 and related pyrimido[1,2,3-cd]purinediones. *ChemMedChem* **2006**, *1*, 891.

95. Sauer, R.; Maurinsh, J.; Reith, U.; Fülle, F.; Klotz, K. N.; Müller, C. E. Water-soluble phosphate prodrugs of 1-propargyl-8-styrylxanthine derivatives, A_{2A}-selective adenosine receptor antagonists. *J. Med. Chem.* **2000**, *43*, 440-448.

96. Ongini, E.; Dionisotti, S.; Gessi, S.; Irenius, E.; Fredholm, B. B. Comparison of CGS15943, ZM 241385 and SCH 58261 as antagonists at human adenosine receptors. *Naunyn Schmiedebergs Arch. Pharmacol.* **1999**, *359*, 7-10.

97. Kim, Y. C.; Ji, X.; Melman, N.; Linden, J.; Jacobson, K. A. Anilide derivatives of an 8-phenylxanthine carboxylic congener are highly potent and selective antagonists at human A_{2B} receptors. *J. Med. Chem.* **2000**, *43*, 1165-1172.

98. Yan, L.; Bertarelli, D. C.; Hayallah, A. M.; Meyer, H.; Klotz, K. N.; Müller, C. E. A new synthesis of sulfonamides by aminolysis of p-nitrophenylsulfonates yielding potent and selective adenosine A_{2B} receptor antagonists. *J. Med. Chem.* **2006**, *49*, 4384-4391.

99. Borrmann, T.; Hinz, S.; Bertarelli, D. C.; Li, W.; Florin, N. C.; Scheiff, A. B.; Müller, C. E. 1-Alkyl-8-(piperazine-1-sulfonyl)phenylxanthines: development and characterization of adenosine A_{2B} receptor antagonists and a new radioligand with subnanomolar affinity and subtype specificity. *J. Med. Chem.* **2009**, *52*, 3994-4006.

100. Ozola, V.; Thorand, M.; Diekmann, M.; Qurishi, R.; Schumacher, B.; Jacobson, K. A.; Müller, C. E. 2-Phenylimidazo[2,2-i]purin-5-ones: strucutre-activity relationships and characterization of potent and selective inverse agonists at human A_3 adenosine receptors. *Bioorg. Med. Chem.* **2003**, *11*, 347-356.

101. Müller, C. E. A_3 adenosine receptor antagonists. *Mini Rev. Med. Chem.* **2001**, *1*, 417-427.

102. Tatemoto, K.; Hosoya, M.; Habata, Y.; Fujii, R.; Kakegawa, T.; Zou, M. X.; Kawamata, Y.; Fukusumi, S.; Hinuma, S.; Kitada, C.; Kurokawa, T.; Onda, H.; Fujino, M. Isolation and characterization of a novel endogenous peptide ligand for the human APJ receptor. *Biochem. Biophys. Res. Commun.* **1998**, *251*, 471-476.

103. Suzuki, F.; Shimada, J.; Shiozaki, S.; Ichikawa, S.; Ishii, A.; Nakamura, J.; Nonaka, H.; Kobayashi, H.; Fues, E. Adenosine A_1 antagonists. 3. Structure-activity relationships on amelioration against scopolamine- or N6-((R)-phenylisopropyl)adenosine-induced cognitive disturbance. *J. Med. Chem.* **1993**, *36*, 2508-2518.

104. Elzein, E.; Zablocki, J. A_1 adenosine receptor agonists and their potential therapeutic applications. *Expert. Opin. Investig. Drugs* **2008**, *17*, 1901-1910.

105. Vallon, V.; Osswald, H. Adenosine receptors and the kidney. *Handb. Exp. Pharmacol.* **2009**, *193*, 443-470.

106. Ferre, S.; von Euler, G.; Johansson, B.; Fredholm, B. B.; Fuxe, K. Stimulation of high-affinity adenosine A_2 receptors decreases the affinity of dopamine D_2 receptors in rat striatal membranes. *Proc. Natl. Acad. Sci. U. S. A.* **1991**, *88*, 7238-7241.

107. Richardson, P. J.; Kase, H.; Jenner, P. G. Adenosine A_{2A} receptor antagonists as new agents for the treatment of Parkinson's disease. *Trends Pharmacol. Sci.* **1997**, *18*, 338-344.

108. Fredholm, B. B.; IJzerman, A. P.; Jacobson, K. A.; Klotz, K. N.; Linden, J. International Union of Pharmacology. XXV. Nomenclature and classification of adenosine receptors. *Pharmacol. Rev.* **2001**, *53*, 527-552.

109. Strohmeier, G. R.; Reppert, S. M.; Lencer, W. I.; Madara, J. L. The A_{2B} adenosine receptor mediates cAMP responses to adenosine receptor agonists in human intestinal epithelia. *J. Biol. Chem.* **1995**, *270*, 2387-2394.

110. Ryzhov, S.; Novitskiy, S. V.; Zayanagetdinov, R.; Goldstein, A. E.; Carbone, D. P.; Biaggioni, I.; Dikov, M. M.; Feoktistiv, I. Host A_{2B} receptors promote carcinoma growth. *Neoplasia* **2008**, *10*, 987-995.

111. Valera, S.; Hussy, N.; Evans, R. J.; Adami, N.; North, R. A.; Suprenant, A.; Buell, G. A new class of ligand-gated ion channel defined by P2X receptor for extracellular ATP. *Nature* **1994**, *371*, 516-519.

112. Khakh, B. S.; Burnstock, G.; Kennedy, C.; King, B. F.; North, R. A.; Seguela, P.; Voigt, M.; Humphrey, P. P. International Union of Pharmacology. XXIV. Current status of the nomenclature and properties of P2X receptors and their subunits. *Pharmacol. Rev.* **2001**, *53*, 107-118.

113. Boeynaems, J.-M.; Communi, D.; Gonzalez, N. S.; Robaye, B. Overview of the P2 receptors. *Semin. Thromb. Hemost.* **2005**, *31*, 139-149.

114. Nicke, A.; Baumert, H. G.; Rettinger, J.; Eichele, A.; Lambrecht, G.; Mutschler, E.; Schmalzing, G. $P2X_1$ and $P2X_3$ receptors from stable trimers: a novel structural motif of ligand-gated ion channels. *EMBO J.* **1998**, *17*, 3016-3028.

115. Abbracchio, M. P.; Boeynaems, J.-M.; Barnard, E. A.; Boyer, J. L.; Kennedy, C.; Miras-Portugal, M. T.; King, B. F.; Gachet, C.; Jacobson, K. A.; Weisman, G. A.; Burnstock, G. Characterization of the UDP-glucose receptor (re-named here the $P2Y_{14}$ receptor) adds diversity to the P2Y receptor family. *Trends Pharmacol. Sci.* **2003**, *24*, 52-55.

116. Janssens, R.; Paindavoine, P.; Parmentier, M.; Boeynaems, J.-M. Human P2Y$_2$ receptor polymorphism: identification and pharmacological characterization of two allelic variants. *Br. J. Pharmacol.* **1999**, *127*, 709-716.

117. Müller, C. E. P2-pyrimidinergic receptors and their ligands. *Curr. Pharm. Des.* **2002**, *8*, 2353-2369.

118. Turner, J. T.; Weisman, G. A.; Camden, J. M. Upregulation of P2Y$_2$ nucleotide receptors in rat salivary gland cells during short-term culture. *Am. J. Physiol.* **1997**, *273*, C1100-C1107.

119. Seye, C. I.; Kong, Q.; Erb, L.; Garrad, R. C.; Krugh, B.; Wang, M.; Turner, J. T.; Sturek, M.; Gonzalez, F. A.; Weisman, G. A. Functional P2Y$_2$ nucleotide receptors mediate uridine 5'-triphosphate-induced intimal hyperplasia in collared rabbit carotid arteries. *Circulation* **2002**, *106*, 2720-2726.

120. Maaser, K.; Höpfner, M.; Kap, H.; Sutter, A. P.; Barthel, B.; von Lampe, B.; Zeitz, M.; Scherübl, H. Extracellular nucleotides inhibit growth of human oesophageal cancer cells via P2Y(2) receptors. *Br. J. Cancer* **2002**, *86*, 636-644.

121. Bennett, W. D.; Zeman, K. L.; Foy, C.; Shaffer, C. L.; Johnson, F. L.; Regnis, J. A.; Sannuti, A.; Johnson, J. Effect of aerolized uridine 5'-triphosphate on mucociliary clearance in mild chronic bronchitis. *Am. J. Respir. Crit. Care Med.* **2001**, *164*, 302-306.

122. Kellerman, D.; Rossi Mospan, A.; Engels, J.; Schaberg, A.; Gorden, J.; Smiley, L. Denufosol: a review of studies with inhaled P2Y(2) agonists that led to phase 3. *Pulm. Pharmacol. Ther.* **2008**, *4*, 600-607.

123. Peral, A.; Dominguez-Godinez, C. O.; Carracedo, G.; Pintor, J. Therapeutic targets in dry eye syndrome. *Drug News Perspect.* **2008**, *3*, 166-176.

124. Fischbarg, J. Diquafosol tetrasodium. Inspire/Allergan/Santen. *Curr. Opin. Investig. Drugs* **2003**, *11*, 1377-1383.

125. Santen announces approval of DIQUAS™ for dry eye treatment in Japan. http://www.santen.com/news/20100416_2.pdf (Zugriff Mai **2010**)

126. Volonte, C.; Ciotti, M. T.; D'Ambrosi, N.; Lockhart, B.; Spedding, N. Neuroprotective effects of modulators of P2 receptors in primary cultures of CNS neurones. *Neuropharmacology* **1999**, *38*, 1335-1342.

127. Hoebertz, A.; Mahendran, S.; Burnstock, G.; Arnett, T. R. ATP and UTP at low concentrations strongly inhibit bone formation by osteoblasts: a novel role for the P2Y$_2$ receptor in bone remodeling. *J. Cell. Biochem.* **2002**, *86*, 413-419.

128. Kim, H. S.; Ravi, R. G.; Marquez, V. E.; Maddileti, S.; Wihlborg, A. K.; Erlinge, D.; Malmsjo, M.; Boyer, J. L.; Harden, T. K.; Jacobson, K. A. Methanocarba modification of uracil and adenine nucleotides: high potency of Northern ring conformation at P2Y$_1$, P2Y$_2$, P2Y$_4$ and P2Y$_{11}$ but not P2Y$_6$ receptors. *J. Med. Chem.* **2002**, *45*, 208-218.

129. Lazarowski, E. R.; Watt, W. C.; Stutts, M. J.; Boucher, R. C.; Harden, T. K. Pharmacological selectivity of the cloned human P2U-purinoceptor: potent activation by diadenosine tetraphosphate. *Br. J. Pharmacol.* **1995**, *116*, 1619-1627.

130. Charlton, S. J.; Brown, C. A.; Weisman, G. A.; Turner, J. T.; Erb, L.; Boarder, M. R. PPADS and suramin as antagonists at cloned P2Y- and P2U-purinoceptors. *Br. J. Pharmacol.* **1996**, *118*, 704-710.

131. Brown, J.; Brown, C. A. Evaluation of reactive blue 2 derivatives as selective antagonists for P2Y receptors. *Vascul. Pharmacol.* **2002**, *39*, 309-315.

132. Weyler, S.; Baqi, Y.; Hillmann, P.; Kaulich, M.; Hunder, A. M.; Müller, I. A.; Müller, C. E. Combinatorial synthesis of anilinoanthraquinone derivatives and evaluation as non-nucleotide-derived P2Y$_2$ receptor antagonists. *Bioorg. Med. Chem. Lett.* **2008**, *18*, 223-227.

133. Kaulich, M.; Streicher, F.; Mayer, R.; Müller, I.; Müller, C. E. Flavonoids - novel lead compounds for the development of P2Y$_2$ receptor antagonists. *Drug. Dev. Res.* **2003**, *59*, 72-81.

134. Nguyen, T.; Erb, L.; Weisman, G. A.; Marchese, A.; Heng, H. H.; Garrad, R. C.; George, S. R.; Turner, J. T.; O'Dowd, B. F. Cloning, expression, and chromosomal localization of the human uridine nucleotide receptor gene. *J. Biol. Chem.* **1995**, *270*, 30845-30848.

135. Communi, D.; Motte, S.; Boeynaems, J.-M.; Pirotton, S. Pharmacological characterization of the human P2Y$_4$ receptor. *Eur. J. Pharmacol.* **1996**, *317*, 383-389.

136. Brinson, A. E.; Harden, T. K. Differential regulation of the uridine nucleotide-activated P2Y$_4$ and P2Y$_6$ receptors. *J. Biol. Chem.* **2001**, *276*, 11939-11948.

137. Housley, G. D.; Jagger, D. J.; Greenwood, D.; Raybould, N. P.; Salih, S. G.; Järlebark, L. E.; Vlajkivic, S. M.; Kanjhan, R.; Nikolic, P.; Munoz, D. J.; Thorne, P. R.. Purinergic regulation of sound transduction and auditory neurotransmission. *Audiol. Neurootol.* **2002**, *7*, 55-61.

138. Lazarowski, E. R.; Rochelle, L. G.; O'Neal, W. K.; Ribeiro, C. M. P.; Grubb, B. R.; Zhang, V.; Harden, T. K.; Boucher, R. C. Cloning and functional characterization of two murine uridine nucleotide receptors reveal a potential target for correcting ion transport deficiency in cystic fibrosis gallbladder. *JPET* **2001**, *297*, 43-49.

139. Schäfer, R.; Sedehizade, F.; Welte, T.; Reiser, G. ATP- and UTP-activated P2Y receptors differently regulate proliferation of human lung epithel tumor cells. *Am. J. Physiol.* **2003**, *285*, L376-L385.

140. Warny, M.; Aboudola, S.; Robson, S. C.; Sevigny, J.; Communi, D.; Solthoff, S. P.; Kelly, C. P. P2Y$_6$ nucleotide receptor mediates monocyte interleukin-8 production in response to UDP or lipopolysaccharide. *J. Biol. Chem.* **2001**, *276*, 26051-25056.

141. Koizumi, S.; Shigemoto-Mogami, Y.; Nasu-Tada, K.; Shinozaki, Y.; Ohsawa, K.; Tsuda, M.; Joshi, B. V.; Jacobson, K. A.; Kohsaka, S.; Inoue, K. UDP acting at P2Y$_6$ receptors is a mediator of microglial phagocytosis. *Nature Lett.* **2007**, *446*, 1091-1095.

142. Jacobson, K. A.; Ivanov, A. A.; de Castro, S.; Harden, T. K.; Ko, H. Development of selective agonists and antagonists of P2Y receptors. *Purinergic Signal.* **2009**, *5*, 75-89.

143. Mamedova, L.; Joshi, B. V.; Gao, Z. G.; Von Kügelgen, I.; Jacobson, K. A. Diisothiocyanate derivatives as potent, insurmountable antagonists of P2Y$_6$ nucleotide receptors. *Biochem. Pharmacol.* **2004**, *67*, 1763-1770.

144. Robaye, B.; Boeynaems, J.-M.; Communi, D. Slow desensitization of the human P2Y$_6$ receptor. *Eur. J. Pharmacol.* **1997**, *329*, 231-236.

145. Brunschweiger, A. Darstellung und Charakterisierung von Uracil- und Adeninnucleotid-Mimetika als selektive Ectonucleotidase-Inhibitoren. Rheinische Friedrich-Wilhelms-Universität, Bonn, **2007**.

146. Schiedel, A. C.; Meyer, H.; Alsdorf, B. B.; Gorzalka, S.; Brüssel, H.; Müller, C. E. [(3)H]Adenine is a suitable radioligand for the labeling of G protein-coupled adenine receptors but shows high affinity to bacterial contaminations in buffer solutions. *Purinergic Signal.* **2007**, *3*, 347-358.

147. Müller, C. E.; Diekmann, M.; Thorand, M.; Ozola, V. [(3)H]8-Ethyl-4-methyl-2-phenyl-(8R)-4,5,7,8-tetrahydro-1H-imidazo[2,1-i]- purin-5-one ([(3)H]PSB-11), a novel high-affinity antagonist radioligand for human A$_3$ adenosine receptors. *Bioorg. Med. Chem. Lett.* **2002**, *12*, 501-503.

148. Müller, C. E.; Maurinsh, J.; Sauer, R. Binding of [3H]MSX-2 (3-(3-hydroxypropyl)-7-methyl-8-(m-methoxystyryl)-1-propargylxanthine) to rat striatal membranes--a new, selective antagonist radioligand for A(2A) adenosine receptors. *Eur. J. Pharm. Sci.* **2000**, *10*, 259-265.

149. Gomori, G. Preparation of buffers for use in enzyme studies. *Methods Enzymol.* **1955**, *1*, 138-146.

150. Leistner, E.; Breckle, S.-W., *Pharmazeutische Biologie - Grundlagen und Systematik.* 6. ed.; Wissenschaftliche Verlagsgesellschaft mbH Stuttgart: 2000.

151. Köse, M. Identifizierung und Charakterisierung neuartiger membranständiger Pyrimidin-Rezeptoren. Rheinische Friedrich-Wilhelms-Universität, Bonn, **2006**.

152. Bylund, D. B.; Murrin, L. C. Radioligand saturation binding experiments over large concentration ranges. *Life Sci.* **2000**, *67*, 2897-2911.

153. Motulsky, H., *Analyzing Data with GraphPad Prism, A companion to GraphPad Prism version 3*. GraphPad Software, Inc.: San Diego CA, 1999.
154. Cheng, Y.; Prusoff, W. H. Relationship between the inhibition constant (K1) and the concentration of inhibitor which causes 50 per cent inhibition (I50) of an enzymatic reaction. *Biochem. Pharmacol.* **1973**, *22*, 3099-3108.
155. http://www.whatman.com/GlassMicrofiberBinderFree.aspx (Zugriff November **2009**)
156. Bergonzelli, G. E.; Donnicola, D.; Porta, N.; Corthesy-Theulaz, I. E. Essential oils as components of a diet-based approach to management of *Helicobacter* infection. *Antimicrob. Agents Chemother.* **2003**, *47*, 3240-3246.
157. Bertani, G. Studies on lysogenesis. I. The mode of phage liberation by lysogenic *Escherichia coli*. *J. Bacteriol.* **1951**, *62*, 293-300.
158. Bertani, G. Lysogeny at mid-twentieth century: P1, P2, and other experimental systems. *J. Bacteriol.* **2004**, *186*, 595-600.
159. Wilson, T. H.; Ding, P. Z. Sodium-substrate cotransport in bacteria. *Biochim. et Biophys. Acta* **2001**, *1505*, 121-130.
160. Burger, A.; Wachter, H., *Hunnius Pharmazeutisches Wörterbuch*. 8. ed.; Walter de Gruyter Berlin New York, 1998.
161. Guldberg, C. M.; Waage, P., Untersuchungen über die chemischen Affinitäten. Abhandlungen aus den Jahren 1864, 1867 In *Ostwald's Klassiker der Exakten Wissenschaft*, Engelmann-Verlag, Ed. Abegg, R.: Leipzig, 1879; Vol. 104.
162. Tetsch, L.; Jung, K. The regulatory interplay between membrane-integrated sensors and transport proteins in bacteria. *Mol. Microbiol.* **2009**, *73*, 982-991.
163. Webb, A. J.; Hosie, A. H. A member of the second carbohydrate uptake subfamily of ATP-binding cassette transporters is responsible for ribonucleoside uptake in *Streptococcus mutans*. *J. Bacteriol.* **2006**, *188*, 8005-8012.
164. Ewen, H.; Kaltwasser, H.; Jahns, T. Ammonium and methylammonium uptake in a fertilizer-degrading strain of *Ochrobactrum anthropi*. *Antonie van Leeuwenhoek* **2000**, *77*, 263-270.
165. Michaelis, L.; Menton, M. I. Die Kinetik der Invertinwirkung. *Biochem. Z.* **1913**, *49*, 333-369.
166. Scatchard, G. The attractions of proteins for small molecules and ions. *Ann. N.Y. Acad. Sci.* **1949**, *51*, 660-672.
167. Rosenthal, H. E. Graphic method for the determination and presentation of binding parameters in a complex system. *Anal. Biochem.* **1967**, *20*, 525-532.
168. de Koning, H. P.; Watson, C. J.; Sutcliffe, L.; Jarvis, S. M. Differential regulation of nucleoside and nucleobase transporters in *Crithidia fasciculata* and *Trypanosoma brucei brucei*. *Mol. Biochem. Parasitol.* **2000**, *106*, 93-107.
169. Hill, A. W. The possible effects of the aggregation of the molecules of hemoglobin on its dissociation curves. *J. Physiol.* **1910**, *40*, iv-vii.
170. Watson, J. D.; Crick, F. H. Molecular structure of nucleic acids; a structure for deoxyribose nucleic acid. *Nature* **1953**, *171*, 737-738.
171. Winkler, H. H.; Daugherty, R.; Hu, F. *Rickettsia prowazekii* transports UMP and GMP, but not CMP, as building blocks for RNA synthesis. *J. Bacteriol.* **1999**, *181*, 3238-3241.
172. Winkler, H. H. Rickettsial permeability. An ADP-ATP transport system. *J. Biol. Chem.* **1976**, *251*, 389-396.
173. Drohat, A. C.; Stivers, J. T. *Escherichia coli* uracil DNA glycoslyase: NMR characterization of the short hydrogen bond from His187 to uracil O2. *Biochemistry* **2000**, *39*, 11865-11875.
174. Fritzson, P. Properties and assay of dihydrouracil dehydrogenase of rat liver. *J. Biol. Chem.* **1960**, *235*, 719-725.

175. Shiotani, T.; Weber, G. Purification and properties of dihydrothymine dehydrogenase from rat liver. *J. Biol. Chem.* **1981**, *256*, 219-224.

176. Mross, K.; Semsek, D. Chemotherapy of colonic carcinoma in the year 2001. *Praxis (Bern 1994)* **2001**, *90*, 497-510.

177. Petru, E.; Benedicic, C.; Seewann, A.; Pickel, H. Palliative cytostatic treatment of cervical carcinoma. *Eur. J. Gynaecol. Oncol.* **2003**, *24*, 473-474.

178. Venuta, F.; Rendina, E. A.; Coloni, G. F. Multimodality treatment of thymic tumors. *Thorac. Surg. Clin.* **2009**, *19*, 71-81.

179. Guillen Sans, R.; Guzman Chozas, M. Historical aspects and applications of barbituric acid derivatives. A review. *Pharmazie* **1988**, *43*, 827-829.

180. Mortimer, C. E., *Chemie Das Basiswissen der Chemie*. 6. ed.; Georg Thieme Verlag: Stuttgart New York, 1996.

181. Roth, H. J.; Fenner, H., *Arzneistoffe Struktur - Bioreaktivität - Wirkungsbezogene Eigenschaften*. 3. ed.; Deutscher Apotheker Verlag: Stuttgart, 2000.

182. Jenne, J. W. Theophylline use in asthma. Some current issues. *Clin. Chest Med.* **1984**, *5*, 645-658.

183. Shukla, D.; Chakraborty, S.; Singh, S.; Mishra, B. Doxofylline: a promising methylxanthine derivative for the treatment of asthma and chronic obstructive pulmonary disease. *Expert Opin. Pharmacother.* **2009**, *10*, 2343-2356.

184. Müller, C. E.; Ferre, S. Blocking striatal adenosine A_{2A} receptors: a new strategy for basal ganglia disorders. *Recent Pat. CNS Drug Discov.* **2007**, *2*, 1-21.

185. Baraldi, P. G.; Tabrizi, M. A.; Gessi, S.; Borea, P. A. Adenosine receptor antagonists: translating medicinal chemistry and pharmacology into clinical utility. *Chem. Rev.* **2008**, *108*, 238-263.

186. Daly, J. W. Caffeine analogs: biomedical impact. *Cell Mol. Life Sci.* **2007**, *64*, 2153-2169.

187. Diallinas, G.; Gorfinkiel, L.; Arst, H. N., Jr.; Cecchetto, G.; Scazzocchio, C. Genetic and molecular characterization of a gene encoding a wide specificity purine permease of *Aspergillus nidulans* reveals a novel family of transporters conserved in prokaryotes and eukaryotes. *J. Biol. Chem.* **1995**, *270*, 8610-8622.

188. Huang, E. Y.; Mohler, A. M.; Rohlman, C. E. Protein expression in response to folate stress in *Escherichia coli*. *J. Bacteriol.* **1997**, *179*, 5648-5653.

189. Washburn, M. P.; Wolters, D.; Yates, J. R. Large-scale analysis of the yeast proteome by multidimensional protein identification technology. *Nat. Biotechnology* **2001**, *19*, 242-247.

190. Schägger, H.; von Jagow, G. Blue native electrophoresis for isolation of membrane protein complexes in enzymatically active form. *Anal. Biochem.* **1991**, *199*, 223-231.

191. Arnold, T.; Linke, D. Phase separation in the isolation and purification of membrane proteins. *Biotechniques* **2007**, *43*, 427-430, 432, 434 passim.

192. Chattopadhyay, A.; Harikumar, K. G. Dependence of critical micelle concentration of a zwitterionic detergent on ionic strength: implications in receptor solubilization. *FEBS Lett.* **1996**, *391*, 199-202.

193. Garavito, R. M.; Ferguson-Miller, S. Detergents as tools in membrane biochemistry. *J. Biol. Chem.* **2001**, *276*, 32403-32406.

194. Linke, D. Detergents: an overview. *Methods Enzymol.* **2009**, *463*, 603-617.

195. Schägger, H. Blue Native Electrophoresis. *Membrane Protein Purification and Crystallization 2/e: A Practical Guide* **2002**, 105-130.

196. Reisinger, V.; Eichacker, L. A. Solubilization of membrane protein complexes for blue native PAGE. *J. Proteomics* **2008**, *71*, 277-283.

197. Banerjee, P.; Joo, J. B.; Buse, J. T.; Dawson, G. Differential solubilization of lipids along with membrane proteins by different classes of detergents. *Chem. Phys. Lipids* **1995**, *77*, 65-78.

198. Furth, A. J.; Bolton, H.; Potter, J.; Priddle, J. D. Separating detergent from proteins. *Methods Enzymol.* **1984**, *104*, 318-328.

199. Rigaud, J. L.; Levy, D.; Mosser, G.; Lambert, O. Detergent removal by non-polar polystyrene beads - Applications to membrane protein reconstitution and two-dimensional crystallization. *Eur. Biophys. J. Biophys. Lett.* **1998**, *27*, 305-319.

200. Degrip, W. J.; Vanoostrum, J.; Bovee-Geurts, P. H. Selective detergent-extraction from mixed detergent/lipid/protein micelles, using cyclodextrin inclusion compounds: a novel generic approach for the preparation of proteoliposomes. *Biochem. J.* **1998**, *330 (Pt 2)*, 667-674.

201. Stiles, G. L. The A_1 adenosine receptor. Solubilization and characterization of a guanine nucleotide-sensitive form of the receptor. *J. Biol. Chem.* **1985**, *260*, 6728-6732.

202. Klotz, K. N.; Lohse, M. J.; Schwabe, U. Characterization of the solubilized A_1 adenosine receptor from rat brain membranes. *J. Neurochem.* **1986**, *46*, 1528-1534.

203. Helmke, S. M.; Cooper, D. M. Solubilization of stable adenosine A_1 receptors from rat brain. *Biochem. J.* **1989**, *257*, 413-418.

204. Lohse, M. J.; Elger, B.; Lindenborn-Fotinos, J.; Klotz, K. N.; Schwabe, U. Separation of solubilized A_2 adenosine receptors of human platelets from non-receptor [3H]NECA binding sites by gel filtration. *Naunyn Schmiedebergs Arch. Pharmacol.* **1988**, *337*, 64-68.

205. Costa, B.; Lucacchini, A.; Martini, C. A_{2A} adenosine receptors: guanine nucleotide derivative regulation in porcine striatal membranes and digitonin soluble fraction. *Neurochem. Int.* **1998**, *33*, 121-129.

206. Harvey, V.; Jones, J.; Misra, A.; Knight, A. R.; Quirk, K. Solubilisation and immunoprecipitation of rat striatal adenosine A_{2A} receptors. *Eur. J. Pharmacol.* **2001**, *431*, 171-177.

207. Berger, B. W.; Garcia, R. Y.; Lenhoff, A. M.; Kaler, E. W.; Robinson, C. R. Relating surfactant properties to activity and solubilization of the human adenosine A_3 receptor. *Biophys. J.* **2005**, *89*, 452-464.

208. Echeverria, B.; Gomez, J. A.; Hernandez, E.; Criado, M. T.; Ferreiros, C. Optimization of membrane isolation and transferrin-binding proteins solubilization from *Neisseria meningitidis* cells. *J. Microbiol. Meth.* **1998**, *31*, 151-157.

209. Shimizu, H.; Nihei, C.; Inaoka, D. K.; Mogi, T.; Kita, K.; Harada, S. Screening of detergents for solubilization, purification and crystallization of membrane proteins: a case study on succinate:ubiquinone oxidoreductase from Escherichia coli. *Acta Crystallogr. Sect. F Struct. Biol. Cryst. Commun.* **2008**, *64*, 858-862.

210. Kojima, S.; Blair, D. F. Solubilization and purification of the MotA/MotB complex of *Escherichia coli*. *Biochemistry* **2004**, *43*, 26-34.

211. Shinagawa, E.; Ano, Y.; Yakushi, T.; Adachi, O.; Matsushita, K. Solubilization, purification, and properties of membrane-bound D-glucono-delta-lactone hydrolase from *Gluconobacter oxydans*. *Biosci. Biotechnol. Biochem.* **2009**, *73*, 241-244.

212. Schuck, S.; Honsho, M.; Ekroos, K.; Shevchenko, A.; Simons, K. Resistance of cell membranes to different detergents. *Proc. Natl. Acad. Sci. U. S. A.* **2003**, *100*, 5795-5800.

213. Klotz, K. N.; Lohse, M. J.; Schwabe, U.; Cristalli, G.; Vittori, S.; Grifantini, M. 2-Chloro-N6-[^{3}H]cyclopentyladenosine ([^{3}H]CCPA) - a high affinity agonist radioligand for A_1 adenosine receptors. *Naunyn Schmiedebergs Arch. Pharmacol.* **1989**, *340*, 679-683.

214. Massip, S.; Guillon, J.; Bertarelli, D.; Bosc, J.-J.; Leger, J.-M.; Lacher, S.; Bontemps, C.; Dupont, T.; Müller, C. E.; Jarry, C. Synthesis and preliminary evaluation of new 1- and 3-[1-(2-hydroxy-3-phenoxypropyl)]xanthines from 2-amino-2-oxazolines as potential A_1 and A_{2A} adenosine receptor antagonists. *Bioorg. Med. Chem.* **2006**, *14*, 2697-2719.

215. de Grip, W. J.; Vanoostrum, J.; Bovee-Geurts, P. H. Selective detergent-extraction from mixed detergent/lipid/protein micelles, using cyclodextrin inclusion compounds: a novel generic approach for the preparation of proteoliposomes. *Biochem. J.* **1998**, *330 (Pt 2)*, 667-674.

216. Cacace, M. G.; Landau, E. M.; Ramsden, J. J. The Hofmeister series: salt and solvent effects on interfacial phenomena. *Q. Rev. Biophys.* **1997**, *30*, 241-277.

217. Bauer, K. H.; Frömming, K.-H.; Führer, C., *Lehrbuch der Pharmazeutischen Technologie*. 6. ed.; Wissenschaftliche Verlagsgesellschaft mbH: Stuttgart, 1999.

218. Hong, K.; Hubbell, W. L. Preparation and properties of phospholipid bilayers containing rhodopsin. *Proc. Natl. Acad. Sci. U. S. A.* **1972**, *69*, 2617-2621.

219. Lau, F. W.; Bowie, J. U. A method for assessing the stability of a membrane protein. *Biochemistry* **1997**, *36*, 5884-5892.

220. Dong, M.; Baggetto, L. G.; Falson, P.; Le Maire, M.; Penin, F. Complete removal and exchange of sodium dodecyl sulfate bound to soluble and membrane proteins and restoration of their activities, using ceramic hydroxyapatite chromatography. *Anal. Biochem.* **1997**, *247*, 333-341.

221. Yu, S. M.; McQuade, D. T.; Quinn, M. A.; Hackenberger, C. P.; Krebs, M. P.; Polans, A. S.; Gellman, S. H. An improved tripod amphiphile for membrane protein solubilization. *Protein Sci.* **2000**, *9*, 2518-2527.

222. Chae, P. S.; Guzei, I. A.; Gellman, S. H. Crystallographic characterization of N-oxide tripod amphiphiles. *J. Am. Chem. Soc.* **2010**, *132*, 1953-1959.

223. Tribet, C.; Audebert, R.; Popot, J. L. Amphipols: polymers that keep membrane proteins soluble in aqueous solutions. *Proc. Natl. Acad. Sci. U. S. A.* **1996**, *93*, 15047-15050.

224. Popot, J. L.; Berry, E. A.; Charvolin, D.; Creuzenet, C.; Ebel, C.; Engelman, D. M.; Flotenmeyer, M.; Giusti, F.; Gohon, Y.; Hong, Q.; Lakey, J. H.; Leonard, K.; Shuman, H. A.; Timmins, P.; Warschawski, D. E.; Zito, F.; Zoonens, M.; Pucci, B.; Tribet, C. Amphipols: polymeric surfactants for membrane biology research. *Cell Mol. Life Sci.* **2003**, *60*, 1559-1574.

225. Zoonens, M.; Catoire, L. J.; Giusti, F.; Popot, J. L. NMR study of a membrane protein in detergent-free aqueous solution. *Proc. Natl. Acad. Sci. U. S. A.* **2005**, *102*, 8893-8898.

226. Zoonens, M.; Giusti, F.; Zito, F.; Popot, J. L. Dynamics of membrane protein/amphipol association studied by Forster resonance energy transfer: implications for in vitro studies of amphipol-stabilized membrane proteins. *Biochemistry* **2007**, *46*, 10392-10404.

227. Duarte, A. M.; Wolfs, C. J.; Koehorst, R. B.; Popot, J. L.; Hemminga, M. A. Solubilization of V-ATPase transmembrane peptides by amphipol A8-35. *J. Pept. Sci.* **2008**, *14*, 389-393.

228. Takata, Y.; Miyayama, T.; Nagahashi, T.; Hyono, A.; Ohshima, H. Micelle formation effect on electroacoustics in an aqueous surfactant solution: colloid vibration current and ion vibration current. *J. Oleo Sci.* **2009**, *58*, 557-563.

229. Tan, A.; Ziegler, A.; Steinbauer, B.; Seelig, J. Thermodynamics of sodium dodecyl sulfate partitioning into lipid membranes. *Biophys. J.* **2002**, *83*, 1547-1556.

230. Otzen, D. E. Protein unfolding in detergents: effect of micelle structure, ionic strength, pH, and temperature. *Biophys. J.* **2002**, *83*, 2219-2230.

231. Hjelmeland, L. M.; Chrambach, A. Solubilization of functional membrane proteins. *Methods Enzymol.* **1984**, *104*, 305-318.

232. Hjelmeland, L. M. Solubilization of native membrane proteins. *Methods Enzymol.* **1990**, *182*, 253-264.

233. Wittig, I.; Braun, H. P.; Schägger, H. Blue native PAGE. *Nat. Protoc.* **2006**, *1*, 418-428.

234. Ross, S.; Momison, I. D., *Colloidal Systems and Interfaces*. John Wiley & Sons: New York, 1988.

235. Invitrogen Native PAGE Novex Bis-Tris Gel System, A system for native gel electrophoresis Version A http://tools.invitrogen.com/content/sfs/manuals/nativepage_man.pdf **2006**

236. Rabilloud, T. Membrane proteins and proteomics: love is possible, but so difficult. *Electrophoresis* **2009**, *30*, 174-180.

237. Poetsch, A.; Wolters, D. Bacterial membrane proteomics. *Proteomics* **2006**, *8*, 4100-4122.

238. Nijtmans, L. G.; Henderson, N. S.; Holt, I. J. Blue Native electrophoresis to study mitochondrial and other protein complexes. *Methods* **2002**, *26*, 327-334.

239. Schägger, H.; Cramer, W. A.; von Jagow, G. Analysis of molecular masses and oligomeric states of protein complexes by blue native electrophoresis and isolation of membrane protein complexes by two-dimensional native electrophoresis. *Anal. Biochem.* **1994**, *217*, 220-230.

240. Pitt-Rivers, R.; Impiombato, F. S. The binding of sodium dodecyl sulphate to various proteins. *Biochem. J.* **1968**, *109*, 825-830.

241. Takagi, T.; Tsujii, K.; Shirahama, K. Binding isotherms of sodium dodecyl sulfate to protein polypeptides with special reference to SDS-polyacylamide gel electrophoresis. *J. Biochem.* **1975**, *77*, 939-947.

242. Schägger, H. Tricine-SDS-PAGE. *Nat. Protoc.* **2006**, *1*, 16-22.

243. Görg, A.; Obermaier, C.; Boguth, G.; Harder, A.; Scheibe, B.; Wildgruber, R.; Weiss, W. The current state of two-dimensional electrophoresis with immobilized pH gradients. *Electrophoresis* **2000**, *21*, 1037-1053.

244. Braun, R. J.; Kinkl, N.; Beer, M.; Ueffing, M. Two-dimensional electrophoresis of membrane proteins. *Anal. Bioanal. Chem.* **2007**, *389*, 1033-1045.

245. Marshall, A. G.; Hendrickson, C. L.; Jackson, G. S. Fourier transform ion cyclotron mass spectrometry: a primer. *Mass Spectrom. Rev.* **1998**, *17*, 1-35.

246. Yabuuchi, E.; Kawamura, Y.; Kosako, Y.; Ezaki, T. Emendation of genus *Achromobacter* and *Achromobacter xylosoxidans* (Yabuuchi and Yano) and proposal of *Achromobacter ruhlandii* (Packer and Vishniac) comb. nov., *Achromobacter piechaudii* (Kiredjian et al.) comb. nov., and *Achromobacter xylosoxidans* subsp. *denitrificans* (Ruger and Tan) comb. nov. *Microbiol. Immunol.* **1998**, *42*, 429-438.

247. http://www.ncbi.nlm.nih.gov/protein/NP_881967.1 (Zugriff April **2010**)

248. http://www.ncbi.nlm.nih.gov/protein/163856979 (Zugriff April **2010**)

249. http://www.ncbi.nlm.nih.gov/protein/NP_880114.1 (Zugriff April **2010**)

250. http://www.ncbi.nlm.nih.gov/protein/YP_195875.1 (Zugriff April **2010**)

251. http://www.ncbi.nlm.nih.gov/protein/YP_195866.1 (Zugriff April **2010**)

252. http://www.ncbi.nlm.nih.gov/protein/YP_195868.1 (Zugriff April **2010**)

253. http://www.ncbi.nlm.nih.gov/protein/YP_195867.1 (Zugriff April **2010**)

254. http://blast.ncbi.nlm.nih.gov/ (Zugriff April **2010**)

255. http://www.ncbi.nlm.nih.gov/sites/entrez?Db=genome&Cmd=ShowDetailView& TermToSearch=18227 (Zugriff April **2010**)

256. http://www.ncbi.nlm.nih.gov/sites/entrez?Db=genomeprj&Cmd=Retrieve&list_uids =13361 (Zugriff April **2010**)

257. Kaulich, M. $P2Y_2$-Rezeptoren und weitere pyrimidinerge P2Y-Rezeptorsubtypen: Funktionelle Charakterisierung, Klonierung und Suche nach selektiven Liganden. Rheinische Friedrich-Wilhelms-Universität, Bonn, **2003**.

258. Hunder, A. Diplomarbeit: Funktionelle Untersuchung neuer $P2Y_2$-Rezeptor-Antagonisten mit fluorimetrischen Methoden. Rheinische Friedrich-Wilhelms-Universität, Bonn, **2003**.

259. Haugland, R. P., *Handbook of fluorescent probes and research products*. 9. ed.

260. Pendergast, W.; Yerxa, B. R.; Douglass, J. G. I.; Shaver, S. R.; Dougherty, R. W.; Redick, C. C.; Sims, I. F.; Rideout, J. L. Synthesis and P2Y receptor activity of a series of uridine dinucleoside 5'-polyphosphates. *Bioorg. Med. Chem. Lett.* **2001**, *11*, 157-160.

261. Shaver, S. R.; Pendergast, W.; Siddiqi, S. M.; Yerxa, B. R.; Croom, D. K.; Dougherty, R. W.; James, M. K.; Jones, A. N.; Rideout, J. L. 4-Substituted uridine 5'-triphosphates as agonists of the P2Y$_2$ purinergic receptor. *Nucleosides Nucleotides* **1997**, *16*, 1099-1102.

262. Brunschweiger, A.; Müller, C. E. P2 Receptors activated by uracil nucleotides - an update. *Curr. Med. Chem.* **2006**, *12*, 763-771.

263. Nicholas, R. A.; Watt, W. C.; Lazarowski, E. R.; Li, Q.; Harden, K. Uridine nucleotide selectivity of three phospholipase C-activating P2 receptors: identification of a UDP-selective, a UTP-selective, and a ATP- and UTP-specific receptor. *Mol. Pharmacol.* **1996**, *50*, 224-229.

264. Lazarowski, E. R.; Harden, T. K. Identification of a uridine nucleotide-selective G-protein-linked receptor that activates phospholipase C. *J. Biol. Chem.* **1994**, *269*, 11830-11836.

265. Bootman, M. D.; Collins, T. J.; Peppiatt, C. M.; Prothero, L. S.; MacKenzie, L.; De Smet, P.; Travers, M.; Tovey, S. C.; Seo, J. T.; Berridge, M. J.; Ciccolini, F.; Lipp, P. Calcium signalling - an overview. *Semin. Cell Dev. Biol.* **2001**, *12*, 3-10.

266. Jacobson, K. A.; Costanzi, S.; Joshi, B. V.; Besada, P.; Shin, D. H.; Ko, H.; Ivanov, A. A.; Mamedova, L. Agonists and antagonists for P2 receptors. *Novartis Found. Symp.* **2006**, *276*, 58-68; discussion 68-72, 107-112, 275-281.

267. Glänzel, M.; Bültmann, R.; Starke, K.; Frahm, A. W. Constitutional isomers of Reactive Blue 2 - selective P2Y-receptor antagonists? *Eur. J. Med. Chem.* **2003**, *38*, 303-312.

268. Glänzel, M.; Bültmann, R.; Starke, K.; Frahm, A. W. Structure-activity relationships of novel P2-receptor antagonists structurally related to Reactive Blue 2. *Eur. J. Med. Chem.* **2005**, *40*, 1262-1276.

269. Glänzel, M.; Bültmann, R.; Starke, K.; Frahm, A. W. Erratum to 'Structure-activity relationships of novel P2-receptor antagonists structurally related to Reactive Blue 2' [European Journal of Medicinal Chemistry 40 (12) 2005, 1262-1276]. *Eur. J. Med. Chem.* **2006**, *41*, 435.

270. Baqi, Y. N. H. Micorwave-assisted synthesis and structure-activity relationships of novel P2 receptor antagonists and ectonucleotidase inhibitors. Rheinische Friedrich-Wilhelms-Universität, Bonn, **2008**.

271. Baqi, Y.; Müller, C. E. Rapid and efficient microwave-assisted copper(0)-catalyzed Ullmann coupling reaction: general access to anilinoanthraquinone derivatives. *Org. Lett.* **2007**, *9*, 1271-1274.

272. Fields, R. D.; G., B. Purinergic signalling in neuron-glia interactions. *Nat. Rev. Neurosci.* **2006**, *7*, 423-436.

273. Baqi, Y.; Weyler, S.; Iqbal, J.; Zimmermann, H.; Müller, C. E. Structure-activity relationships of anthraquinone derivatives derived from bromaminic acid as inhibitors of ectonucleoside triphosphate diphophohydrolases (E-NTPDases). *Purinergic Signal.* **2009**, *5*, 91-106.

274. Baqi, Y.; Lee, S.-Y.; Iqbal, J.; Ripphausen, P.; Lehr, A.; Scheiff, A. B.; Zimmermann, H.; Bajorath, J.; Müller, C. E. Development of potent and selective inhibitors of *ecto*-5'-nucleotidase based on an anthraquinone scaffold. *J. Med. Chem.* **2010**, *53*, 2076-2086.

275. Hillmann, P. Molekulare Basis der Aktivierung und Modulation des P2Y$_2$-Nukleotid-Rezeptors. Rheinische Friedrich-Wilhelms-Universität, Bonn, **2007**.

276. Brunschweiger, A.; Iqbal, J.; Umbach, F.; Scheiff, A. B.; Munkonda, M. N.; Sévigny, J.; Knowles, A. F.; Müller, C. E. Selective nucleoside triphosphate diphosphohydrolase-2 (NTPDase2) inhibitors: nucleotide mimetics derived from uridine-5'-carboxamide. *J. Med. Chem.* **2008**, *51*, 4518-4528.

277. Meghani, P. Poster presentation. 224th ACS National Meeting, Boston, MA, United States, **2002**.

278. Kemp, P. A.; Sugar, R. A.; Jackson, A. D. Nucleotide-mediated mucin secretion from differentiated human bronchial epithelial cells. *Am. J. Respir. Cell Mol. Biol.* **2004**, *31*, 446-455.

279. Oh, J. Y.; Shin, Y. J.; Wee, W. R. A case of epidemic keratoconjunctivitis complicated by *Alcaligenes xylosoxidans* infection. *Kor. J. Ophthalmol.* **2005**, *19*, 233-234.

280. Ahmed, M. S.; Nistal, C.; Jayan, R.; Kuduvalli, M.; Anijeet, H. K. *Achromobacter xylosoxidans*, an emerging pathogen in catheter-related infection in dialysis population causing prosthetic valve endocarditis: a case report and review of literature. *Clin. Nephrol.* **2009**, *71*, 350-354.

281. Teng, S.-O.; Ou, T.-Y.; Hsieh, Y.-C.; Lee, W.-C.; Lin, Y.-C.; Lee, W.-S. Complicated intra-abdominal infection caused by extended drug-resistant *Achromobacter xylosoxidans*. *J. Microbiol. Immunol. Infect.* **2009**, *42*, 176-180.

282. Hansen, C. R.; Pressler, T.; Nielsen, K. G.; Jensen, P. O.; Bjamsholt, T.; Hoiby, N. Infalmmation in *Achromobacter xylosoxidans* infected cystic fibrosis patients. *J. Cyst. Fibros.* **2010**, *9*, 51-58.

283. http://www.dsmz.de/microorganisms/html/strains/strain.dsm002402.html (Zugriff Dezember **2009**)

284. Lowry, O. H.; Rosebrough, N. J.; Farr, A. L.; Randall, R. J. Protein measurement with the Folin phenol reagent. *J. Biol. Chem.* **1951**, *193*, 265-275.

285. Bradford, M. M. A rapid and sensitive method for the quantitation of microgram quantities of protein utilizing the principle of protein-dye binding. *Anal. Biochem.* **1976**, *72*, 248-254.

286. Müller, C. E.; Scior, T. Adenosine receptors and their modulators. *Pharm. Acta Helv.* **1993**, *68*, 77-111.

287. Kassack, M. U.; Höfgen, B.; Lehmann, J.; Eckstein, N.; Quillan, J. M.; Sadee, W. Functional screening of G protein-coupled receptors by measuring intracellular calcium with a fluorescence microplate reader. *J. Biomol. Screen.* **2002**, *7*, 233-246.

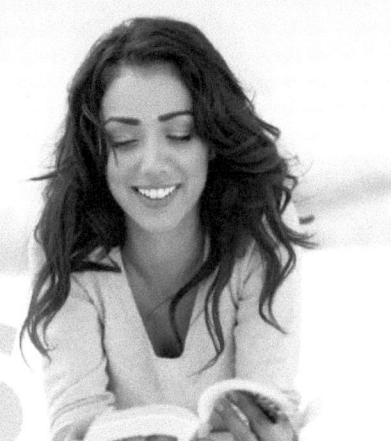
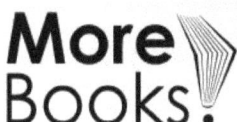

I want morebooks!

Buy your books fast and straightforward online - at one of world's fastest growing online book stores! Environmentally sound due to Print-on-Demand technologies.

Buy your books online at
www.morebooks.shop

Kaufen Sie Ihre Bücher schnell und unkompliziert online – auf einer der am schnellsten wachsenden Buchhandelsplattformen weltweit! Dank Print-On-Demand umwelt- und ressourcenschonend produziert.

Bücher schneller online kaufen
www.morebooks.shop

KS OmniScriptum Publishing
Brivibas gatve 197
LV-1039 Riga, Latvia
Telefax: +371 686 204 55

info@omniscriptum.com
www.omniscriptum.com

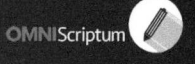

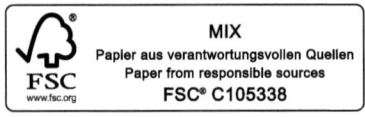

Printed by Books on Demand GmbH, Norderstedt / Germany